This book is originally published in Japanese
under the title of :

GAKUSEINOTAMENO RIHABIRITEISYON IGAKU
(Rehabilitation Medicine for students)

KAYAMORI, Ryoji
  Lecturer
  Niigata University of Rehabilitation

© 2011 1st ed.
© 2024 4th ed.

ISHIYAKU PUBLISHERS, INC.
  7-10, Honkomagome 1 chome, Bunkyo-ku,
  Tokyo 113-8612, Japan

第4版の序文

　学生教育の現場から離れて教科書の再版を執筆することは難しい．このたびの第4版は新潟リハビリテーション大学の非常勤講師の立場から書き進められたことは幸運なことであった．

　第1章の「社会リハビリテーション」の中に，障害者の能力を最大限発揮し，適性に応じて働く機会があれば，自立生活あるいは共生社会の現実的な一歩になると思い，「障害者雇用促進法」について少し触れた．第2章では2022（令和4）年に実施された「生活のしづらさなどに関する調査」結果が2024（令和6）年5月に発表されたことから，障害者に関する統計数値をこれに準拠した．さらにHIV感染症になぜ社会リハビリテーションが必要かと，2030年終息目標にふれた．第5章の「歩行練習」の中で，ロボットスーツHALについて言及した．第6章のライフステージにおける障害特性の中で，遺伝的に規定されている「気質」に対して，乳幼児期の環境によって形成される行動特性を恣意的に「気性」と定義した．学術的に不適切であるが，これは「三つ子の魂百まで」という内容を軽い気持ちで表現しただけである．第7章の「アルツハイマー型認知症」のところで，アミロイドβを除去する「レカネマブ」と「ドナネマブ」について言及した．第9章の脊髄損傷では，2018年の外傷性脊髄損傷の疫学調査結果を記載した．1990年代の疫学と比べて，高齢社会を反映して全く異なった報告になっている．またASIAの神経学的評価表の最新版を掲載した．第10章の神経筋疾患では，不治の病とされていた筋萎縮性側索硬化症に対して遺伝子治療薬の「トフェルセン」，脊髄性筋萎縮症に対して「リスジプラム」が保険薬として承認あるいは承認申請がなされており，希望の光が見えてきた．第11章の運動器疾患では，実は骨リモデリングで骨細胞が骨芽細胞と破骨細胞を制御していることに触れた．関節リウマチの項目では，長年見慣れていた白鳥の首や，ボタン穴変形が手指伸筋腱皮下断裂による可能性が高いことを書き加えた．第14章の肢体不自由児では，これまでアテトイド型脳性麻痺（CP）という用語を使ってきた．米国ではathetoidで別名dyskinetic CPが一般的な術語である．これはCPの不随意運動はアテトーゼ，ジストニア，ヒョレアの組合せであるということに基づいている．しかし学会や国家試験ではアテトーゼ型が定着していることから，本書ではこの用語に統一した．二分脊椎の胎児脊髄髄膜瘤手術についても一言加えた．第16章の担がん患者では，化学療法の進歩である免疫チェックポイント阻害薬，分子標的薬，がんゲノム医療について簡単に記述した．第18章の災害医学では，2023（令和5）年に災害関連死の統計が内閣府から発表されたので，これを付け加えた．

　老眼もあり今回はPDFソフトを使い初稿を拡大してチェックした．訂正線，挿入線，検索語の下線，さらに執筆・校正文章と入り乱れる原稿を，小口真司氏が丁寧に編集してくださり，深く感謝いたします．

2024年9月　　　　　　　　　　　　　　　　　　　　　　　　栢森良二

第3版の序文

　この度「学生のためにリハビリテーション医学概論」の第3版を出版することができた．これもひとえに本書を使って講義をされている先生方のご支援のお陰である．2015年に第2版を出版してから5年経過した．今回の主な改訂点は筆者が帝京平成大学で行っている講義内容に近い形にして，理学・作業療法士，言語聴覚士，看護師，特別支援学校教諭，認定心理師を目指す学生が国家試験の準備ができるような教科書を目指した．索引の用語を和文，欧文ともに充実させることで，索引を容易にできるように心がけた．

　第1章「リハビリテーションの理念」ではリハビリテーション（以下，リハとする）の4つの側面の中で，社会生活力を高める社会リハの発展，さらに発達障害児のカテゴリーが法制度に位置づけられたことから教育リハの発展を短く概観した．第2章「リハビリテーションの対象と障害者の実態」では，内部障害について解説し，とくに腎不全に伴う透析導入適応の基準，指定難病の項目を書き加えた．第3章「障害の階層とアプローチ」では，WHOの3つのファミリー，2019年5月から導入されている国際疾患分類ICD-11について記述した．国際障害分類（ICIDH）で使われてきた能力低下，社会的不利の用語を国際生活機能分類（ICF）で用いられている活動制限，参加制約の用語と併記したり，変更したりした．これは個別な障害者を対象としている．生物医学的リハでは病気から始まる階層性のあるICIDHは捨て去ることはできないためである．一方，社会，教育，職業リハビリテーションの観点から障害をみて，社会参加を促進するICFも重要である．リハ医療に携わる者には，ICIDHとICFは対立しているが，互いに排除するものではない．両者の考え方の根本を理解する必要がある．第4章「リハビリテーション評価学」には改訂日本版デンバー式発達スクリーニング検査，遠城寺式乳幼児分析的発達検査の2つを加えた．第5章「リハビリテーション治療学」にリンパ浮腫，認知行動療法を加え，第7章として「高齢者のリハビリテーション」を新たに加え，健康寿命，サルコペニア，フレイルなどを解説した．第9章「脊髄損傷のリハビリテーション」では国試に最も頻出されるC6脊髄損傷患者のADLのプッシュアップ，ベッドへの移乗，除圧，装具について記述した．第10章「神経筋疾患のリハビリテーション」には自律神経の機能と分類と脳の神経伝達物質を加えた．従来，発達障害の中にあった肢体不自由児のリハを第14章「肢体不自由児のリハビリテーション」として独立させた．また，改正発達障害者支援法の成立に伴い，発達障害者の定義が明確になったことから，第15章に「発達障害児・者のリハビリテーション」を設けた．第16章「担がん患者のリハビリテーション」では，成人がんばかりでなく，小児がん，AYA世代のがん，さらにがんサバイバーシップについて付け加えた．第17章には五大疾患の1つになった「精神障害の基礎事項」を，第18章には「災害医学とリハビリテーション」を新たに設けた．トリアージ，START法，一次救命処置，心理的応急処置について簡単に記述した．

　第3版では濱みなみ氏が，盛りだくさんの内容を要領よく編集してくださり，本書があまりかさ張らないようになったことに，深謝したい．

2020年1月　　　　　　　　　　　　　　　　　　　　　　　　　　　　栢森良二

第2版の序文

　本書を使って講義をしてくださっている先生方から，本書の記述に誤りがあるとの指摘を頂いた．診療報酬の改定があり，理学療法，作業療法，言語療法の1単位あたりの保険点数は年々変化している．さらに障害者に関する人口構成，障害者数，死亡率の経時的変化などがあり，第2版へ改訂することを医歯薬出版にお願いした．

　筆者は2014（平成26）年3月に帝京大学医学部リハビリテーション科を定年退職し，4月から帝京平成大学健康メディカル学部に移った．医学生の教育から，リハビリテーション関連職である理学療法士，作業療法士，言語聴覚士をはじめ，社会福祉士，鍼灸師，柔道整復師，臨床心理士，管理栄養士，看護師を目指す学生たちの教育にシフトした．実際に講義をして，リハビリテーション医学はもちろんのこと，神経学，運動器学などの各論を少し充実し，画像診断や地域リハビリテーションの一部を加える必要があると感じ，第2版に書き加えている．

　少子高齢化社会においてリハビリテーション医学・医療はますます重要になっている．リハビリテーション施策の基礎になっている資料が，厚生労働省からの各種の委員会や調査報告書として出ている．これらの資料は，同時にリハビリテーション医学・医療の学術的な基礎資料となっていることから，インターネットによる資料を多用した．それらを含め本書では最新の内容に更新している．第2章の「リハビリテーションの対象と障害者の実態」では，従来5年おきに実施していた障害者の実態調査は2011（平成23）年には実施できず，身体障害者手帳所持者数からの調査になっている．さらに第7番目の内部障害である肝臓機能障害が加わっている．第4章の「リハビリテーション評価学」では，小脳機能障害，感覚障害，さらに身体障害者手帳診断書・意見書，障害高齢者の日常生活自立度判定基準，介護保険の主治医意見書を加えた．第5章の「リハビリテーション治療学」では，心不全のNYHA分類，誤嚥性肺炎，3つの介護施設と高齢者の住まいについて書き加えた．第6章の「ライフステージにおける障害特性」では，サリドマイド胎芽症，乳児揺さぶられ症候群，自殺死亡の最多年齢層，死因年次推移，正常圧水頭症，高齢者の寝たきりの原因，高齢者の虐待の項目を付け加えた．第7章の「脳損傷のリハビリテーション」では，SPECTの項目を付け加えた．第8章の「脊髄損傷のリハビリテーション」では脊髄ショックの項目を付け加えた．第9章の「神経筋疾患のリハビリテーション」では，マシャド・ジョセフ病のびっくり眼，筋力低下のダイアグラム，糖尿病ニューロパチー，シャルコー・マリー・トゥース病，手根管症候群，ギラン・バレー症候群の項目を付け加えた．第10章の「運動器疾患のリハビリテーション」では，骨代謝，骨粗鬆症の薬物療法，関節の構造，発育性股関節形成不全，ペルテス病の項目を付け加えた．第11章の「心肺疾患のリハビリテーション」では，狭心症の病態，下肢慢性動脈閉塞症，動脈血ガス圧（Torr）について付け加えた．

　初版編集者の齋藤和博氏の突然の訃報に接し，改訂作業は頓挫すると思われた．小口真司氏がこの状況から救って頂き，第2版の出版までこぎ着けたことに，深謝したい．

2014年12月　　　　　　　　　　　　　　　　　　　　　　　　栢森良二

序文

　本書はリハビリテーション医学を初めて学ぼうとする人々を対象としている．すなわち医学生，看護学生，理学療法士，作業療法士，あるいは言語聴覚士をめざしている人々，社会福祉を学んでいる人々，臨床心理士をめざしている人々などである．

　リハビリテーション医学の教科書は，内科学や外科学と同様に膨大な分量に及んできている．しかも余りに専門的内容のために，臨床経験がないとその内容は無味乾燥で，通読することが難しくなっている．本書はリハビリテーション医学を系統的に理解できる基礎的な教科書をめざしたものである．

　リハビリテーション医学・医療が対象としている障害者は，医学の発展にともなって，複数の併存疾患をもつ高齢者や，難病を抱える人々が多くなり，社会的に自立生活を営むことが一層困難になっている．これらの障害者に立ち向かうために求められる要素は，第1に障害者復権の哲学，第2に社会復帰をめざす目標，さらに第3に，その「目標」を実現するためのリハビリテーション技術である．また具体的にリハビリテーション医療者に求められる知識は，病気に対する集学的アプローチと障害者に対する評価や治療アプローチである．また広範な社会福祉に関する知識も必要になる．

　本書の総論部分は，第1章「リハビリテーション医学の理念と3つの源流」，第2~3章は「リハビリテーションの対象と障害者の実態，障害の階層とアプローチ」，第4~5章では「評価学，治療学」などから構成されている．また第6章に「ライフステージにおける障害特性」を総論として加えた．総論に多くの紙面を割いた．各論は第7~13章で，「脳損傷」「脊髄損傷」「神経筋疾患」「運動器疾患」「心肺疾患」「発達障害」「担がん患者のリハビリテーション」から構成されており，これらの記述は最小限にとどめた．また，医師国家試験に医学英語が出題されるようになったことから，できるだけリハビリテーション医学用語に英語併記を行った．

　帝京大学医学部，看護学校，医療技術学部，早稲田大学第2文学部や文化構想学部，新潟医療福祉大学，国立障害者リハビリテーションセンター学院で，著者が実際に学生に講義した内容を教科書としてまとめたものである．また多くの内容は著者自身がリハビリテーション研修医，あるいは専門医初期（20~30年前）に勉学したメモを基にしている．このために引用および参考文献を失念し，欠落が多い．これらの文献著者の先生に陳謝し，ここに引用させていただくことを深謝したいと思います．

　本書がリハビリテーション医学の理念と技術，障害者の理解に少しでも役立てば著者の望外の喜びである．

　本書執筆に際して労をとっていただいた医歯薬出版の齋藤和博氏に，この場を借りて感謝したい．

2011年3月　　　　　　　　　　　　　　　　　　　　　　　　　　　栢森良二

目次

第1章　リハビリテーションの理念	1
1　リハビリテーションという言葉	1
2　リハビリテーションの定義	2
3　リハビリテーションの成立過程	3
4　障害者の復権とその源泉	4
5　ノーマライゼーション	5
6　自立生活運動	7
7　ユニバーサルデザイン	9
8　社会リハビリテーションの発展	10
9　教育リハビリテーションの発展	12

第2章　リハビリテーションの対象と障害者の実態	17
1　医学的リハビリテーションの対象	17
2　リハビリテーション医学の対象	18
3　リハビリテーション医学と生物学的医学	19
4　障害児・者の実態	26
5　身体障害児・者の内訳	27

第3章　障害の階層とアプローチ	37
1　WHO の3つのファミリー	37
2　ICIDH から ICF へ	39
3　ICF の分類項目	41
4　障害へのアプローチ	44
5　ICF によるアプローチ	45
6　病気と障害の相違	46

第4章　リハビリテーション評価学	47
1　障害の評価	47
2　身体計測	53
3　運動学	53
4　身体所見	61
5　運動機能	64
6　感覚障害	72
7　小児の運動発達	78

8	高次脳機能障害	80
9	ADL の評価	86
10	認知症の評価	91
11	電気生理学検査	94

第5章　リハビリテーション治療学　99

1	心理的アプローチ	99
2	廃用症候群	103
3	関節拘縮	106
4	筋力強化	108
5	全身運動	111
6	歩行練習	115
7	認知行動療法	121
8	リスク管理	122
9	リハビリテーションの流れと目標	127

第6章　ライフステージにおける障害特性　133

1	ライフサイクル	133
2	障害児の特性	134
3	青年期	139
4	成人期	139
5	老年期	142
6	ライフステージにおける障害アプローチ	143

第7章　高齢者のリハビリテーション　145

1	平均寿命と健康寿命	145
2	サルコペニアとフレイル	146
3	老年症候群	146
4	要支援と要介護の原因疾患	147
5	認知症	147
6	高齢者のリハビリテーションの原則	150

第8章　脳損傷のリハビリテーション　脳卒中，脳外傷，低酸素脳症との比較　153

1	脳血管障害	153
2	脳外傷	159
3	低酸素脳症	163

第9章　脊髄損傷のリハビリテーション　167

1　外傷性脊髄損傷の疫学 — 167
2　脊髄損傷の原因 — 168
3　脊髄の機能解剖 — 168
4　損傷タイプと病態 — 171
5　機能障害 — 173
6　活動制限 — 180
7　アプローチ — 181

第10章　神経筋疾患のリハビリテーション　183

1　パーキンソン病 — 183
2　脊髄小脳変性症 — 185
3　筋萎縮性側索硬化症 — 187
4　脊髄性筋萎縮症 — 189
5　多発性硬化症 — 190
6　重症筋無力症と筋無力症候群 — 191
7　末梢神経障害 — 191
8　自律神経の機能と分類 — 198

第11章　運動器疾患のリハビリテーション　201

1　骨粗鬆症 — 202
2　変形性関節症 — 208
3　関節リウマチ — 211
4　血友病性関節症 — 215
5　発育性股関節形成不全 — 216
6　ペルテス病 — 219
7　骨形成不全症 — 219
8　軟骨無形成症 — 220
9　骨折の治療 — 220
10　側弯症 — 223
11　足関節の捻挫 — 224

第12章　呼吸器疾患のリハビリテーション　227

1　肺　炎 — 227
2　慢性閉塞性肺疾患 — 228

ix

第13章　心血管系のリハビリテーション　235

1　心不全 235
2　虚血性心疾患 236
3　不整脈 240
4　心臓弁膜症 242
5　下肢慢性動脈閉塞症 243

第14章　肢体不自由児のリハビリテーション　247

1　脳性麻痺 247
2　筋ジストロフィー 253
3　二分脊椎 257

第15章　発達障害児・者のリハビリテーション　261

1　改正発達障害者支援法 261
2　自閉症スペクトラム 262
3　発達学習障害 263
4　注意欠如・多動性障害 264
5　トゥレット障害 265
6　選択性緘黙症 266

第16章　担がん患者のリハビリテーション　267

1　がんの部位別罹患数 268
2　リハビリテーションの特徴 269
3　がん治療後の障害評価 272
4　問題点とアプローチ 275
5　がんサバイバーシップ 275

第17章　精神障害の基礎事項　277

1　身体面の症状 278
2　心理面の症状 278
3　生活・行動面の変化 278
4　うつ病 278
5　双極性障害（躁うつ病） 279
6　統合失調症 280
7　パーソナリティ障害 282
8　神経症と心因反応（ストレス障害） 285
9　アルコール依存症 289

10　てんかん ──────────────────────── *290*

第18章　災害医学とリハビリテーション　　*295*

　　1　トリアージ ──────────────────────── *295*
　　2　肺血栓塞栓症 ─────────────────────── *297*
　　3　心理的応急処置 ────────────────────── *298*
　　4　被災者に接する7つのポイント ───────────── *299*

付表：ICF（国際生活機能分類）　　*300*

索　引　　*307*

MEMO

1-1	Physiatry/Physiatrist	3
1-2	Baruch 委員会と Rusk	5
1-3	星野富弘さんの活躍	10
1-4	ポリオ	14
2-1	療育の父─高木憲次	18
2-2	ポリオ・ワクチンについて	20
2-3	業務独占と名称独占	25
2-4	知的障害と精神薄弱について	26
3-1	健康の定義	41
5-1	下垂足と尖足について	118
5-2	球麻痺と仮性球麻痺	125
5-3	ポリオ後症候群	126
6-1	サリドマイド胎芽症	137
8-1	画像診断について	158
8-2	SPECT について	158
8-3	除脳と除皮質肢位	165
11-1	ビタミン K と出血病	207
11-2	ビタミン K と抗血液凝固剤	207
11-3	アトラス	208
11-4	ルノワールと関節リウマチ	214
11-5	血友病とラスプーチン	215
11-6	Riemenbügel と Pavlik	218
11-7	血友病と医原性 AIDS	219
12-1	動脈血ガス圧（Torr）	231
13-1	ステントについて	239
13-2	肺塞栓症と下大静脈フィルター	245
14-1	重症心身障害児	252
15-1	Down について	263

第1章　リハビリテーションの理念

<table>
<tr><td rowspan="9">学習の目標</td><td>1. リハビリテーションの理念を説明できる.</td></tr>
<tr><td>2. 米国の伝統的なリハビリテーションの目標は何か.</td></tr>
<tr><td>3. ノーマライゼーションと自立生活運動の発端と発展を記述できる.</td></tr>
<tr><td>4.「完全参加と平等」のスローガンの意味は何か.</td></tr>
<tr><td>5. リハビリテーションの4つの側面は何か.</td></tr>
<tr><td>6. ADLとQOLの英語と日本語の意味を言える.</td></tr>
<tr><td>7. ユニバーサルデザインの目標を言える.</td></tr>
<tr><td>8. 福祉六法にはどんなものがあるか.</td></tr>
<tr><td>9. 発達障害児のカテゴリーを3つ挙げることができる.</td></tr>
</table>

1 リハビリテーションという言葉

　リハビリテーションは "リハ" または "リハビリ" と略称され，世間一般に広く知られるようになった．しかし残念ながら，その真の意味や内容を正しく理解している人は少ない．一般的にはただ単に「訓練」をするという意味で使われたり，せいぜい「社会復帰」という意味で理解されていることが多い．しかしリハビリテーションには，より広く深い内容が含まれている.

リハビリテーションの語源

　英字新聞を読んでいると，rehabilitate/rehabilitation という言葉が頻回に出てくる．しかしそれらは，これから本書で取り上げる医学的な意味のリハビリテーションとは異なっている．医学用語として一般的になったのは第二次世界大戦以降である.

　リハビリテーションという言葉は元来「人間であることの権利，尊厳が何かの理由で否定され，人間社会からはじき出されたものが権利を回復する」ことである．通常は「裁判で無罪になって名誉が回復された」とか「犯罪者が刑期を終え，罪を償い社会に復帰する」という意味である．このために日本では法律用語として「更生」あるいは「社会復帰」という言葉が充てられている.

　15世紀の百年戦争でフランスを救ったジャンヌ・ダルクがイギリス軍に捕らえられ，1431年5月30日宗教裁判で異端者として火刑に処されたが，500年の時を越えて1920年

に列聖され，聖人になった．また17世紀初めに地動説を支持したガリレオは1633年に宗教裁判にかけられ破門され終身刑の判決を受け，1642年に死去した．350年後の1992年に，ようやく名誉を回復している．こうした場合に，リハビリテーションという言葉が使われている．さらには中国の文化大革命のときに，幾度となく失脚した鄧小平が政治の表舞台に復権したときにも同様であった．

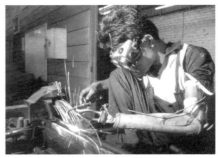

図1-1 米国のリハビリテーションの原点
障害者を納税者へ：tax userからtax payerへ．
（WHO2002年障害者写真コンテストの入賞作品より）

　このリハビリテーションという言葉は米国では，1918（大正7）年に成立した，第一次世界大戦後の傷痍軍人に対して，職業訓練によって社会復帰を促す法案（Soldier's=Smith-Sears Veterans' Rehabilitation Act）において提示された．さらに労働災害による障害者に対しても，1920年に同様の内容で全米職業リハビリテーション法（National Vocational Rehabilitation Act）が議会を通過した．この頃のリハビリテーションという概念は，社会福祉的な経済的支援という面をもちながら，職業的訓練を通じて社会復帰を促すものであった（図1-1）．

2 リハビリテーションの定義

　リハビリテーションが医学的な意味合いをもってきたのは，第二次世界大戦中である．米国空軍中佐（Lieutenant Colonel, cf. 米国では陸軍，海軍，空軍，海兵隊で階級の呼び方が異なっている）で内科医であったHoward A. Ruskが，空軍病院を中心に戦傷者に対して，身体的な最大限の回復はもちろんのこと，さらに心理的および社会的な機能回復を視野に入れた総合的なリハビリテーション・アプローチ（comprehensive rehabilitation）を行い，障害者の社会復帰に大きな成果を上げていた．

　この頃の，全米リハビリテーション評議会の定義では「リハビリテーションとは，障害者として，可能な限り，身体的，精神的，社会的および経済的に最高度の有用性を獲得するよう，回復させることである」（1942年）としている．Ruskは障害者を全人格的（whole person）にみて，残存能力で生活し就業できる（to live and to work with what he has left）まで訓練を行うべきであると考えていた．

　またWHO（世界保健機関）の「医学的，社会的，教育的，職業的手段を組み合わせ，かつ相互に調整して訓練あるいは再訓練することによって，障害者の機能的能力を可能な最高レベルに達せしめること」（1968年）や，国連の障害者に関する世界行動計画の「身体的，精神的，かつまた社会的に最も適した機能水準の達成を可能にすることによって，各個人が自らの人生を変革していくための手段を提供していくことを目指して，かつまた時間を限定したプロセスである」（1982年）などの定義もある．

3 リハビリテーションの成立過程

米国における職業リハビリテーション法（1920年）によって，障害者の社会復帰を促す職業リハビリテーションの方向性が決定づけられた．「障害者を納税者へ（tax user から tax payer へ）」のスローガンがこれを反映している．そして職業リハビリテーション局（Office of Vocational Rehabilitation から The Vocational Rehabilitation Administration に名称変更されている）などから，リハビリテーション医学に対する莫大な支援が行われた．

米国リハビリテーション医学の標榜は Department of Physical Medicine & Rehabilitation と表記される．この表記が物語るように，リハビリテーション医学は2つの流れからなっている．1つは Phsyical Medicine（物理医学）である．この学問の中心は放射線的診断と，運動療法，水治療（Hydrotherapy），マッサージなど物理的あるいは理学的な治療を行う，いわゆる物理医学あるいは理学診療である．主な対象は慢性疾患患者や障害者であった．

1930年代後半より物理医学専門医制度の確立に努力をしていた Mayo Clinic の Frank H. Krusen は，大富豪で慈善事業家の M. Bernard Baruch の支援を得て Baruch 委員会を設立した．Baruch の父の Dr. Simon Baruch は慢性疾患の専門医で，とりわけ水治療に関して博学であった．Baruch は父の仕事である物理医学の研究と教育を発展させたいと願っていたこともあり，Krusen の物理医学会の設立と専門医制度をつくり上げることを全面的に支援した．理学療法士学会からの強力な反対があったが，1947年に米国物理医学会（American Board of Physical Medicine）は認知された．Krusen は第二次世界大戦中，Mayo Clinic で軍医を対象に3カ月の物理医学教育コースを設けて，戦傷者の治療にあたる彼らに対して熱心に物理医学を教育していた．

> ➡ **MEMO 1-1**：Physiatry/Physiatrist
>
> 1938年に物理医学／物理医学専門医のことを Frank H. Krusen（図）はこのように名付けた．
>
> 米国ではリハビリテーション医学を Phsyical Medicine and Rehabilitation（PM&R）と呼んでいる．慢性疾患や障害に対して有効な治療手段であった物理医学は，第二次世界大戦後，身体的にはもちろん心理的および社会的な障害側面を含めて障害者を全人格的に診る「リハビリテーション医学」に変貌していった．
>
> Hippocrates は人間には自然に治癒する力（physis）が存在するといっている．英語の辞典を引くとわかるように，医者は決して medicine man（祈とう師）でなく，physician と載っている．リハビリテーション医にとって physiatrist の中に physi- という接頭語が残っていることは，ある意味で名は体を表しているので，この言葉は馴染みやすい．医学英語辞典（南山堂）には physiatrist は自然療法専門医と訳されている．Ambroise Paré は治療の原則は "Je le pansais, Dieu le guérit"（我は包帯を巻くのみ，神が治したもう）としている．physiatrist には，いかに自然回復力（physis）を引き出すかが問われている．

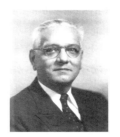

図 Frank H. Krusen

知的障害者（精神薄弱者）の権利に関する法律にさかのぼる．推進者であったニルス・エリック・バンク−ミッケルセン（Niels Erik Bank-Mikkelsen）は，この法律の目的として「知的障害者が，できるだけノーマルな生活が送れるように働きかけるものである」とした．彼の定義は「知的障害者をその障害丸ごと受容すること」を意味していた[6]．

知的障害者の日常生活のパターンや条件を，社会の主流である健常者

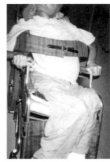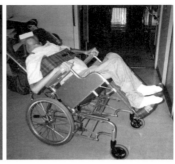

図1-2 ノーマライゼーション─脱施設運動
脱施設運動から完全参加と平等へ．デュシェンヌ型筋ジストロフィー患者は従来国立療養所などに入所していた．最近は在宅生活を送る患者も多くなった．

の規範にできるだけ近づけることによって，社会生活をともに送るというノーマライゼーション（normalization）の原理は，スウェーデンのベンクト・ニィリエ（Bengt Nirje）や，後に袂（たもと）を分かつドイツ人のヴォルフ・ヴォルフェンスベルガー（Wolfensberger W）らの，社会福祉士（ソーシャルワーカー）によって世界中に広められた[7,8]．

知的障害者であっても健常者とともに社会で生活をしていくという考え方は，その後，国や人によって多少の定義の違いはありながらも，多くの人々によって支持されるようになった．今日ではその意味は「若者も高齢者も，健常者も障害者も，一緒に普通に生活している社会が正常である」という考え方であり，福祉の基本概念になっている．ここでは知的障害者はもちろん，身体障害者，高齢者，精神障害者を隔離，分断する社会は異常であり，脱施設運動へと方向が拡がっている．

さらに，障害者を社会的に差別すべきでなく，障害者の権利が保証され，市民として恩恵を受けることが当然のこととして求められることになる（図1-2）．

残存能力を最大限に引き出すために，医学的，職業的側面の他に，障害児・者に教育を行い，さらにリハビリテーション全過程が円滑に進行するために経済的および社会的条件を調整するための社会的リハビリテーションを介入させるという，4つの側面の全範囲を含めたプログラムが必要である．これをトータル・リハビリテーション（Total rehabilitation）と呼んでいる．

ウィスコンシン大学（Madison）リハビリテーション・カウンセリング教育の教授のライト（Wright GN, PhD）の著書で，職業リハビリテーションのバイブルになっている『Total Rehabilitation（1980）』では，いかにして障害者を就業させ，生活を支援するかの具体的なアプローチが記載されている．本書の特徴は，①今日ではWHO-ICIDHでimpairment, disability, handicapなどの概念は明確になっているが，それ以前に障害に関する用語概念を明確に定義しており，②具体的な障害者の就業にあたり，リハビリテーション技術−施設，サービス，障害者評価と計画，カウンセリング，職場適応支援を記載している．さらに，③差別用語を使用しないことを心がけている点である．さらに彼のトータル・リハビリテーションの意味は，①包括的アプローチである他に，②すべての年齢層の，最重度の

社会的弱者を含めた全障害者に対するもので，③さらに価値観の多様性を含む，職業復帰を目指したプログラムから心理的プログラムまで，多元的・総合的プログラムである，としている．このライトの考え方は，ノーマライゼーションの思想を発展させたものである[9]．

リハビリテーションの究極の目標ないし理想は，職業人としての社会復帰であるとする古典的なリハビリテーションの理解を，まったく放棄することは今日でも決して正しくないと思われる．職業リハビリテーションは，唯一ではないが依然として最大の目標であることは揺るがないからである．ただ，障害者を障害の原因，種類，程度，あるいは社会的身分，貧富，さらに人種，宗教，政治的な立場によって区別することなく，それぞれに対応した目標と技術をもった，トータル・リハビリテーションとして考慮することが必要である[10]．

その理念は 1981（昭和 56）年，国連によって決議された国際障害者年のテーマである「完全参加と平等（Full Participation and Equality）」の言葉に反映している．この意味するところは，「平等の社会を実現し，障害者も社会に完全に参加する」ことである[11]．

6 ｜ 自立生活運動

米国におけるリハビリテーション推進者であるリハビリテーション医は，1960 ～ 1970年代の自立生活運動：IL 運動（independent living：IL movement）で，大きな問題点を突きつけられた．

日常生活動作の訓練練習を行い，残存機能を最大限に引き出しても，障害が重度で一人で生活をすることが困難な場合には，どうしたらよいだろうか．従来からの「福祉」に頼って生活をしていくのか？ 1962 年，イリノイ大学の 4 人の重度障害の学生が，ナーシング・ホームから大学のキャンパス近くの改造家屋に引っ越して，自立生活を始めた．そして大学の建物を障害者に都合のいいように改造することを要求した．このような動きは米国の，いくつかの大学にも波及していった[4]．

1972 年，カリフォルニア大学バークレー校を，呼吸補助装置付きの車椅子に乗ったポリオ障害者 Ed Roberts が卒業しようとしていた．卒業後はキャンパス内で得られた介助や住宅，車椅子修理，仲間同士による相談（ピア・カウンセリング*：peer counseling）などのサービスが使えなくなることから，同じ障害をもつ仲間と話し合い，家族や友人の協力を得て，地域の中に自立生活センターをつくった．

このような重度障害者の起こした IL 運動がリハビリテーションの理念や目標に投げかけた影響は大きかった．医師をはじめとしたリハビリテーション推進者たちは，身体障害のために日常生活での活動や就業が困難である場合は，問題の解決方法は医師など専門家が介入し管理することであるとし，社会復帰の成否は，障害者の重症度や努力に依存すると考えていた．これに対して，障害をもつ学生たちの考えは，専門家や家族などへ依存していることが問題であり，解決方法は環境を整備してバリアフリーにすること，ピア・カウンセリングを行い，自主管理を行うことが重要であるとした．IL 運動の思想は多くの

---

* 障害をもつ当事者仲間（ピア）が，お互いに平等な立場で話を聞き合い，きめ細かいサポートによって，地域での自立生活を支援する手助けを行うこと．

支援者を得て，1960年代後半から1970年代にかけて，米国各地の大学にILセンターがつくられるようになった．

IL運動の成果として1973年，リハビリテーション法が改正され，「障害者の公民権法」が成立した．IL運動は産業社会的，職業至上的なリハビリテーション理念への疑問，反発として起こったもので，いわばリハビリテーションにおける人間主義の復活であり，原点復帰運動であった．さらにIL運動の拡がりにより1978年，「自立に関する包括サービス法」が成立した．このなかには脱施設運動，消費者運動，脱医療運動なども含まれている．

医師の証明書によって，労働，刑務所，兵役を免れる理由・口実が与えられたり，施設に入所させることによって人の自由を侵したりする．出生証明書，学校・会社を休むときの診断書，死亡診断書などによって「生まれること，生きること，死ぬこと」の全過程が医学的に管理される，人類の医療化（medicalization）に対する反対運動でもある．「医学的状況が全人間存在を一次的に規定する状況を乗り越えるのが真のリハビリテーションではないか」と問いかけている．かけがえのない人が意識障害，四肢麻痺，言語障害になっても，その存在（being）自体が重要であることを強調している．

また，最高レベルまで訓練し職業や家庭をもつこと，それが無理な人には福祉で保護を与える，といった旧来の障害観に対して，自らの主体的な生活を主張し，それへの干渉を排除しようという社会思想でもある．

この運動以前の障害者のリハビリテーションの考え方は，残存能力を最高レベルに到達させて職業に就くなど，健常者に近い生活が最も価値のあるものとされていた．しかし，こうした価値観は健常者のものであり，しばしば障害者の個性や主体性を損ないかねないものであった．

IL運動の目標は，健常者の価値観の一方的な押しつけを拒否し，障害者自身の主権を回復するところにある．たとえば健常者は障害者について，日常生活動作を自立させることが最良と考えがちである．しかしIL運動は，食事に3時間かけて自分で食べることと，介助を受けて15分で済ませて，残りの時間を趣味やその他の活動に使うこととどちらが良いか，と問うているのである．自立か介助かの問題でなく，いずれを選択するのも障害者自身であって，健常者や他人ではない，と主張しているのである．つまり，「自分自身の意志で決定する生活」であり，「自己決定権を尊重する」ことである．

1973年と1978年のリハビリテーションに関する法案の成立，さらに1981年国際障害者年に掲げられたテーマ「完全参加と平等」を受けて，1990（平成2）年，公共施設におけるバリアフリーをうたった「障害をもつアメリカ人法」が成立した．

1）Margaret Pfrommer物語

米国で長くリハビリテーション医療に携わってこられた吉田清和先生の文章から，Margaret Pfrommer（マーガレット・フロオマー）女史の物語について，かいつまんで引用したい（図1-3）[12]．

Pfrommer女史は60歳で亡くなるまでの25年間，ノースウエスタン大学リハビリテーション施設（Rehabilitation Institute of Chicago：RIC）工学部門で，身体障害者用機器開発に多大な貢献をした．1956年3月，19歳時にポリオに罹患し，四肢麻痺と呼吸筋麻痺のた

めに「鉄の肺（陰圧式人工呼吸器の原点である装置）」で治療を行った．第3，4頸髄レベルのポリオと診断された．1972年に上肢装具の適応の有無を検討するためにRICに3カ月間入院した．退院時にソーシャルワーカーの反対を押し切ってナーシングホームには戻らず，アパートを借りることに決めた．

彼女はこう言っている．「人間として自分の生きがいを全うし，自分のもっている能力を生かし，知識を得，さらに他人の役に立ち，自尊心をもちたかった．自分の命以外に失うものはすでに何一つないと思い，失敗を恐れなかった．しかし挑戦しないでいることを恐れていた」．

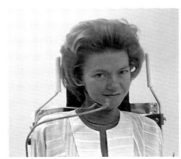

図1-3 Pfrommer女史と人工呼吸器
日常生活動作に支援者からの援助が必要であるが，自立生活を送っている．JAMA（日本語版）2000年2月号，p 24より．Allen Goldberg, MD，吉田清和先生の厚意による

教会関係の友人の手助けでアパートを見つけてもらい，自立生活を始めた．1973年，教会の人たちの善意の募金運動によって，1万8千ドル（当時で約657万円）の電動車椅子を贈呈された．彼女はこのときに「人生で初めて自分にプライバシーができ，自分自身の時間がつくれると感じた」と述べている．

この年はリハビリテーション法が改正され「障害者の公民権法」が成立したこともあり，RICにレセプショニストとして働き，さらにコミュニケーション装置，電動車椅子の開発の手伝いの申し出を受けた．彼女は自らの40年間にわたる呼吸筋麻痺に対して，自身が開発にかかわった"「すする」ようにして空気を吸う（sip-and-suck）"タイプのベンチレーター（呼吸器）を使っていた．

2）ADLからQOLへ目標の変更

障害者の日常生活動作（Activities of daily living : ADL）を自立させ，さらに職業復帰をさせることがリハビリテーション課題と思われていた．ところが，医学の進歩とともに，多くの患者は救命されたが，その一方で，従来は死亡していた先天的な障害児や患者は重度障害者となった．また高齢社会に伴って，重度障害者も増加していった．

1970年代に展開したIL運動は「重度障害者は社会参加ができないのか？」というリハビリテーションへの問いかけの一面もあった．リハビリテーション医療技術を駆使しても，重度障害者のADLを自立させることは必ずしも容易でないことがわかってきた．このような状況で，QOLという言葉が生まれてきたのである．

リハビリテーションの目標は，ADLの自立よりもむしろ「生活の質（Quality of Life : QOL）」（あるいは生命や人生の質）を高めることであると認識されるに至った．

7 ユニバーサルデザイン

近年，「すべての人のためのデザイン」を意味するユニバーサルデザイン（Universal Design）という概念が広がっている．バリアフリーが「障害，障害者」の概念と結びついているのに対して，ユニバーサルデザインの目標は，「だれでも公平かつ自由に使用でき，

➡**MEMO 1-3：星野富弘さんの活躍**

筆者が星野富弘さんを知ったのは，上皇陛下，上皇后陛下のお子様の清子内親王（さやこないしんのう），称号の紀宮（のりのみや）さまがデパートで開催されている作品展をご覧になったというニュースを聞いてからである．1970年に中学教諭時のクラブ活動指導中に頸髄を損傷した．口で筆を持って絵を描いている画家である．1982年以降全国で作品展を開催している．写真より人工呼吸器が見られることから，Pfrommer女史と同様にC4レベルの頸髄損傷と考えられる．

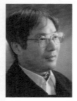

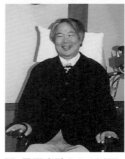

図 星野富弘さんの活躍

容易で直感的に使用方法や情報が明確に理解でき，無理なく安全に使え，十分な大きさと広さがある」製品，住宅，都市，公園環境，情報環境のデザインの実現である．障害者用の特別デザインを一般に利用したものではない．

ユニバーサルデザインの父といわれるロナルド・メイス（Ronald L.Mace：1941～1998年）(**図1-4**)は，子どものときにポリオにかかり，障害をもつようになった．ノースカロライナ州立大学デザイン学部で学んだメイスは，ある意味では自らの障害を考えながら，バリアフリーな環境をつくるにはどうしたらいいか，実務的な視点もふまえてさまざまな提言を行った．建築設計の専門家であり，かつ自身が身体障害者であるという二重の立場は，双方の立場の間を調整して合意可能な解決策に導くのに最適であり，20年余にわたるそうしたメイスの活動の成果もあって，さまざまな障害者団体が個別の利害を乗り越え大同団結している．残念ながら，メイスは1998年6月，第1回ユニバーサルデザイン国際会議直後に急逝した．翌年の第2回国際会議で，ロン・メイス記念賞が創設された．同会議の事務局は彼の母校のノースカロライナ州立大学にある[13]．

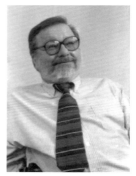

図1-4
ユニバーサルデザインの父—ロナルド・メイス

8 社会リハビリテーションの発展

リハビリテーションの理念である障害者の復権，ノーマライゼーションによる共生社会の実現，IL運動の自己決定権などは，日本の障害児・者に対する施策に反映されている．

日本における社会リハビリテーションを論じるときに，社会保障は国家の責務であるとした，1946（昭和21）年に制定された日本国憲法第25条，「①すべて国民は，健康で文

化的な最低限度の生活を営む権利を有する. ②国は，すべての生活部面について，社会福祉，社会保障及び公衆衛生の向上及び増進に努めなければならない」という「生存権」から始まっている.

まず復員軍人や遺族の経済問題に対処するため1946（昭和21）年に生活保護法がつくられ，続いて戦争孤児のため1947（昭和22）年に児童福祉法が制定され，児童養護施設が次々と民間でつくられた. 次に傷痍軍人などを救済するため1950（昭和25）年に身体障害者福祉法が施行されるなど，福祉政策として確立した. 以上の3つの法律を「福祉三法」と呼ぶ. その後1960（昭和35）年に精神薄弱者福祉法（1994年に「精神薄弱者」は「知的障害者」に改正），1963（昭和38）年に老人福祉法，1964（昭和39）年に母子福祉法（1981年に母子及び父子ならびに寡婦福祉法に改称）が制定された. これらをあわせて「福祉六法」と呼んでいる.

障害者福祉に関する施策は身体障害者福祉法と知的障害者福祉法（旧精神薄弱者福祉法）によって別個に行われてきたが，障害の多様化に対応するために，この2つの法律の上位法として1970（昭和45）年に心身障害者対策基本法が制定された. さらに1993（平成5）年に①心身障害者から広い意味の障害者に変えて，②従来からの対象であった身体障害者と知的障害者に精神障害者を加え，③法の基本理念と目的を，「障害者があらゆる分野の活動に参加する機会を与えられる」ものとし，「障害者の自立と社会経済活動への参加の促進」と位置付けられた障害者基本法に改正された.

本格的な少子高齢社会を背景に1997（平成9）年に児童福祉法が改正され，2000（平成12）年には高齢者向けの保健・福祉サービスを統合した介護保険法が施行された. 2003（平成15）年の支援費制度によって，児童福祉や高齢者福祉サービスを皮切りに福祉政策はこれまでの行政が措置や支給を決めていた措置制度から，自己決定権による利用者との契約中心の制度へと大きく転換した. 2006（平成18）年には，精神保健福祉法を含めて障害種別にかかわりのない共通の給付等に関する事項を規定した障害者自立支援法が施行された. これらの一連の改革を「社会福祉基礎構造改革」と呼んでいる.

しかし障害者自立支援法には基本理念の規定がない，障害程度区分が障害特性を十分に反映していないことなどがあった. これを改正して2013（平成25）年に障害者総合支援法が成立した. この中には共生社会の実現，住み慣れた地域で支援サービスが受けられるという地域リハビリテーションの理念，さらに難病患者もサービスが受けられる，障害支援区分への変更などが含まれている. さらに施行後3年が経過した時点で内容を見直すことになっており，2016（平成28）年にさらなる法改正がなされ，改正された障害者総合支援法は2018（平成30）年4月から施行された（図1-5）.

最近の社会あるいは職業リハビリテーションに関する進歩は，障害者の雇用の促進等に関する法律で，いわゆる「障害者雇用促進法」である. これは第二次世界大戦で負傷や身体障害となった傷痍軍人のために1960年に制定された「身体障害者雇用促進法」を前身として，障害者の雇用と在宅就労の促進を目的に定められた法律である. 1976年の改正で企業に対して身体障害者の雇用を義務化させた. さらに1997年知的障害者，2006年精神障害（発達障害を含む）者も適用対象になった. 雇用・就業は障害者の自立生活・社会

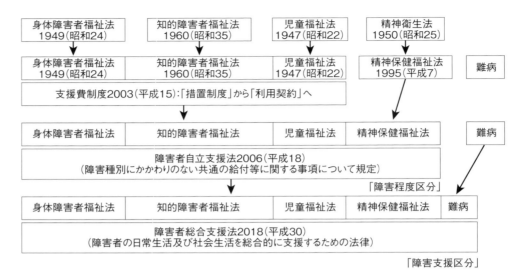

図1-5 社会リハビリテーションの発展
（栢森良二（編）：リハビリテーション医学，改訂第4版，南江堂，2019より一部改変）

参加のための柱であり，障害者の能力を最大限発揮し，適性に応じて働くことができることはノーマライゼーション社会を実現することになる．2024（令和6）年4月〜2026（令和8）年6月までは民間企業2.5%，国・地方自治体2.8%，都道府県の教育委員会2.7%の障害者を雇用することが義務づけられている．2026（令和8）年7月以降はそれぞれ2.7%，3.0%，2.9%に引き上げられる．

9 教育リハビリテーションの発展

　戦後の障害児のリハビリテーションは高木憲次が1942年に開設した整肢養護園を中心に展開されている．肢体不自由児には医学的リハビリテーションと教育を合わせた「療育」が必要であるとされてきた．発達障害児・者は医療や福祉の谷間で取り残されてきたが，ようやく2005（平成17）年に発達障害者支援法が施行された．自閉症，アスペルガー症候群その他の広汎性発達障害，学習障害，注意欠如多動性障害，トゥレット症候群や吃音症と定義された（ただし，言語の障害及び協調運動の障害を除く）（図1-6）．これにより障害者に関する法制度に位置付けが定着し，2016（平成28）年に改正発達障害者支援法が成立した（図1-7）．

　日本国憲法第26条の教育を受ける権利と，教育を受けさせる義務に基づいて，1890年に発表された教育勅語は1947（昭和22）年3月31日に教育基本法に改正公布され，同時に施行された．学校のあり方を示した学校教育法（1947年3月31日公布，1948年4月1日施行）は，発達障害者支援法を受け2006（平成18）年一部改正により，従来の盲・聾・養護学校や特殊学級から特別支援学校や特別支援学級に統合された．幼稚園，小中学校，高等学校において発達障害を含む障害のある幼児児童生徒に対する特別支援教育を推進す

第1章 リハビリテーションの理念

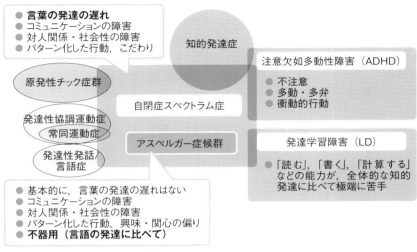

図1-6 発達障害児・者のカテゴリー

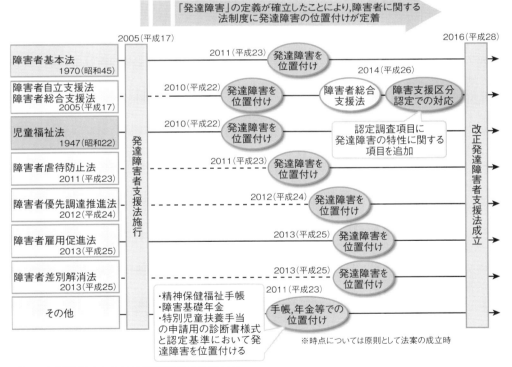

図1-7 各種法制度における発達障害の位置付け

➡**MEMO 1-4**：ポリオ

ポリオは急性灰白髄炎（poliomyelitis）の略語で，ポリオウイルスによって脊髄前角や脳幹の運動細胞が侵されるために弛緩性麻痺が，左右非対称性に生じる．脊髄型が80％弱で，脳幹型5％，脊髄＋脳幹混合型が15％ほどである．別名，脊髄性小児麻痺（infantile spinal paralysis）と呼ばれるが，成人でも発生する．古代エジプト第18王朝（BC1403〜1365年）の石碑にも載っている（図）[14]．

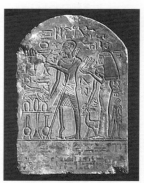

図 古代エジプト第18王朝石碑のポリオ
右下肢がポリオに罹患し，杖を使っている．

ることが法律上に規定された．特別支援学校，小中学校の特別支援学級，通級（通常の学級に在籍する障害のある児童生徒に対して，ほとんどの授業を通常の学級で行いながら，一部の授業について障害に基づく種々の困難の改善・克服に必要な特別の指導を特別の場で行う指導形態である）による指導などが行われている．特別支援教育には，教育要領に自立活動の領域が含まれている．これは個々の幼児児童生徒が障害による学習上または生活上の困難を主体的に改善・克服しようとする取り組みを促す教育活動である．

障害の重度・重複化に伴い，痰の吸引，人工呼吸の管理などが必要となり，介護職員や看護職員の派遣による福祉機関や，医療ケア施設との連携がより必要になっている．さらに特別支援教育後の自立と社会参加に向けて，大学進学や就職などがあり，このためにはWrightの提唱しているトータル・リハビリテーション（total rehabilitation）の意義が再認識されている．

引用文献

1. Optiz JL et al：The history of physical medicine and rehabilitation as recorded in the diary of Dr. Frank Kruse：Part1. Gathering momentum (the years before 1942). *Arch Phys Med Rehabil* **78**：442-445, 1997.
2. Folz TJ et al：The history of physical medicine and rehabilitation as recorded in the diary of Dr. Frank Kruse：Part 2. Forgoing ahead (1943-1947). *Arch Phys Med Rehabil* **78**：446-450, 1997.
3. Gelfm R et al：The history of physical medicine and rehabilitation as recorded in the diary of Dr. Frank Kruse：Part 3. Consolidation the position (1948-1953). *Arch Phys Med Rehabil* **78**：556-565, 1997.
4. Peters DJ et al：The history of physical medicine and rehabilitation as recorded in the diary of Dr. Frank Kruse：Part4. Triumph overadversity (1954-1969). *Arch Phys Med Rehabil* **78**：562-565, 1997.
5. 砂原茂一：リハビリテーション．岩波新書，1980.
6. Robert B. kugel：*Changing patterns in residential services for the mentally retarded*. Reprint from the collections of the University of California Libraries, pp227-254, 1969.
7. Bengt N：The Normalization Principle and its Human Management Implications. In：Kugel RB, Wolfensberger W (eds)：Changing patterns in residential services for the mentally retarded, Washington DC：President's Committee on Mental Retardation, 1969.（新しいversionは，SRV-VRS：The international Social Role Valorization Journal **1**(2)：19-23, 1994.）

第1章　リハビリテーションの理念

8.　Wolfeensberger W：The principle of normalization in human services, Toronto, NIMR, 1972.

9.　Wright GN：Total Rehabilitation. Little, Brown, Boston, 1980.

10.　砂原茂一：医学的リハビリテーションの基礎. リハビリテーション概論, 医歯薬出版, pp1-98, 1984.

11.　砂原茂一：完全参加・平等・Rehabilitation-国際リハビリテーション交流セミナー基調演説. 総合リハ **9**（12）：925-929, 1981.

12.　吉田清和：Margaret Pfrommer が遺したもの. 臨床リハ **8**（9）：866-869, 1999.

13.　ユニバーサル・デザイン：http://www.design.ncsu.edu/cud/about_us/usronmace.htm

14.　Lyons AS, Petrucelli RJ：Medicine. An Illustrated History, Abrams, New York, 1978.

参考文献

1.　Rusk HA：Rehabilitation medicine, 2nd ed, The CV Mosby Company, Saint Lois, 1964.
2.　Rusk HA：Rehabilitation medicine, 3rd ed, The CV Mosby Company, Saint Lois, 1971.
3.　Kottke FJ, Lehmann JF：Krusen's Handbook of physical medicine and rehabilitation, 4th ed, WB Saunders, Philadelpia, 1990.
4.　中村隆一（編）：入門リハビリテーション概論, 第 2 版, 医歯薬出版, 1996.
5.　栢森良二（編）, 全国柔道整復学校協会（監修）：リハビリテーション医学　改訂第 4 版, 南江堂, 2019.

第2章 リハビリテーションの対象と障害者の実態

学習の目標
1. 医学的リハビリテーションの3つの対象は何か．
2. 身体障害にはどのような種類があるか．
3. リハビリテーション医学の対象を説明できる．
4. 肢体不自由の意味は何か．
5. 療育の意味は何か．
6. 日本における障害者の数を説明できる．
7. 内部障害の種類を説明できる．
8. 身体障害者の原因で最も多いのは何か．
9. 肢体不自由の原因で最も頻度が高いのは何か．
10. 国が行っている難病対策を説明できる．

1 医学的リハビリテーションの対象

　医学的リハビリテーションとは，医学的手段を用いて障害の予防と軽減を目指すことにより，リハビリテーションの理念である「障害者の復権」を実現することである．精神障害者，知的障害者，身体障害者の3つのカテゴリーがある（表2-1）．
　さらに身体障害者の中には，肢体不自由，視覚障害，聴覚・言語障害，内部障害がある．

1) 身体障害

　身体障害には，視覚障害，聴覚・平衡機能障害，肢体不自由，内部障害など医学が対象とする主な病気を対象としている．それぞれの障害に対しては，眼科，耳鼻咽喉科，循環器科，呼吸器科などの専門医が対応している（表2-2）．

2) 肢体不自由と療育

　肢体不自由とは上下肢あるいは体幹の運動障害のことであり，高木憲次（MEMO 2-1）が提唱した用語である．現在も医学分野ばかりでなく，社会福祉の分野でも広く使われている．高木は，医療と教育を合わせた「療育」という言葉も提唱した．これは小児のリハビリテーションには，医学的ばかりでなく，教育的リハビリテーションが同時に必要なことを端的に表した言葉であり，今日も使われている．

表2-1 医学的リハビリテーションの対象

医学的リハビリテーション
1	精神障害者
2	知的障害者
3	身体障害者

表2-2 身体障害の区分と診療科

	身体障害区分	診療科名表示区分
1	視覚障害	眼科
2	聴覚・平衡機能障害	耳鼻咽喉科
3	音声,言語または咀嚼機能	耳鼻咽喉科,気管食道科,リハ科
4	肢体不自由	整形外科,外科,内科,小児科,神経科,呼吸器科,リハ科,放射線科
5	心臓機能障害	内科,小児科,循環器科,外科
6	腎臓機能障害	内科,小児科,循環器科,外科,泌尿器科,麻酔科
7	呼吸機能障害	内科,小児科,循環器科,外科,気管食道科
8	膀胱または直腸機能障害	泌尿器科,外科,小児科,小児外科
9	小腸機能障害	内科,消化器科,小児科,小児外科,外科
10	HIVによる免疫機能障害	内科,血液内科,感染症内科,呼吸器内科,外科,小児科,産婦人科
11	肝機能障害	内科,消化器内科,肝臓内科,外科,消化器外科,移植外科,腹部外科,肝臓外科,小児科,小児外科

➡ **MEMO 2-1**：療育の父―高木憲次（1889～1963年）
わが国の障害児医療の中心的な役割を担ってきた整肢療護園（1942年開設，東京都板橋区小茂根．現：心身障害児総合医療療育センター）の設立者で，日本のリハビリテーション医学の先駆者である．

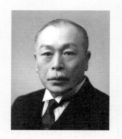

2　リハビリテーション医学の対象

　リハビリテーション医学は肢体不自由あるいは運動障害を主な対象として発達した専門分野である．さらに今日その対象は大幅に拡大されており，肢体不自由とその原因に合併する言語障害や高次脳機能障害，心理的問題なども対象となっている（表2-3）．

　リハビリテーション医学の発展をみると，その取り扱う運動障害の内容も拡大し，変遷している．1930～1940年代に爆発的に流行し，後遺症を残したポリオ（MEMO 2-2）に代表される筋骨格系や，末梢神経系が原因で発生する運動障害，そして脳卒中などによる中枢神経損傷による運動・動作障害へと対象が拡大された．さらに脳外傷などによる大脳損傷による認知・行動障害については高次脳機能障害として，リハビリテーション医学の対象の中に組み込んだ．ここでは，身体から精神現象を解明しようという立場で，認知をより身体に基盤をもったものとして解剖生理学的に捉えようとしている．

　最近では，情動，感情，性格，意志など情意機能による情動・行動障害の分野まで，リハビリテーション医学の対象に入ってきている．1990年代に長足の進歩を遂げた心理学

表2-3 リハビリテーション医学の対象

1	脳損傷	脳血管障害
		脳外傷
		低酸素脳症
2	発達障害	脳性麻痺
		Down症
		二分脊椎
		血友病
3	脊髄損傷	外傷性, 脊髄梗塞
4	骨関節疾患	関節リウマチ
		変形性関節症

5	神経筋疾患	パーキンソン病
		脊髄小脳変性症
		多発性硬化症
		筋萎縮性側索硬化症
		筋ジストロフィー症
6	心肺疾患	心筋梗塞, 狭心症
		大動脈瘤解離術後
		慢性閉塞性肺疾患
		術後排痰障害
		慢性閉塞性動脈硬化症
7	切断	上・下肢切断
8	熱傷	瘢痕性拘縮
9	悪性腫瘍	筋力・体力低下, 緩和リハビリとQOL向上

的アプローチあるいはリハビリテーション心理学は, 精神から身体をみる立場で, これらの情動や行動異常を捉え, 障害者の治療アプローチに大きな効果をもたらしている (図2-1). これらの4つの障害に対する方法論は, 個別的なものではなく重層し, 複合して発展を遂げている[1].

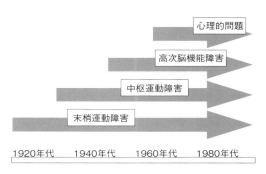

図2-1 リハビリテーション医学の方法論の発展

3 リハビリテーション医学と生物学的医学

　生物学的な医学は長足の進歩を遂げて,「難しい病気」も遺伝子レベル, 分子レベルでの解析が可能になった. 遺伝子組み換えによって, あるいはES細胞 (embryonic stem cells：胚性幹細胞) やiPS細胞 (induced pluripotent stem cells：人工多能性幹細胞) からさまざまな臓器がつくられるようになってきた. しかし加齢とともに, がん, 認知症, いわゆる難病などが増加しており, 原因の解明が遺伝子や分子のレベルで解明されても, あるいはがんに対しては抗がん剤, 放射線, 免疫療法によって症状を緩和して天寿を全うすることができるようになったとしても, その一方で「完全には治らない病気」も増えている.

　このような状況で, 医学の目標を生物学的な治療に向けるより,「病気」と仲良く付き合いながら, 自立した生活を維持することを目標にすべきではないか,「生活医学」が大切ではないかという考えも出てきた. この生活医学がリハビリテーション医学である. 今日の医学では,「病気」を診る生物学的医学と,「病人」を診るリハビリテーション医学のバランスが大切である[2] (図2-2).

　生物学的医学は日々限りなく進歩しているが, これによって障害者を障害のなかった元の日常生活や社会生活に復帰させるには限界がある. 一方リハビリテーション医学は, こ

➡ MEMO 2-2：ポリオ・ワクチンについて

　米国でのポリオ（脊髄性小児麻痺）流行ピークは1952年．患者数58,000人，死者3,000人以上にのぼった．第32代米国大統領 Franklin Delano Roosevelt〔1882～1945年．在位は1933～1944年．38歳時にポリオに罹患し（なお，後年，Guillan-Barré症候群とされている），ポリオ後症候群と闘いながら職務をこなしていた〕の音頭で1938年に"March of Dime（10セント募金運動）"が開始され，ワクチン開発によるポリオ制圧に多大な貢献をした（図a）．

　1952年にソーク博士（Jonas E Salk）（図b）が不活化ワクチン（ソークワクチン）の開発に成功した．厳格な臨床試験を行い，満を持して1955年に米国民に使用された．さらに1916年ポーランド生まれで，1944年に米国移住したセービン博士（Albert B Sabin）（図c）は1960年に経口生ワクチン（セービンワクチン）を開発した．米国ではすでにソークワクチンが広範に浸透していたために，カナダ，メキシコ，ソ連，東欧などで臨床試験が行われ，有効性と安全性が証明され，1963年米国で（なおカナダでは1961年に）使用許可が下りた．

　ソークとセービンの偉大さは，ワクチンが人類に貢献することのみを願い，特許権やロイヤルティを主張することはなかったことにも表れている．

　セービンワクチンは，①腸管で強力な免疫が期待できる，②注射でなく飲み込むことで投与できる，③生産コストが極めて安い，ことなどから世界中に拡がっていった．

　1980～1998年米国で152例のポリオが発生した．41%が生ワクチン接種者で31%が接種者との接触者であった．これは経口生ワクチンでは，ウイルスが増殖を繰り返すうちに遺伝子に突然変異が起こり，攻撃性の強いウイルスに変化するという病原性復帰あるいは「先祖返り（reversion）」が起こるためである．米国では2000年から不活化ワクチンのみの投与となっている．生後2カ月，4カ月，6～18カ月，4～6歳の4回の注射が義務付けられている．不活化ワクチンのために3種混合（ジフテリア，破傷風，百日咳）などとの混合接種も可能である．

　日本におけるポリオ流行のピークは1960年で，5,600人の患者が発生した．1961年，古井喜実厚生大臣（当時）が，承認されたばかりのカナダからと，国交のないソ連から超法規的にセービンワクチンを輸入してポリオ制圧に成功した．このとき以来，6週間以上の間隔をあけて経口生ワクチン2回の接種になっている．なおWHOでは1歳未満の乳児の間に総計4回の生ワクチンの接種を勧めている．

　なおポリオについて詳しく調べたい場合は，国立感染症研究所ホームページ（https://www.niid.go.jp/niid/ja/kansennohanashi/386-polio-intro.html）のポリオについてへアクセスを．

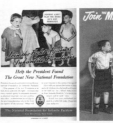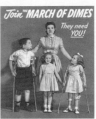

図a 10セント募金運動とポリオとの戦い
（Roosevelt図書館の資料による）

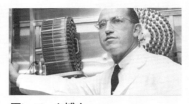

図b ソーク博士
（Academy of Achievement-A museum of living historyホームページより https://achievement.org/achiever/jonas-salk-m-d/）

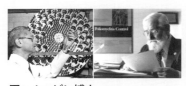

図c セービン博士
（シンシナティ大学ホームページより http://sabin.uc.edu/biography.cfm）

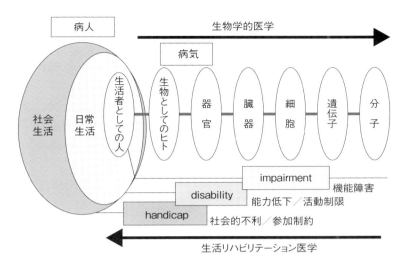

図2-2 リハビリテーション医学と生物学的医学の関心ベクトル

うした障害をもった人々を社会生活に適応できるようにすることを目標としている．

たとえば脳卒中を例にとると，「生物としてのヒト」レベルでは脳卒中とは病気・疾病であり，「生活者としての人」のレベルでは右片麻痺，失語症という障害をもつこととなり，「日常生活」レベルでは"歩けない"，"コミュニケーションできない"ということになる．さらに「社会生活」レベルでは，就学・就職など社会参加が難しくなる．

リハビリテーション医学は，そうした障害の一つひとつを取り除き，軽減させていくことを目指すものである．

1) リハビリテーション医学の特徴

肢体不自由を主な対象としているリハビリテーション医学は，医学と福祉との接点に位置しており，その共通語として日常生活動作（Activities of Daily Living：ADL）の自立介助度を用いている．ADLとは，食事・更衣・排泄・整容・入浴など，生活を営むうえで不可欠な動作のことであり，その自立介助度を障害の重症度と表現している．さらにリハビリテーション医学においては，ほかの診療科でみられるような〔医師（治療する側）―患者（治療される側）〕といった関係ではない．障害者自身が積極的，能動的に新しい生き方に適応していくことが求められる．したがって支援者である家族，リハビリテーション関連職種によるチームアプローチと，評価と方針を決定するカンファレンスが必要となる（表2-4）．

2) リハビリテーション医学の構造

リハビリテーション医学の基本は障害学であり，これは評価・診断学そして予後・治療学から構成されている（図2-3）[1]．

3) リハビリテーション医学と関連職種

医学的職種には，リハビリテーション科医，看護師，理学療法士，作業療法士，言語聴覚士，義肢装具士，公認心理師，医療ソーシャルワーカー，鍼灸師，柔道整復師などがあ

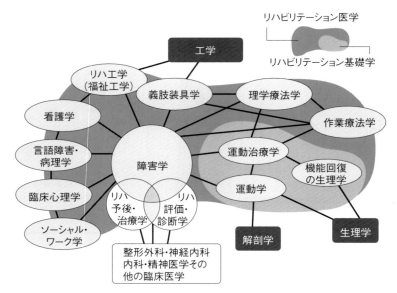

図2-3 リハビリテーション医学の構造
リハビリテーション医学の中に基礎学である解剖学や生理学などが含まれている．

り，社会的職種は保健師，介護福祉士，職能指導員などから構成されている（図2-4）．

1. 理学療法士

機能障害に対する運動療法，物理療法，ADLの練習訓練や指導を主な業務としている．これは「理学療法士及び作業療法士法」（昭和40年6月法律137号）に定められた国家資格で，初めての国家試験は1966（昭和41）年に実施され，1,217名の受験者で183名（合格率15.0%）の理学療法士（physical therapist：PT）が誕生した．理学療法士の数は年々増加しており，2019（令和元）年時点で有資格者は17万人を超えていて，毎年1万人前後が増員されている．

2. 作業療法士

身体障害者あるいは精神障害者に対して作業を通じて，生活機能の回復治療，指導，援助を行うことを主な業務としている．1963（昭和38）年，国立療養所東京病院附属リハビリテーション学院（3年制）が設立された．この卒業生を待って1965（昭和40）年に「理学療法士及び作業療法士法」が制定され，1966（昭和41）年，国家資格として特例措置の受験生を含む183名の作業療法士（occupational therapist：OT）が誕生した．2019（令和元）年時点の有資格者は9万人を超えていて，毎年4,000〜5,000人が増員されている．

2010（平成22）年4月30日，医政発0430第1号により，理学療法士及び作業療法士法第2条第1項の「作業療法」について業務の拡大が図られた．すなわち以下に掲げる業務についても行うことが可能となったのである．

①食事訓練を実施する際などの喀痰などの吸引，②移動，食事，排泄，入浴等の日常生

表2-4 リハビリテーション医学の特徴

障害を取り扱う＝生活医学
医療と福祉の接点：ADLが共通語
障害者の能動的参加が必要：新しい生き方への出発点

活活動に関するADL訓練，③家事，外出等のIADL（Instrumental ADL：手段的日常生活動作―買い物，電話をかける，料理をする，洗濯をするなど生活関連動作ともいう）訓練，④作業耐久性の向上，作業手順の習得，就労環境への適応等の職業関連活動の訓練，⑤福祉用具の使用等に関する訓練，⑥退院後の住環境への適応訓練，⑦発達障害や高次脳機能障害などに対するリハビリテーションと，

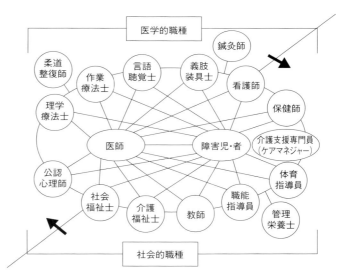

図2-4 リハビリテーション医学と関連職種

きわめて広範囲で，具体的な業務を認めている．喀痰などの吸引については，理学療法士および言語聴覚士についても同様で，必要な教育・研修などを受け，医師の指示の下，他職種との適切な連携を図りながら，安全に喀痰などの吸引が実施できるようになった．

3．言語聴覚士

1997（平成9）年12月，言語聴覚士（speech-language-hearing therapist：ST）法が成立し，1998（平成10）年9月1日から施行された．言語聴覚療法では，「医師又は歯科医師の指示の下に言語障害（失語症，構音障害），音声障害（喉頭癌などの声帯を失った場合など），嚥下訓練，人工内耳の調整などの検査評価を行い，必要に応じて指導，助言などの支援を行う」となっている．高等学校を卒業した後，3～4年制の養成校を卒業して受験資格を取得し，国家試験合格後に言語聴覚士になることができる．1999（平成11）年の第1回国家試験は特別措置の受験生を含めて4,556名が受験し，合格者は4,003名（合格率87.9%）であった．2019（令和元）年時点の有資格者は3万人を超えていて，毎年2,000人弱が増員されている．

4．介護福祉士

社会福祉士，精神保健福祉士と並ぶ福祉の国家資格である．1987（昭和62）年に制定された「社会福祉士及び介護福祉士法」により国家資格になっている．障害者の日常生活について，福祉の立場から相談・援助を行うことを業務としている．特別養護老人ホーム，デイケアセンター，障害福祉サービス事業所など社会福祉施設が活動場所になっている．地域医療における医療，保健，看護などの職種との連携が求められる．過去10年間で毎年6万人以上が合格し，2024年1月時点で190万人を超えている．賃金の割に業務が過酷であることから離職率が高いことが問題化しており，フィリピン，インドネシアからの介護福祉士の候補を受け入れている．しかし難解な日本語の医学用語による言葉の障壁のために，合格率は極めて低くなっている．

5. 義肢装具士

四肢の切断者や身体障害者に対して，医師の指示を受けながら，義肢（義手や義足），上肢，下肢あるいは体幹装具の採寸・採型をして作製し，身体適合を行う業務である．国内最初の養成校は 1982（昭和 57）年に国立身体障害者リハビリテーションセンター学院（現・国立障害者リハビリテーションセンター学院）に開設された．1987（昭和 62）年に「義肢装具士法」の資格制度が国会で成立し，1988（昭和 63）年に義肢装具士法が施行され，第 1 回の国家試験が実施されて 735 名が合格している．過去 5 年間で毎年 200 人が合格し，2019（令和元）年現在の登録者は 5,500 人になっている．

6. 公認心理師

今日，国民の心の健康問題は複雑かつ多様化していることから対応が急務となっている．医療・保健，福祉，教育，司法・犯罪，産業・労働などの分野で公認心理師の活躍が期待されている．リハビリテーション医学においても，認知症，知的障害，発達障害，パーソナリティ評価，障害受容に対する評価やカンセリングが必要であり，リハビリテーションの成否は障害をどのように受け止めているが大きな要素になっていることから，心理的支援は不可欠である．

これまで，心理に関する支援を行う国家資格はわが国にはなく，日本心理学会が認定する民間資格である「認定心理士」があったが，これは 4 年制大学で心理学の標準的な基礎知識および基礎技能を修得しているレベルである．1990 〜 2018 年までの資格取得者は 59,897 人に及んでいる．さらに専門的な「臨床心理士」は，日本臨床心理士資格認定協会が実施する資格試験で，大学院修了者に受験資格があり，実地面接が二次試験として課せられている．1988 〜 2019 年までの認定者は 35,912 人である（MEMO2-3）．

2015（平成 27）年 9 月 9 日に公認心理師法が成立し，2017（平成 29）年 9 月 15 日に施行され，わが国初の厚生労働省・文部科学省の管轄する心理職の国家資格として「公認心理師」制度が推進されることになった．2018 年 9 月の第 1 回公認心理師試験が行われた．2022 年の第 5 回公認心理師試験までは，現任者に受験資格を認める経過措置期間として特例措置が設けられている．第 7 回の試験は他の医療職種の国家試験と同様に 2024（令和 6）年 3 月に行われた．受験資格者は大学院修了者で 2 年以上の実務経験者である．2023（令和 5）年 3 月の段階で 69,875 人の登録者がいる．

7. リハビリテーション工学士

機器工学，電子工学，情報工学，システム工学などの工学の最先端技術を駆使し，障害者のための装具，義肢，自助具，ベッド，車椅子，環境システム，介護用ロボットなどを作製している．MEMO 2-3 に載っている臨床工学技士は，複雑な機能をもつ検査機器，血液透析療法装置，人工呼吸器，人工心肺装置などの機器を作製，管理する専門技術者である．

8. 医療ソーシャルワーカー

医療保健分野におけるソーシャルワーカーで，患者や障害者が地域社会に復帰できるように，社会福祉の立場から，心理社会的な問題を調整し，支援することを業務としている．病院などで採用される場合，社会福祉士という国家資格を有していることが求められる場合がほとんどである．関連職種として精神科の医療ソーシャルワーカーである精神保健福

祉士がある．過去10年間は毎年1万人が合格し，2019（令和元）年現在の社会福祉士登録者は22.6万人で，毎年2,000人弱が増加している．なお，精神保健福祉士の登録者は2024（令和6）年で10万人ほどで，毎年3,000人ほど増加している．

9. 鍼灸師

はり師ときゅう師はそれぞれ別の国家資格であるが，同じ鍼灸師養成施設で単位を取得し卒業することで両者を受験できる．鍼灸師という名称は，現在の法制度上では存在しない．はり師（英：Acupuncturist）は，「あん摩マッサージ指圧師，はり師，きゅう師等に関する法律」によるはり師国家試験に合格した者をいい，きゅう師（英：Moxibutionist）は，「あん摩マッサージ指圧師，はり師，きゅう師等に関する法律」によるきゅう師国家試験に合格した者をいう．日本でははり・きゅうおよびマッサージ施術の健康保険給付の対象は，神経痛，リウマチ，五十肩，頸腕症候群，腰痛症，頸椎捻挫後遺症のみと傷病は限定され，さらに医師による適当な治療手段がなく（医療機関において治療を行い，その結果，治療の効果が現れなかった場合等），はり・きゅうの施術を受けることを認める医師の同意がある場合である（初回申請時には，医師の同意書を添付する必要がある）．さらに6カ月ごとに文書による同意が必要で，医師の同意のない施術は，健

➡MEMO 2-3：業務独占と名称独占

「業務独占」とはその資格を取得していないと，業務を行うことが禁止されている資格である．無資格者が業務独占資格の業務を行うと違法行為になり，有資格者しか特定の業務はできない．一般的に，参入レベルが高くなっており，ほとんどが国家資格である．同時に名称も独占される．

これに対して「名称独占」とは，独占するのは名称のみで，資格がなくても名称独占資格と同じ業務を行うことは法律違反にならない．しかし無資格者は名称独占資格である特定の資格を名乗ることはできず，名乗ると法律違反になる．

国家資格	業務独占	名称独占	国家資格	業務独占	名称独占	民間資格
医師	○		公認心理師		○	臨床心理士
歯科医師	○		視能訓練士	○		臨床発達心理士
薬剤師	○		臨床工学技士	○		音楽療法士
看護師	○		義肢装具士	○		体外循環技術士
准看護師	○		救急救命士	○		透析技術認定士
保健師		○	歯科衛生士	○		
助産師	○		歯科技工士	○		
臨床検査技師	○		はり師	○		
臨床放射線技師	○		きゅう師	○		
診療エックス線技師	○*		あん摩マッサージ指圧師	○		
栄養士		○	柔道整復師	○		
管理栄養士		○	社会福祉士		○	
理学療法士		○	介護福祉士		○	
作業療法士		○	精神保健福祉士		○	
言語聴覚士		○	訪問介護員・ヘルパー		○	

＊1984年に廃止された．放射線治療および放射線同位元素による検査はできない．

康保険給付の対象とならない．これに対して欧米では，医師による針灸治療は盛んに行われており，健康保険による治療が認められている．なお慢性疼痛をもつサリドマイド胎芽症患者には，水・温泉治療，はり治療は広く行われ，全額助成となっている．ICD-11で第26章 伝統医学（東洋医学）の病態－モジュールが入っており，今後の研究治療が期待されている．

10．柔道整復師

　柔道整復師になるには，国家試験に合格する必要がある．接骨院の先生やスポーツトレーナーとして，骨・関節・筋・腱・靱帯などに加わる急性，亜急性の原因によって発生する骨折・脱臼・打撲・捻挫・挫傷などの怪我に対し，手術をしない「非観血的療法」によって，整復・固定などの治療を行うことができる．骨折および脱臼については，緊急の場合を除き，あらかじめ医師の同意を得ることが必要である．単なる肩こり，筋肉疲労などに対する施術は健康保険の対象にならない．このような症状で施術を受けた場合は，全額自己負担となる．療養費は，本来患者が費用の全額を支払った後，自ら保険者へ請求を行い支給を受ける「償還払い」が原則だが，柔道整復については，例外的な取り扱いとして，患者が自己負担分を柔道整復師に支払い，柔道整復師が患者に代わって残りの費用を保険者に請求する「受領委任」という方法が認められている．

4 ｜ 障害児・者の実態

　障害者の実態調査は厚生労働省によって1951（昭和26）年以来，5年ごとに行われてきた．しかしプライバシーの侵害であるという理由もあり1985（昭和60）年は実施できず，1987（昭和62）年に再開された．障害者は精神障害児・者，知的障害児・者（**MEMO 2-4**），さらに身体障害児・者の3つのカテゴリーから構成されている．2006（平成18）年に行われた調査は2009（平成21）年にまとめられ発表され（**図2-5**），障害児・者の合計は約741万人である[3]．2011（平成23）年以降は「生活のしづらさなどに関する調査（全国在宅障害児・者等実態調査）」が創設され，抽出された調査区に居住する在宅の障害者手帳所持者，難病罹患者が主な調査対象となっている．2011，2016，2023年の障害者数は787.9万人，936.6万人，1,164.6万人と増加しており，とりわけ精神障害者はこの12年間で320.1万人から614.8万人と倍増している（**図2-6**）．なおこの中には，自閉症，アスペルガー症候群などの発達障害児・者が20.4万人含まれている[5]．

➡MEMO 2-4：知的障害と精神薄弱について

　精神薄弱者福祉法，学校教育法など10省庁関連の32の法律で使用されている「精神薄弱」が，差別的な響きがあるということで「知的障害」という言葉に改正された．1999（平成11）年4月1日から法律の条文はすべて「知的障害者（児）」に改められた．「令和4年生活のしづらさなどに関する調査（全国在宅障害児・者等実態調査）」では，2023（令和4）年の全国の知的障害者数は126.8万人である．

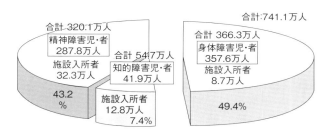

図2-5 障害児・者の実態（2006年）

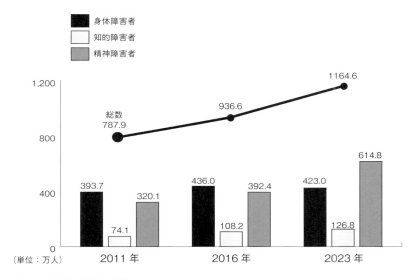

図2-6 障害者数の推移

5 身体障害児・者の内訳

　2006（平成18）年に行われた調査により，身体障害児・者の合計は約357.6万人であることが分かった．肢体不自由181万人，内部障害109万人，聴覚・言語障害36万人，視覚障害者31万人などである（図2-7）．原因疾患として，身体障害者では心臓疾患35万人（10.0％），脳血管障害27.3万人（7.8％），骨関節疾患23.8万人（6.8％）となっている．身体障害児では脳性麻痺2.41万人（25.9％），心臓疾患1.24万人（13.3％），内/中耳性疾患4千人（4.3％），その他の脳神経疾患が3.7千人（4.0％）が占めている．

1）肢体不自由児・者の原因疾患

　肢体不自由児・者の内訳は2006（平成18）年では176万人で，2001（平成13）年と比べて下肢切断を含めて下肢機能障害が7.5万人増加している（表2-5）．肢体不自由者の原因は176万人のうち脳血管障害25.4万人（14.4％），骨関節疾患23.4万人（13.3％），リ

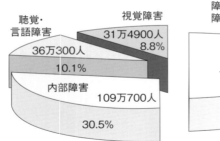
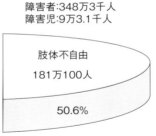

図2-7 身体障害児・者の内訳（2006年）

表2-5 肢体不自由児・者の内訳

障害の原因	2001年 174.9万人	2006年 176万人
上肢切断	9.8	8.2
上肢機能障害	47.9	44.4
下肢切断	4.9	6
下肢機能障害	56.3	62.7
体幹機能障害	16.7	15.3
脳原性全身性運動機能障害	6	5.8
全身性運動機能障害（多肢及び体幹）	33.3	33.7

表2-6 肢体不自由者の原因疾患（2006年）

障害の原因	176.0万人（%）
脳血管障害	25.4（14.4）
骨関節疾患	23.4（13.3）
リウマチ性疾患	9.4（5.3）
その他の脳神経疾患	5.7（3.2）
脳性麻痺	5.0（2.8）
脊髄性小児麻痺	4.2（2.4）
脊髄損傷ー対麻痺	3.1（1.8）
脊髄損傷ー四肢麻痺	2.3（1.3）
進行性筋萎縮性疾患	2.0（1.1）
脳挫傷	0.9（0.5）

ウマチ性疾患9.4万人（5.3%），その他の脳神経疾患5.7万人（3.2%），脊髄損傷5.4万人（3.1%），脳性麻痺5.0万人（2.8%），脊髄性小児麻痺4.2万人（2.4%）などからなっている（表2-6）．肢体不自由児の原因は5.0万人のうち脳性麻痺が2.38万人（48%）と圧倒的に多い（表2-7）．

表2-7 肢体不自由児の原因疾患（2006年）

障害の原因	50,100人（%）
脳性麻痺	23,800（48）
その他の脳神経疾患	2,800（6）
進行性筋萎縮性疾患	1,500（3）
脊髄損傷	1,200（2）
骨関節	600（1）
脳挫傷	300（1）
脊髄性小児麻痺	300（1）

2）身体障害者の年次推移

　1951（昭和26）年，51.2万人であった身体障害者は，四半世紀経過した1980（昭和55）年には197.7万人に4倍弱増加し，このうち肢体不自由112.7万人（57%）で，内部障害19.7万人（10%）であった．さらにその四半世紀経過した2006（平成18）年には357.6万人に増加し，肢体不自由が181万人（50.6%），内部障害109.1万人（30.5%）であった．肢体不自由の数とともに，内部障害者の数が増加している．また，2011（平成23）年以降は前述したように「生活のしづらさなどに関する調査」へと法律が変更され，障害者手帳発行数からの推計人数になり，2023（令和4）年の身体障害者数は415.9万人で，このうち肢体不自由158.1万人（38%），内部障害136.5万人（32.8%）であった．

第2章　リハビリテーションの対象と障害者の実態

表2-8 内部障害の障害基準

級別	障害の程度
1級	自己の身辺の日常生活活動が極度に制限されるもの
3級	家庭内での日常生活活動が著しく制限されるもの
4級	社会での日常生活活動が著しく制限されるもの

内部障害は通常, 1級, 3級, 4級の3つの等級に分けられる.

表2-9 AIDSの障害基準

区分		一般状態
1級	4	身のまわりのこともできず, 常に介助を必要とし, 終日就床を必要としている
2級	3	身のまわりのある程度のことはできるが, しばしば介助が必要で, 日中の50%以上は就床している
2or 3級	2	歩行や身のまわりのことはできるが, 時に少し介助が必要なこともある. 軽労働はできないが, 日中の50%以上は起居している
3級	1	軽度の症状があり, 肉体労働は制限を受けるが, 歩行, 軽労働や座業はできる. 例えば, 軽い家事, 事務など
4級	0	無症状で社会活動ができ, 制限を受けることなく, 発病前と同等に振る舞える

AIDSでは2級の等級がある.

3)内部障害の年次推移

　内部障害には, ①心臓, ②呼吸器, ③腎臓, ④膀胱・直腸, ⑤小腸, ⑥ヒト免疫不全ウイルス (human immuno-defieciency virus：HIV) による免疫不全疾患に伴う障害, がある. さらに2010 (平成22) 年4月から肝臓機能障害が内部障害に加わり7つになった.

　心臓疾患では人工弁膜, ペースメーカー, ステント挿入などがある. 呼吸器疾患では呼吸不全に伴う肺気腫, 慢性気管支炎, 肺結核胸郭形成術後, 間質性肺炎, 神経筋疾患のポリオ, 筋萎縮性側索硬化症などがあり, 重症患者は在宅酸素療法 (home oxygen therapy：HOT) を行っている. 腎臓疾患では慢性腎不全に伴う透析患者がほとんどを占めている. 膀胱機能障害では膀胱がんによる膀胱切除に伴う腸管を使った回腸導管による膀胱新造設や二分脊椎に伴う神経膀胱に対する膀胱ストマ造設がある. 直腸機能障害では直腸がんに伴う人工肛門造設がある. 小腸機能障害では, 先天性あるいは後天性疾患のための小腸切除に伴い, 中心静脈栄養あるいは経管栄養が必要な患者である. 肝臓機能障害では, すでに肝臓移植を受けた者も含めて, 3カ月以上の重度の肝機能障害があり, 日常生活動作の制限を示す項目があることを確認する.

　年次推移をみると, 心臓疾患や腎不全による透析の数が年々増加している. 内部障害は障害程度によって1級, 3級, 4級の3つの等級に分けられる. なお重複で2級障害もある (表2-8). AIDS (後天性免疫不全症候群：acquired immune deficiency syndrome) に関しては2級もある (表2-9). 2023 (令和5) 年の身体障害者手帳保持者調査による推計では, 圧倒的に1級身体障害者手帳保持者が多くなっている. 心臓機能障害者は77万人, 呼吸器機能障害者7.5万人, 腎臓機能障害者17.1万人, 膀胱・直腸機能障害者18万人, 小腸機能障害者5千人, HIV免疫機能障害者は6千人, 肝機能障害者1.3万人となっている (表2-10).

1. 心臓機能障害

　完全房室ブロックなど不整脈, 虚血性心疾患 (心筋梗塞, 狭心症), 弁膜症, 心筋症などによって日常生活活動が制限されるものである (図2-8). ペースメーカー挿入者は一律に1級身体障害者であったが, 医学技術の進歩によって2014 (平成26) 年4月から, ペースメーカーの依存度やADL制限に応じて1, 3, 4級のいずれかに認定して, 3年以内の

表2-10 内部障害身体障害者手帳所持者の内訳（2023年）　　　（単位：万人）

	総数	1級	2級	3級	4級
内部障害	136.5	87.4	1	20.4	27.8
心臓	77	53.5	0.2	13.6	9.7
呼吸器	7.5	3.1	0.2	3.2	1.1
腎臓	31.6	28.5	0.1	1.7	1.3
膀胱直腸	18	0.9	0.1	1.4	15.6
小腸	0.5	0.2	0	0.1	0.2
HIV 免疫機能障害	0.6	0.1	0.2	0.2	0
肝機能障害	1.3	1.1	0.1	0.1	0

（文献5より）

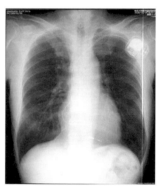

図2-8 心臓ペースメーカー
完全房室ブロックに対してペースメーカー電極が左心室に挿入されている.

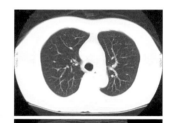

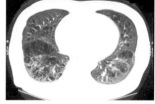

図2-9 軽度の間質性肺炎（上）と肺気腫（下）による慢性呼吸不全のCT像

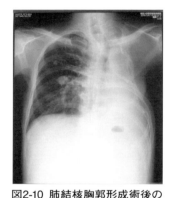

図2-10 肺結核胸郭形成術後の胸部X線画像
かつて肺結核に対して，昭和20〜30年代によく実施された治療法では，病変部位を虚脱させ切除している．

再認定を義務づけられている．

2. 呼吸器機能障害

　慢性閉塞性肺疾患（chronic obstructive pulmonary disease：COPD，肺気腫，慢性気管支炎など），間質性肺炎による呼吸不全（図2-9），拘束性換気障害（肺結核手術後の胸郭変形（図2-10），肺線維症，ポリオ，筋萎縮性側索硬化症，重症筋無力症など神経筋疾患）などがある．呼吸不全に対して在宅酸素療法（HOT）が必要である（図2-11）．

3. 腎臓機能障害

　腎臓の働きは，①老廃物の除去，②水分量と電解質量のバランスを保つ，③血中の酸とアルカリの調整，④3つのホルモン：レニン，エリスロポエチン，活性ビタミンDをつくる，などがある．

　腎不全では，血中の老廃物を尿として排泄できず，体液の恒常性が維持できなくなる．血液透析（図2-12）あるいは腹膜透析，腎移植を行わないと尿毒症で死亡する．原因疾患として糖尿病性腎症が最も多く，次いで慢性糸球体腎炎，高血圧による腎硬化症などがあ

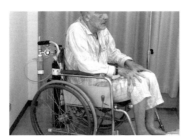

図2-11 HOT療法
慢性呼吸不全，肺気腫の症例で在宅酸素療法を行っている．

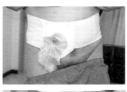

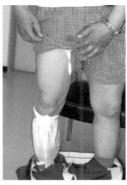

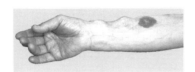

図2-12 血液透析用のシャント

図2-13 回腸導管によるストマ

る．新たな血液透析の原因は糖尿病性腎症が最多である．

4．膀胱機能障害

　膀胱がんで膀胱を切除した場合，回腸導管（図2-13），導尿型新膀胱造設術，自排尿型新膀胱造設術がある．尿道が摘出されている場合には自排尿型新膀胱造設術の適応はない．二分脊椎，脊髄損傷など脊髄神経疾患によって排尿が難しい場合，自己導尿や膀胱瘻が必要である．

①透析導入の基準

　厚生労働省透析導入基準は，保存的治療で改善できない慢性腎機能障害，臨床症状，日常生活の障害程度との組み合わせによって透析導入時期を考えたものである．

②透析の種類

　「血液透析」と「腹膜透析」の2種類がある．血液透析では，ダイアライザーと呼ばれる濾過装置を使い，血液中の老廃物や余分な水分，電解質を透析液へ移し，腎臓の糸球体と同じ働きをしている．1回の血液透析にかかる時間はおよそ4〜5時間で，一般的に週3回行う．一方，腹膜透析には，腹腔内にカテーテルから身体よりも濃度が高い透析液を注入する．透析液を一定時間入れたままにしておくと，腹膜の細い血管を介して，血液中の老廃物や不要な尿毒素，電解質などが拡散によって透析液の中に移動する．また，透析液と血液の濃度の違いから生まれる浸透圧の差によって，過剰な水分も徐々に透析液側に移動する．一定時間経過後に，この透析液を体外に排出し，新しいものと交換することで，血液が浄化される．透析液を1回あたり6〜8時間ほど腹腔内に入れておき，1日に4回（朝，昼，夕方，寝る前）程度交換するCAPD（持続携帯式腹膜透析）と，夜眠っている間に専用の機械で自動的に透析液を交換するAPD（自動腹膜透析）がある．腹膜透析は常に腹腔からチューブが出ている状態なので感染症に注意する必要がある．また，長期間

継続して行うと腹膜が劣化するため，腹膜透析を行うことができるのは一般的に5～6年が限度といわれている．

③透析と食生活

（1）カリウム制限

腎機能低下に伴いカリウムが排泄されないことから高カリウム血症となるため，カリウム制限が必要である．果物ではバナナが最も含有量が多く，なつみかん，メロン，干し柿，100％ジュースも多いため注意が必要である．缶詰に加工された果物はカリウムの含有量は少なくなっている．

（2）水分制限

透析が始まると，「体に入る水分量」と，「体から出される水分量」のバランスが崩れ，体内の水分量が過剰になることから水分制限が必要となる．体内の水分量がそのまま体重の増減につながり，「体重管理＝水分管理」となる．体に余分な水分がない状態で，透析後に達成しなくてはならない目標体重（ドライウエイト）が設定される．

（3）塩分制限

塩分をとり過ぎると喉が渇き，水分をたくさん摂取してしまうため浮腫や高血圧を起こしやすく，心臓への負担が大きくなる．

④貧血

腎臓の機能低下・廃絶によって3種類のホルモン（レニン，エリスロポエチン，活性ビタミンD）はつくられなくなる．とりわけエリスロポエチンの産生・分泌低下が起こるために，効果器の骨髄において赤血球がつくられなくなり腎性貧血が生じる．頻回の採血や透析回路やダイアライザーへの残血によって，鉄欠乏を合併することもある．この場合，赤血球造血刺激因子製剤（ESA）と鉄の投与が行われる．

5．直腸機能障害

結腸がん，クローン病，潰瘍性大腸炎などの直腸病変あるいは直腸切除で肛門から排便ができない場合，人工肛門を造設しなければならない（図2-14）.

大腸は盲腸，結腸（上行結腸，横行結腸，下行結腸，S状結腸），直腸に分かれている（図2-15）．排便機能障害は，直腸を温存できる場合と，できない場合によって対応が異なる．また肛門を温存できるかどうかも重要である．

盲腸からS状結腸までのがんが発生した場合，直腸は温存されるので，排便機能障害は起こらない．直腸は便をためる場所であり，直腸S状部，腹膜反転部を挟んで上部直腸と下部直腸に分けられる．この部位でがんが発生した場合，直腸の一部または全部を切除するために排便機能障害（下痢便，頻便，便意頻回，便失禁，便秘など）が生じる．肛門が温存できる場合には，残った直腸と結腸をつなぎあわせる．結腸を通過した排泄物はそのまま残った直腸に到達する．がんが肛門に近い下部直腸にある場合，温存された直腸が短いので（低位前方切除），排便障害は強くなる．がんが直腸の中でも上部直腸にある場合は，直腸がかなり温存（高位前方切除）されるため，排便機能障害も少なくなる．がんが肛門の近くにあり肛門が温存できない場合に人工肛門が必要である．

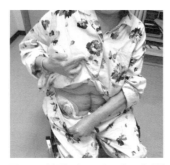

図2-14 結腸がんによる人工肛門

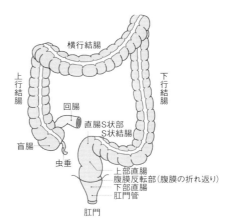

図2-15 大腸の解剖イラスト

6. 小腸機能障害

小腸の機能は栄養素の吸収である．十二指腸から空腸では，ブドウ糖，鉄，カルシウム，マグネシウム，水溶性ビタミンB群やビタミンCなどが吸収される．小腸中部ではタンパク質，脂肪，脂溶性ビタミンなどが吸収され，回腸終端部でビタミンB_{12}と胆汁酸が吸収されている．小腸疾患や小腸の広範切除によって三大栄養素であるブドウ糖，タンパク質，脂質の他に電解質，微量元素，およびビタミンなどの吸収が障害され，栄養欠乏になる．さらに下痢を合併する．空腸瘻栄養が必要になる（図2-16）．

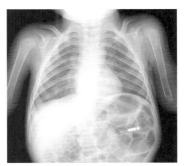

図2-16 経鼻空腸留置栄養チューブ

7. 肝臓機能障害

原因は問わず，①身体機能に一定以上の障害がある，②永続する障害である，③日常生活活動が著しい制限を受ける程度である，という身体障害者福祉法の考え方で，1級から4級までの障害として認定された[4]．したがって内部障害2級はHIVと肝機能障害にのみ認められている．

4) 指定難病

国が行っている難病対策は，①調査研究の推進，②医療施設の整備，③医療費の自己負担の軽減，④地域における医療福祉の充実・連携，⑤QOLの向上を目指した福祉施策の推進の5項目である．従来，障害児・者に医療費補助がなされてきた．しかし難病の治療研究を推進するために，難病患者データの収集を効率的に行い，効果的な治療方法が確立されるまでの間，長期の療養による医療費の経済的な負担が大きい患者を支援する目的で，2014（平成26）年に「難病の患者に対する医療等に関する法律」が公布され，2015（平成27）年1月1日から，新たな難病医療費助成制度が始まった．当初110疾病であったが，2024（令和6）年4月には341疾病が指定難病になっている．医療費等の3割を自己負担

している患者は，負担割合が 2 割になる．また，所得状況に基づき，月ごとの自己負担上限額が設定され，同月内の医療等にかかる費用（複数の医療機関，薬局などで受けたものを合算する）について，当該上限額を超えた自己負担額は全額助成される．

8．HIV 感染症／AIDS

2022（令和 4）年末の時点では HIV（ヒト免疫不全ウイルス）累計患者数 23,863 件，AIDS 患者 10,558 件で合計 34,421 件であった[6]．新規患者数が最も多かった 2013（平成 25）年が 1,600 人程であったが徐々に減少し，2023（令和 5）年では HIV 感染患者 669 人（前年比 37 人増），AIDS 患者 291 人（同 39 人増）で，合計 960 人になっている[7]．

かつては「死の病」といわれたが，1997 年から多剤併用療法（Antiretroviral Terapy：ART）によって生命予後は飛躍的に改善された．一般に，バックボーン薬剤とキードラッグと呼ばれる組み合わせの内服が基本であるが，治療薬の進歩で 2 種類の抗 HIV 薬の合剤で 1 日 1 錠の服用でウイルス検出限界未満（Target Not Detected：TND）を実現できるようになってきている．しかし重要なことは HIV 薬を中途半端に内服したり，あるいは飲み忘れると，耐性ができ薬が効かなくなってしまうことである．「アドヒアランス」（患者さんが積極的に治療方針に参加し，自らの意思に従って内服治療を実行し，それを続けていく姿勢を表した用語）が不可欠である．また，HIV を体内から排除する根治治療は今のところないので，服薬は一生継続しなければならない．

生活支援のために身体障害者手帳や自立支援医療などの障害者福祉サービス，障害年金などが必要になる．暴露後予防内服（PEP）によって医療者の針刺しなどによる HIV 感染リスクをゼロにできるようになっている．さらに非感染者が性交渉の前後に抗 HIV 薬を内服し，HIV 感染のリスクを減らす暴露前予防内服（PrEP，プレップ）によって HIV 感染予防効果は 99％とされている[8]．このような状況で国連合同エイズ計画は「2030 年までの流行終息」の目標を掲げている．

引用文献

1. 上田敏：目でみるリハビリテーション医学　第 2 版．東京大学出版会，1994．
2. 大田仁史：地域リハビリテーション原論 Ver.7．医歯薬出版，pp2-3，2020．
3. 厚生労働省各種統計調査（http://www.mhlw.go.jp/toukei/index.html）
4. 厚生労働省（www.mhlw.go.jp/bunya/shougaihoken/other/dl/100401-2a.pdf）
5. 厚生労働省：令和 4 年生活のしづらさなどに関する調査（全国在宅障害児・者等実態調査）（https://www.mhlw.go.jp/toukei/list/seikatsu_chousa_r04.html）
6. 厚生労働省エイズ動向委員会：令和 4（2022）年エイズ発生動向―概要（https://api-net.jfap.or.jp/status/japan/data/2022/nenpo）
7. 厚生労働省感染症対策課：次期エイズ予防指針の改正に向けた検討について（令和 6 年 6 月 18 日）（https://www.mhlw.go.jp/content/10906000/001264941.pdf）
8. 日本エイズ学会 HIV 感染症治療委員会：HIV 感染症治療の手引き」第 27 版（2023 年 12 月）（https://www.hivjp.org/）

参考文献

1. Salk JE et al．（1953）. Studies in human subjects on active immunization against poliomyelitis. I.

A preliminary report of experoemnts in progress. *JAMA* **151**：1081-1098.

2. Sabin AB.（1957). Present status of attenuated live-virus poliomyelitis vaccine. *Bull NY Acad Med* **33**（1）：17-39.

3. 厚生労働省：生活保護・福祉一般（https://www.mhlw.go.jp/stf/seisakunitsuite/bunya/hukushi_kaigo/seikatsuhogo/）

4. 厚生労働省：社会福祉士の登録者数の推移（https://www.mhlw.go.jp/stf/seisakunitsuite/bunya/hukushi_kaigo/seikatsuhogo/shakai-kaigo-fukushi1/shakai-kaigo-fukushi3.html）

5. 内閣府：障害者の全体的状況（https://www8.cao.go.jp/shougai/whitepaper/h30hakusho/zenbun/siryo_02.html）

6. 総務省行政評価局：発達障害者支援に関する行政評価・監視（https://www.soumu.go.jp/main_content/000458776.pdf）

障害の階層とアプローチ

> 学習の目標
> 1. WHOの3つのファミリーにはどんなものがあるか.
> 2. ICD, ICIDH, ICFは何の略語か.
> 3. ICIDHにおける機能障害, 能力低下, 社会的不利にはどのような障害があるか.
> 4. 社会資源とは何か.
> 5. 病気と障害の相違は何か.

1 WHOの3つのファミリー

WHOには疾病（International Classification of Diseases：ICD）, 生活機能（International Classification of Functioning, Disability and Health：ICF. 正式には生活機能・障害・健康の国際分類であり, 1980年国際障害分類ICIDHの後継分類で2001年に採択された）, 医療行為（International Classification of Health Intervention：ICHI, 1980年）の3つの国際分類がある（図3-1）.

1）ICD-11

国際疾病分類の第1版ICD-1は1900（明治33）年まで遡る. 改訂を重ね, これまで使われてきたICD-10は1990～2019年まで使われてきたが, 2019年からICD-11に徐々に切り替わってきており, 5つの新たな章が新設された. 第4章には免疫系の疾患（免疫不全症のほかに自己免疫疾患やアレルギー性疾患）, 第7章には睡眠・覚醒障害（不眠症, 過眠症, 睡眠時無呼吸症候群, むずむず脚症候群, 睡眠時遊行症, 睡眠時驚愕症など）, 第17章には性保健健康関連の病態（精神疾患の中に入っていた性同一性障害はこの中に

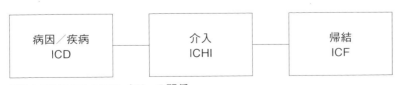

図3-1 WHOの3つのファミリーの関係

入っている），第26章には伝統医学（漢方医学）の病態（鍼灸医学で学ぶ章はこの中に入っている），第V章には生活機能評価に関する補助セクションなどが加わっており，従来ICFのWHODAS 2.0はICD-11の中に入っている．また，脳卒中はICD-10では第9章循環器系の疾患であったのに対し，ICD-11では第8章神経系の疾患に変更されている．その他に，ICD-11の特徴は，①これまでの医学や科学の新しい知見が取り入れられている，②電子環境での活用を前提としたシステムツールの提供，③病名コードだけでなく，疾患概念を含めた情報体系になっている，④疾患概念，病名，死亡診断名が全世界で統一されている，⑤統計内容が正確で，世界のどこでも比較ができることである．

2）ICHI

医療行為の内科・外科医療行為のほか，精神保健，看護，公衆衛生などにおける介入も含んでいる．①身体各部位への介入（治療，検査，リハビリテーションなど），②対人関係や社会生活への介入，③自然環境への介入（政策評価立案など），④食行動への介入，⑤アルコール摂取行動への介入などから構成されている．コード分類は1万以上にも及んでおり，いまだ収拾がつかない状況である．その意義は，分類のない国に提供し，分類をもっている国に対しては足りない部分を提供することになる．

3）ICIDH

ICFについては後述するが，まず生物学医学的な観点からのICIDHとそのアプローチを理解する必要がある．WHOは1975年，ICD-9の改訂会議のときに，疾病に伴ういわゆる障害について付け加える必要があると決議した．従来のICDでは疾病は，〔病因（etiology）→病理（pathology）→病気の発現（manifestations）〕という図式で捉えていた．まず原因となる病因があり，これによって臓器に病的組織が形成され，これに基づいた症状が出現し，発病することになる．したがって，病因をまず解明し，それに対する治療アプローチがあり，これは根治的な考え方であった．今日では，多くの感染症を制圧し，外科的技術，放射線療法，抗がん剤，免疫療法の進歩などによって，悪性腫瘍に対する勝利も目前に迫っている．しかし，延命に成功した医学・医療の次の課題は，加齢とともに出現する認知症や変形性関節症などの変性疾患であり，これと共存する「生活上の困難，不自由，不利益」である障害の克服，である．

1980年に『国際障害分類（International Classification of Impairments, Disabilities, and Handicaps：ICIDH）』が公刊された．これ以降ICIDHは，医療，保健，福祉，行政に多大な影響を及ぼした．ICIDHでは，〔病気（disease）→機能・形態障害（impairment）→能力低下（disability）→社会的不利（handicap）〕の図式によって障害の階層性を示し（図3-2，表3-1），さらにそれぞれに対するアプローチを明確にした．

図3-2にも示しているように，病気自体から社会的不利が生じることもある．たとえばヒト免疫不全ウイルス（HIV）によって，性感染症の1つである後天性免疫不全症候群（AIDS）が生じる．感染力は強くないが，罹患していることがわかると偏見で差別されることがある（図3-3）．日本では血友病患者に治療のために行った非加熱性血液製剤の注射によって，AIDSが発生した不幸な薬害事件があった．また形態障害によっても社会的不利を招来することもある（図3-4）．

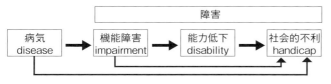

図3-2 ICIDHによる障害の階層性
WHOの定義したICIDHは上段の障害の部分だけである．切断や醜形変形による機能障害から社会的不利を生じることもある．また疾患による機能障害の中には安静臥床に伴う弊害である廃用症候群もある．さらにAIDSなど性感染症などの疾患によっても社会的不利が生じることもある．

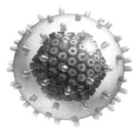

図3-3 HIV：病気から社会的不利へ
性感染症(sexually transmitted diseases：STD)，てんかんなどの病気があると，偏見のために社会的不利を招来することがある．HIVはエンベロープをもつRNAウイルスでレトロウイルス科に属している．HIV-1とHIV-2の2つが存在する．

表3-1 ICIDHの具体的内容

機能障害	能力低下	社会的不利
	コミュニケーション	オリエンテーション
言語	話すこと	他人との関係構築
聴覚	聴くこと	
視覚	見ること	
骨格	ADL	身体的自立
	整容動作	社会参加
	排泄動作	就学／就労（作業）
	衣服着脱	
	食事	
	座る	
	歩行	移動
心理的	行動	社会的統合／幸福
内臓	ADL	経済的自立
知的	認識	価値観の追求／確立

（WHO1980年一部改変）

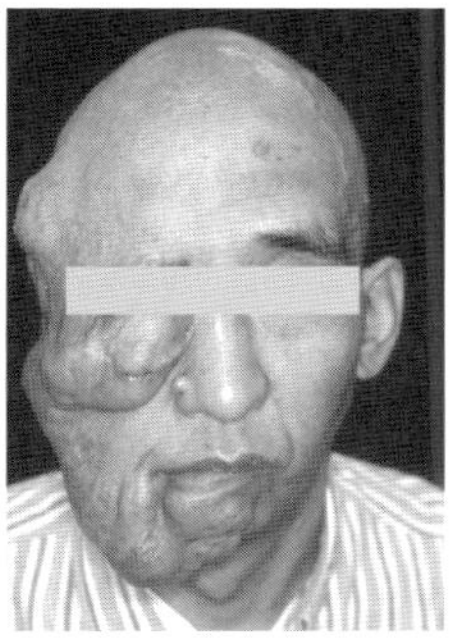

図3-4 形態障害から社会的不利へ
形態障害によって社会的に偏見が生じることもある．神経膠腫症（neurofibromatosis）による変形である．

　従来の疾病分類ICDの生物医学的アプローチと異なり，ICIDHでは，まず安静臥床に伴う弊害である廃用症候群を含めて機能障害を予防し，あるいは軽減することに重点を置いている．さらに機能障害の改善に限界があっても，代償的手段（切断に対する義足，片麻痺に対する利き手交換や下肢装具など）によって能力低下を改善し，ADLを自立することも可能であり，さらに環境障壁（バリアー）や偏見の排除，社会的制度を改善することによって社会的不利を克服し，よりよいQOLを実現することもできる．そうした医学・医療の方向性をICIDHは提示した（図3-5）．
　功罪はともかく，機能障害を「臓器・器官レベルでの変異」，能力低下を「日常生活レベルでの制限」，社会的不利を「社会参加レベルでの制約」と定義し，障害の階層性を明確にしたのである（図3-2）．

2 ICIDHからICFへ

　WHOは2001年，国際障害分類改訂版として国際生活機能分類（International Classification of Functioning, Disability and Health：ICF）を総会で承認した（図3-6）．ICIDHが病気の帰結である生活機能の障害分類であったのに対して，改訂版は「生活機能，障害，健康

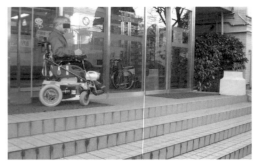
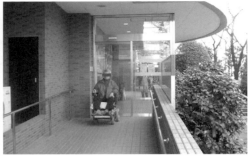

図3-5 社会的不利へのアプローチ
玄関に階段があると車椅子は使えない．スロープを設けて車椅子で移動ができるようにした．物理的環境障壁の撤廃のほかに，心の障壁である偏見をなくしたり，社会制度を改善したりすることである．これには教育，法的，福祉的アプローチによる環境整備が必要で，これをバリアフリーと呼んでいる．

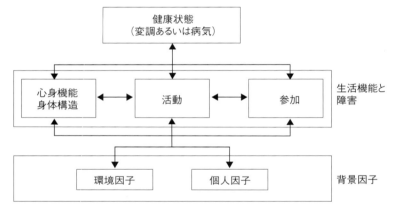

図3-6 ICFの健常状態と生活機能と背景因子
健康は生活機能と背景因子から構成されている．病気（変調，疾患）は障害と背景因子の相互作用によって成り立っている．

の国際分類」というタイトルで健康状態に関連する生活機能と障害を取り扱っている．

　大きく異なる点は，健康状態を定義していることである．プラスの健康面を強調し，マイナスの障害面を出していない点である．生活機能（functioning）は，身体レベル〔心身機能・身体構造（body function & structure）〕，個人レベル〔活動性（activity）〕，社会レベル〔社会への参加（participation）〕から構成されている．さらに健康状態には背景因子があり，この中には環境因子（environmental factors）と個人因子（personal factors）がある．生活機能否定的側面が障害であり，それぞれ機能障害，活動制限，参加制約である[1]．

　医学・医療では，障害者の個人的な機能や形態の障害（マイナスの面）を対象として，これを予防軽減することが重要な目標であることから，改訂版ICFよりICIDHを用いたほうが治療対象は明確になる．なおICFでは，健康との関連において以下のように定義

している.

- ・心身機能とは，身体系の生理的機能（心理的機能を含む）である.
- ・身体構造とは，器官・肢体とその構成部分などの身体の解剖学的部分である.
- ・機能障害（構造障害を含む）とは，著しい変異や喪失などといった心身機能または身体構造上の問題である.
- ・活動とは，生活上の課題や行為の個人による遂行のことである．能力（できる活動），実行状況（している活動）の2つの面で捉えている.
- ・参加とは，生活・人生場面へのかかわりのことである.
- ・活動制限とは，個人が活動を行うときに生じる難しさのことである.
- ・参加制約とは，個人が何らかの生活・人生場面にかかわるときに経験する難しさのことである.
- ・環境因子とは，人々が生活し，人生を送っている物理的な環境や社会的環境，人々の社会的な態度による環境を構成する因子のことである.

➡MEMO 3-1：健康の定義

　世界保健機関（WHO）は1948年設立時に，WHO憲章の前文に健康の定義を掲げている. ── Health is a state of complete physical, mental and social well-being and not merely the absence of disease or infirmity.（健康とは，身体的・精神的・社会的に完全に良好な状態であり，単に病気あるいは虚弱でないことではない）

3 ｜ICFの分類項目

　ICFは第1レベルとして「心身機能」「身体構造」「活動と参加」および「環境因子」の4つに分類し（表3-2），1,443項目から構成されている．「活動」と「参加」とを区別することは国際的に多様性があり困難であることから，とりあえず生活領域（life domain）として「活動と参加」で一本化されている．各項目は第1レベル（大分類，章の区分）の分類から第4レベルまで詳細に分類されている．通常第2レベルまでの簡略（短縮）分類で十分である（巻末のICFの分類項目を参照）.

　リハビリテーション効果や老年医学などの評価など，必要に応じて，詳細な第4レベルまで完全分類している．なお第4レベル分類は心身機能と身体構造のみである.

　すべての項目はアルファベットと数字のコードで対応している.

1)コード分類

1. アルファベットの対応

　bは心身機能（body functions），sは身体構造（body structures），eは環境（environment）を表し，活動（activity）と参加（participation）の分類では，dは生活領域（life domain）である．ただし活動と参加については一本化されているが，活動と参加を個別

表3-2 ICF第1レベルの4つの項目と内容

身体	
心身機能	身体構造
1. 精神機能	1. 神経系の構造
2. 感覚機能と痛み	2. 目・耳および関連部位の構造
3. 音声と発話の機能	3. 音声と発話に関わる構造
4. 心血管系・血液系・免疫系・呼吸器系の機能	4. 心血管系・免疫系・呼吸器系の構造
5. 消化器系・代謝系・内分泌系の機能	5. 消化器系・代謝系・内分泌系に関連した構造
6. 尿路・性・生殖の機能	6. 尿路性器系および生殖系に関連した構造
7. 神経筋骨格と運動に関連する機能	7. 運動に関連した構造
8. 皮膚および関連する構造の機能	8. 皮膚および関連部位の構造
活動と参加	
1. 学習と知識の応用	
2. 一般的な課題と要求	
3. コミュニケーション	
4. 運動・移動	
5. セルフケア	
6. 家庭生活	
7. 対人関係	
8. 主要な生活領域	
9. コミュニティライフ・社会生活・市民生活	
環境因子	
1. 生産品と用具	
2. 自然環境と人間がもたらした環境変化	
3. 支援と関係	
4. 態度	
5. サービス・制度・政策	

にaとpとして使うこともできる.

2. 数字の対応

　数字のコードは最初の1桁目が第1レベルで,次の2桁は第2レベルの分類である.分類項目が多いために2桁を使っている.

　たとえば,「腰痛」の分類は,第1レベルの分類は心身機能でbになり,第2レベルで,第2章の感覚機能と痛み(sensory function and pain)に属する〔【痛み(pain)】はb280-b289の中に入る〕.さらに第3レベルでは,全身的な痛み,身体の局所的な痛み,あるいは複数部位の痛みなどを同定するために4桁目が加わりb2801となる.ちなみに全般的な痛みの場合はb2800である.第4レベルでは具体的な痛みの部位を同定するために5桁目が必要となる.b28013が,体幹の痛みや腰痛を表すことになる.

2)評価点

1. 身体機能

　健康レベルの「評価点(qualifier)」があり,これは問題の重大さであり,重症度である.小数点あるいは分離点以下の数字で表す.腰痛が重度であれば,b28013.3となり小数点以下1桁目の3がつく(表3-3).b28013が分類コードになり,「.」は小数点あるいは分離点で,これ以下の3は評価点になる.

第3章　障害の階層とアプローチ

表3-3　ICFにおける第1, 2評価点

構成要素	第1評価点	第2評価点
心身機能 (b)	機能障害の程度や大きさを示す. 例：b167.3 は，言語に関する精神機能の重度の機能障害を意味する.	なし
身体構造 (s)	構造障害の程度や大きさを示す. 例：s730.3 は，上肢の重度な構造障害を意味する.	各々の身体構造の変化の性状を示すために用いられる. 0 構造に変化なし 1 全欠損 2 部分的欠損 3 付加的な部分 4 異常な大きさ 5 不連続 6 位置の変異 7 構造上の質的変化（液の貯留を含む） 8 詳細不明 9 非該当 例：s730.32 は上肢の部分的な欠損を表す.
活動と参加 (d)	実行状況： その人の現在の環境における問題. 例：d5101.1_ は，その人の現在の環境において利用可能な福祉用具を使用して，全身入浴に軽度の困難があることを意味する.	能力： 介助なしでの制限. 例：d5101._2 は，全身入浴に中等度の困難がある．これは福祉用具の使用または人的支援がない場合に中等度の活動制限があることを意味する.
環境因子 (e)	阻害因子と促進因子とのそれぞれの程度を示す，否定的スケールと肯定的スケールとからなる. 例：e130.2 は，教育用の生産品と用具が中等度の阻害因子であることを意味する．逆に，e130+2 は教育用の生産品と用具が中等度の促進因子であることを意味する.	なし

2. 身体構造

　小数点以下1桁目が重症度，小数点以下2桁目に第2評価点として構造変形の性状を，3桁目に第3評価点として部位を表示している．先天性右股関節脱臼を例にとると，s75001.361 の表示では，小数点1桁目の3は重度（severe impairment）を示し，小数点2桁目の6は肢位偏位（deviating position）であり，第3桁目の1は右側を表している.

3. 活動と参加

　dの項目では，小数点以下1桁目が介助や補装具などを使った「実行（performance）」状況の困難度であり，小数点以下2桁目が介助や補装具のない状況での「能力（capacity）」レベルでの制限状況である．さらに小数点以下3桁目は介助による「能力」評価点であり，小数点以下4桁目に，介助のない状況での「実行」評価点をオプションとして付けることもある.

4. 環境因子

　eの項目に関する評価点では，少数点あるいは分離点以下の1桁は−（マイナス）記号を付けないが否定的，阻害因子を表している．なお「0」は阻害因子なしである．肯定的，促進因子の場合は，小数点の代わりに＋（プラス）にして＋1，＋2などと記載する.

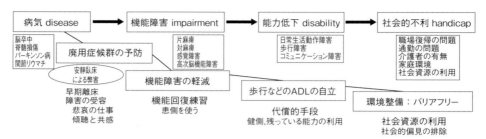

図3-7 障害へのアプローチ

表3-4 障害の階層とアプローチ

	障害の階層			
障害のレベル	心理的レベル=個人因子	臓器レベル=身体機能	個人レベル=活動	社会的レベル=参加，環境因子
障害の要素	心理/体験	機能・形態	能力/活動	役割/参加
障害の内容	喪失体験	機能障害	能力低下（活動制限）	社会的不利（参加制約）
背景因子	患者/障害者の心身		日常生活	環境
評価項目	うつ症状/心理的機制	機能評価	ADL	QOL
アプローチ	悲哀の仕事：傾聴と共感	障害の軽減と予防	代償的手段，残存機能の利用	バリアフリー，社会資源の利用
職種	Dr，Ns，心理士，ST，OT，PT，MSW，介護福祉士，ケアマネジャー，社会福祉士，鍼灸師，柔道整復師			

4 障害へのアプローチ

　障害者に対するリハビリテーションは，ICIDHでは機能障害，能力低下，社会的不利，ICFでは機能障害，活動制限，参加制約になり，この3つのレベルに対するアプローチを行うが，それ以前の問題が2つある．

　1つは，安静臥床に伴う弊害である廃用症候群の予防である．二次的機能障害である無気肺，下肢血栓症，関節拘縮などは"予防に勝る治療法はない"．もう1つは，心理的な不安，苦悩，うつ状態に陥っている障害者に対するアプローチであり，障害の受容過程である（図3-7，表3-4）．これがなければ障害者は積極的にリハビリテーションに立ち向かうことはできない．具体的な心理的アプローチおよび廃用症候群については，**第5章「リハビリテーション治療学」**で記述する．

1）心理的アプローチ

　心理的レベルはICFでは個人因子であり，障害内容は「喪失体験」であり，具体的には障害に伴う不安，苦悩，うつ状態である．心理的防衛機制を評価し，障害者自身の「悲哀の仕事*」にアプローチする．支援者には「傾聴と共感」が必要である．

2）機能障害

　病気に伴う臓器レベルの障害である．脳卒中では脳の損傷に伴う片麻痺，感覚障害，構

---

* 喪失した対象との関係を断念しながら主体性を回復していく作業．

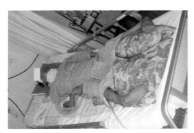

図3-8 長期安静臥床による関節拘縮

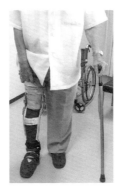

図3-9 右片麻痺に対するアプローチ
右片麻痺に対して，機能障害レベルでは患側上下肢を使い運動や日常生活動作の練習を行い，さらに活動制限レベルでは，膝伸筋の大腿四頭筋が弱いために膝を固定している長下肢装具とT字杖で歩行練習を行っている．実用的移動には車椅子を使っている．

音障害，失語症などがある．医学的リハビリテーションによって機能障害を軽減する必要がある．

疾病に伴う一次的機能障害のほかに，疾病による安静臥床の弊害が二次的機能障害で廃用症候群がある．各臓器レベルの機能評価を行う（図3-8）．

3）活動制限

機能障害の結果として生じる日常生活における活動制限である．脳卒中では日常生活動作（ADL）の障害，歩行障害，コミュニケーション障害などがある．活動制限の評価項目はADLの自立度であり，アプローチは代償的である．すなわち非麻痺側強化，片手動作でADLを行う，装具や義肢を使う，などである（図3-9）．

4）参加制約

機能障害や活動制限と密接に関連して社会参加制約が生じる．脳卒中では「就業や復職が難しい」「経済的困窮」「自宅から外出できない」「デパートへ買い物に行けない」などがある．参加制約に対して，社会資源の利用，物理的環境整備（バリアフリー：障壁解消），社会的制度に対する法的改善などが検討される（図3-5）．さらに偏見に対しては教育などが必要である．

5 ICFによるアプローチ

従来のICIDHの生物医学的モデルの障害階層に従うと，「私がデパートに買い物に行けないのは（社会的不利），脳卒中による片麻痺があり（機能障害），車椅子での移動のためである（能力低下）」と解釈しかねない．しかし図3-6の矢印の双方向性のあるICFによると，「私がデパートに買い物に行けない，積極的に行きたいと思わないのは（参加制約），道路に段差があり，介助者がいないために（環境因子：支援とサービス），車椅子での移動ができないためであり（活動制限：移動），他の買い物客が嫌な顔をするからです（環境因子：態度）．」と心理社会的モデルとして捉えることになる．物理的および心のバリアを排除して，共生社会の実現，自己決定権を尊重することにつながっている．

表3-5 病気と障害のパラダイムの相違

	病気	障害
アプローチ	薬物，外科的	廃用症候群の予防，障害の軽減
心理的リハビリ	＋	＋＋
治療主体	医師，看護師	障害者，家族，リハ医，PT，OT，ST など
アプローチ	集学的	協業的，チームアプローチ
目標	病気の治癒	ADL 自立，職業復帰，よりよい QOL

6 病気と障害の相違

　［病気→機能障害］の過程は，「患者」から「障害者」への役割変更である．急性期医療で求められる役割は「患者」であり，これに対して，慢性期医療に求められる役割は「障害者」である．変わる主体は患者であるが，この過程への適応はきわめて困難である．患者は，疾患や外傷により不可逆的な身体障害などに直面して，これをどう乗り切っていくかという不安や苦悩からうつ状態に陥る．支援者・医療者の立場からは，いかにして「患者」から「障害者」へ役割を変更してもらうかが課題である．つまり障害の受容，悲哀の仕事，動機付けなどの支援を行う心理的リハビリテーションが必要である．

　病気と障害に対するアプローチの決定的な相違は，病気の場合は患者の治療主体は医師であるが，障害の場合は，障害者自身の積極的，能動的なリハビリテーションに対する参加が必要である．障害は病気＝疾病の結果生じた生活上の困難，不自由，不利益であり，失った部分は戻ってこない．残っている能力を使って，新しい生き方をしなければならない．あくまでも主体は障害者自身であり，ここでは医師，訓練士，家族などは支援者である．障害者の多様な要求に対して，リハビリテーション専門職種による協業的（interdisciplinary）なチームアプローチがとられる．障害者の情報を共有し，ゴール設定の場が，全職種によるカンファレンスである．病気に対する目標は病気治癒あるいは症状軽減である．障害では，社会参加あるいはよりよい QOL が目標になる（表3-5）．

参考文献

1.　WHO：ICF（https：//www.who.int/classifications/international-classification-of-functioning-disability-and-health/）

第4章 リハビリテーション評価学

学習の目標

1. ゴールの設定とは何か.
2. 評価会議(カンファレンス)はなぜ必要か.
3. 問題志向型診療録のSOAPの意味は何か.
4. リハビリテーション処方と実施計画書とは何か.
5. インフォームド・コンセントにはどんな内容が含まれているか.
6. クリニカルパスの目標は何か. バリアントとは何か.
7. 医療における個人情報保護法の例外事項には何があるか.
8. 3つの運動面を記述できる.
9. バイタルサインとは何か.
10. JCSについて説明できる.
11. 上位と下位運動ニューロン症候を比べよ.
12. MMT評価法とは何か.
13. Burunnstrom法ステージとは何か.
14. 小脳の機能障害にはどんなものがあるか.
15. 摂食の5相と嚥下の3相にはどんな働きがあるか.
16. 痛みの上行路と下行路の作用を説明できる.
17. 小児の発達スクリーニング検査を2つ挙げよ.
18. 高次脳機能障害にはどんなものがあるか.
19. ADLにはどんな内容が含まれるか.
20. 認知症の中核と周辺症状とは何か.

1 障害の評価

疾患から生じる障害(生活上の困難,不自由,不利益)を評価することが,リハビリテーション医学の最初のステップである.障害の階層性モデル図式では「生活」が中心的な関心事であり,機能障害,活動制限(能力低下),参加制限(社会的不利),環境,心理社会

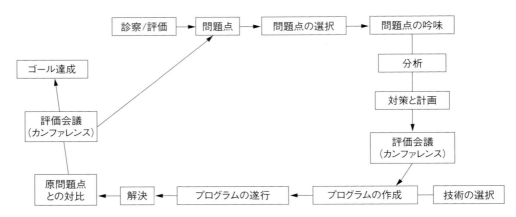

適宜，評価会議（カンファレンス）によって再評価，問題点の分析が行われる．

図4-1 評価とゴール設定

的問題など全人格的な内容が含まれる．治療ゴールは姑息的ケア*による日常生活活動の自立あるいは維持が主要な課題であり，さらに社会参加を含めた生活の質の改善が最終的なゴールになる．

1)ゴール設定

リハビリテーション医学の1つの特徴はゴール（目標）設定である．疾病の病態や障害の特性と程度，患者の年齢，これまでの生活歴，教育歴，家族歴，経済状況，職業歴，家族の中の役割などは，患者あるいは障害者で異なっていることから，各自の具体的なゴールもまた，当然異なっている．

リハビリテーションにおける「治療」は，診断や評価に基づいた問題点の発見から始まる．この問題点の吟味や分析を行って治療計画を立てる．このときにゴール設定が必要であり，そのゴールに向かって治療プログラムが実施される．ゴールは遂行可能なレベルを設定することが大切である．チーム内の各職種で障害の程度や原因の評価が行われ，短期ゴール設定を経て，プログラムが遂行される．評価会議（カンファレンス）によって，再評価や問題点の分析が繰り返され，長期ゴールの達成を目指すことになる（図4-1）．

リハビリテーションでは患者自身が主体的にプログラムに参加することが重要である．さらに理学療法士，作業療法士，言語聴覚士，看護師など種々の職種の人々が協業的に特定のゴールに向かっていくという目的指向性のあるチームアプローチでプログラムが遂行される．

2)障害評価の目的

リハビリテーション医学における障害評価とは，生物学的医学による「病気」の診断に必要な症状と徴候に対するものであり，「病人」や「障害者」を診て，その日常生活における障害の評価を行うものである．障害の3つのレベルにおける評価の目的には，①障害原因の検討，②障害程度の判定，③ゴール設定，④治療方法の検討，⑤治療効果の判定，などがある．

---

* 疾患の根本的治療ではなく，機能障害や能力低下の軽減，苦痛の軽減，当人が置かれた環境の改善などを目指すケア．

3)病歴による障害評価

病歴を適切に聴取し，障害に関連する情報を獲得することによって，ある程度障害評価ができる（表4-1）．さらに身体所見やADLテストによって障害を実証する．また，誰から病歴を聞いたか記載する必要がある．患者本人のコミュニケーション機能や精神機能に問題がある場合，配偶者や子どもなど介助者から聴取することもあるからである．

表4-1 病歴による障害評価の内容

主訴	内容によって障害存在のヒントを与える
現病歴	ADLの障害の程度を決定する
社会歴／環境因子	家族構成，心理・環境因子の評価
既往歴	残存能力の評価
系統的レビュー	既往と現在の問題点の確認

1. 主訴

受診理由や主訴は，健康や平穏な生活が脅かされたことから生じる．患者あるいは家族に，①不安，②不快，③機能障害や日常生活動作（ADL）の障害が生じていることになる．特に機能やADLの障害に関する主訴は，慢性疾患に最も多い．「歩けない」，「手が使えない」などの機能・能力障害を生じる疾患群では，筋骨格系，神経系，心肺系の異常がほとんどを占めている．

2. 現病歴

身体機能の中で，身の回り動作，移動動作など，ADLが自立しているかどうかを尋ねる．ADLは，関節可動域，筋力，筋の随意性，心肺機能などが加算された総合能力である．障害程度は，他人からの介助の程度によって評価する．①自立（杖，自助具，装具を使うことで自立できる場合もある），②監視（付き添いからの助言によって，間違いや省略動作を修正できる），③一部介助，④全介助，に分けられる．

ADLの中には食事，整容，更衣，トイレ，入浴などの身の回り動作（self-care），移動動作などの項目があり，これらの自立度を尋ねる．失禁，認知症の有無はADLの自立と関連しており，これを付け加える．

さらに生活関連動作（Instrumental ADL：IADLあるいはactivities parallel to daily living：APDL）がある．個人生活と社会生活との中間に位置した活動であり，家事，洗濯，買い物，金銭管理，服薬などである．

3. 社会・生活歴

教育歴，職業歴とその内容，収入などによる経済状態，生活態度，休日の過ごし方，趣味，運動習慣などがある．家族構成や住宅環境は，ADL，社会参加の観点から重要なので独立させ記載する．慢性疾患や身体障害をもってどのように生活してきたかという内容は，人格やストレスに耐える能力など心理的側面をもっている．

社会資源の利用項目として，どのような地域福祉サービスを受けているか，まだ受けていないかをチェックする．このなかには，通所リハビリ（デイケア），通所介護（デイサービス），訪問看護，入浴，食事サービスがある．また，補装具，車椅子，ベッドなど福祉機器なども含まれる．

なお2001年，ICIDHの改訂版として採択されたICF（国際生活機能分類）は，「生活機能と障害」と「背景因子」の2つの部分からなり，さらにそれぞれの構成要素がある．

背景因子は環境因子と個人因子から構成されている．生活歴は ICF の個人因子の大きな部分を占めている．

4．環境因子

①家族環境

病気や障害によって，患者の家族は互いに歩み寄ってそれを解決しようとする．障害者の ADL に介助が必要になったり，収入がなくなったりすると，家族にとっては，全員の人生や生活がその事態に適応を余儀なくされる．場合によっては家庭崩壊につながりかねないことから，さらに社会問題化する．

家族構成とその安定性，経済状態，家庭における患者の役割などの情報，別居する家族の協力体制などの情報は大切である．患者に関する重要なことがらの決定権をもっている人を，鍵を握るという意味でキーパーソン（key person）と呼んでおり，配偶者や長男のことが多い．

②生活環境

ADL の能力は環境因子が大きく影響することから，家屋の玄関に段差があるか，居室までに障害物があるか，階段がある場合は手すりの存在，角度や段数，また床が滑る状態か，トイレが和式か洋式か，浴室構造や浴槽（埋め込み式か，高さはどのくらいか）などの情報も必要である．

さらに周辺の土地環境，交通事情，近隣との対人関係，デイケア施設，介護保険，福祉事務所，保健所などの社会資源の活用の可能性を知っておくとよい．

5．既往歴

既往歴の中には，併存あるいは合併疾患や服薬状況のほかに，病前状態がどのようであったか（寝たきりであったのか，ADL は自立していたのか）を必ず確認する．服薬内容は高齢者では多剤投与による副作用に留意する必要がある．リハビリテーションの介入による効果は，ずっと以前に失われた機能より，最近になって失われた機能（障害）に対して，より大きい．機能予後は新しい障害に規定されることが多いことから，病前の機能を含めた，既往疾患の慢性度や治療による改善度についての情報は不可欠である．

6．系統的レビュー

病歴聴取の終わりに系統的レビューを行う．この目的は，既往疾患や現在の問題点がどこにあるかを確認する内容である．これによって逆に病歴聴取に見落としがないかどうかを再確認できる（表 4-2）．

4）問題志向型診療録

診療録（独：Karte カルテ，英：medical record）は，医療に関してその診療経過などを記録したものである．かつて医学用語はドイツ語で書かれていたが，現在では英語が主流になっている．

Lawrence Weed によって考案されたのが問題志向型システム（problem-oriented system：POS）あるいは問題志向型診療録（problem-oriented medical record：POMR）と呼ばれている診療録の記録法である[1,2]．患者のもっている医療上の問題点に焦点を合わせ，最適なケアを提供するための作業システムである．まず問題点のリストを作成し，

表4-2 系統的レビュー

1	症状の起始，経過	一過性か，緩徐か急速進行性か？
2	既往歴	治療歴，投薬歴，病前 ADL
3	併存疾患	高血圧，糖尿病，脂質異常症，心疾患，呼吸器疾患，肝・腎疾患，貧血 関節症などの有痛性病変，うつ病などの精神疾患，知的機能低下など
4	家族歴	配偶者や同居人などの有無・健康状態，キーパーソンは誰か？
5	生活歴	生育歴，学歴，職業歴，経済状況，趣味，嗜好品（喫煙・飲酒）
6	生活環境	住居（持ち家？借家？一戸建て？マンション？和式トイレ？洋式トイレ？） 風呂は半埋め込み？据え置き？自宅周囲の環境は？

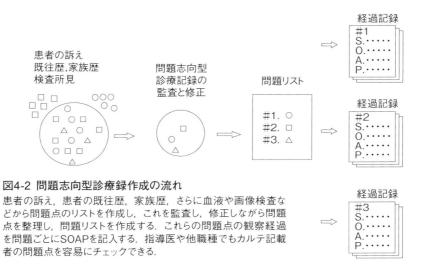

図4-2 問題志向型診療録作成の流れ
患者の訴え，患者の既往歴，家族歴，さらに血液や画像検査などから問題点のリストを作成し，これを監査し，修正しながら問題点を整理し，問題リストを作成する．これらの問題点の観察経過を問題ごとにSOAPを記入する．指導医や他職種でもカルテ記載者の問題点を容易にチェックできる．

これを監査して，診療記録を修正していくことによって，より適切なケアを提供するものである．
　その本質的内容はそれぞれの問題点の経過記録である（図4-2）[3]．ここでは① Subjective, ② Objective, ③ Assessment, ④ Plan の順序（SOAP）で記載する．
① Subjective：患者の訴える主観的な内容＝情報
② Objective：医者あるいは看護師，療法士が観察した客観的な情報
③ Assessment：SとOから導き出された評価あるいは診断
④ Plan：Aに基づいた問題に対する今後の計画であり，治療法
　医師や看護師，療法士が行動を決定するとき，意志決定（decision making）がどのような流れによったかをたどることが可能であり，どこに間違いがあったかについて監査が容易である．教育的側面からは，SOAPのどの部分で過ちがあったのかの監査チェックが可能であり，さらに適切なA（＝評価）やP（＝計画）の修正が可能である．
　学際的なチーム医療を行う際には，各職種間で問題点を共有し，これを監査しながら，適切なケアを実現していかなければならない．そのためにはPOMRやSOAPによる記録

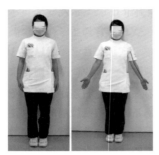

図4-3 基本肢位と解剖学的肢位

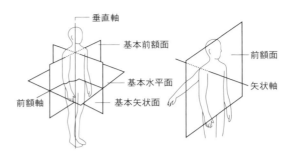

図4-4 3つの基本面と運動軸

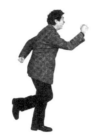

図4-5 姿勢あるいは肢位の記載

表4-3 図4-5の肢位の記載

	右	左
肩関節	45°屈曲位	15°伸展位
	内旋／外旋 0°	内旋／外旋 0°
	内転／外転 0°	内転／外転 0°
肘関節	60°屈曲	30°屈曲
前腕	回内／回外 0°	回内／回外 0°
股関節	屈曲 30°	屈曲 5〜10°
膝関節	屈曲 90°	屈曲 15°
足関節	背屈／底屈 0°	背屈／底屈 0°

2) 運動の記載

図4-5は，NHKラジオ英会話の遠山顕先生のイラストである．運動あるいは肢位を矢状断での二次元的に表している．右肩は「60°前挙（屈曲）」，肘は「45°屈曲」，前腕は「中間位（0°）」，手指は「屈曲位」，右股関節は「30°屈曲」，膝「90°屈曲」，足関節「0°背屈」などと，肢位を記載する（表4-3）．

3) 関節運動と関節可動域測定法

各種の関節における可動域（range of motion：ROM）制限はADLに障害を及ぼす．肩の可動域制限によってリーチが障害され，手関節や手指の関節可動域が制限された場合，物をつかんで保持する把持動作，食事や整容動作も障害される．股，膝，あるいは足関節の可動域制限で歩行障害が生じる．ROMの測定は，神経疾患や骨関節疾患の障害程度を評価する手段として最も基本的である．日本整形外科学会と日本リハビリテーション医学会は1974年，各関節の基本的肢位をすべて0°として表示する統一的測定方法を定め，それが一般的に使用されている．1995年に一部改訂された．その後2022年にも改訂された．足関節・足部の運動は，従来3つの矢状，水平，前額面の複合運動を大和ことばで「内がえし・外がえし」としていたが，英語圏の定義と同じように「回外・回内」とした．回外は底屈，内転，内がえし（内反）で，回内は背屈，外転，外がえし（外反）である（表4-4 (1)〜(6)）[4-6]．関節可動域が制限されている状態を関節拘縮と呼び，これに対して関節可動域訓練を行うが，予防に勝る治療はない．

第4章　リハビリテーション評価学

表4-4 関節可動域表示ならびに測定法 (1) ～(6)

(1)

Ⅰ. 上肢測定

部位名	運動方向	参考可動域角度	基本軸	移動軸	測定肢位および注意点	参考図
肩甲帯 shoulder gurdle	屈曲 flexion	0-20	両側の肩峰を結ぶ線	頭頂と肩峰を結ぶ線		
	伸展 extension	0-20				
	挙上 elevation	0-20	両側の肩峰を結ぶ線	肩峰と胸骨上縁を結ぶ線	背面から測定する.	
	引き下げ（下制） depression	0-10				
肩 shoulder （肩甲帯 の動きを 含む	屈曲（前方挙上） forward flexion	0-180	肩峰を通る床への垂直線（立位または座位）	上腕骨	前腕は中間位とする. 体幹が動かないように固定する. 脊柱が前後屈しないように注意する.	
	伸展（後方挙上） backward extension	0-50				
	外転（側方挙上） abduction	0-180	肩峰を通る床への垂直線（立位または座位）	上腕骨	体幹の側屈が起こらないように90°以上になったら前腕を回外することを原則とする. ⇒ ［Ⅵ. その他の検査法］ 　　参照	
	内転 abduction	0				
	外旋 external rotation	0～60	肘を通る前額面への垂直線	尺骨	上腕を体幹に接して, 肘関節を前方に90°に屈曲した肢位で行う. 前腕は中間位とする. ⇒ ［Ⅵ. その他の検査法］ 　　参照	
	内旋 internal rotation	0-80				
	水平屈曲 horizontal flexion (horizontal adduction)	0-135	肩峰を通る矢状面への垂直線	上腕骨	肩関節を90°外転位とする.	
	水平伸展 horizontal extension (horizontal abduction)	0-30				
肘 elbow	屈曲 flexion	0-145	上腕骨	橈骨	前腕は回外位とする.	
	伸展 extension	0-5				

表4-4 関節可動域表示ならびに測定法 (1) ～(6)（続き）

(2)

部位名	運動方向	参考可動域角度	基本軸	移動軸	測定肢位および注意点	参考図
前腕 forearm	回内 pronation	0-90	上腕骨	手指を伸展した手掌面	肩の回旋が入らないように肘を90°に屈曲する.	
	回外 supination	0-90				
手 wrist	屈曲（掌屈） flexion (palmar flexion)	0-90	橈骨	第2中手骨	前腕は中間位とする.	
	伸展（背屈） extension (dorsiflexion)	0-70				
	橈屈 radial deviation	0-25	前腕の中央線	第3中手骨	前腕を回内位で行う.	
	尺屈 ulnar deviation	0-55				

Ⅱ. 手指測定

部位名	運動方向	参考可動域角度	基本軸	移動軸	測定肢位および注意点	参考図
母指 thumb	橈側外転 radial abduction	0-60	示指 （橈骨の 延長上）	母指	運動は手掌面とする. 以下の手指の運動は，原則として手指の背側に角度計をあてる.	
	尺側内転 ulnar adduction	0				
	掌側外転 palmar abduction	0-90			運動は手掌面に直角な面とする.	
	掌側内転 palmar adduction	0				
	屈曲（MCP） flexion	0-60	第1中手骨	第1基節骨		
	伸展（MCP） extension	0-10				
	屈曲（IP） flexion	0-80	第1基節骨	第1末節骨		
	伸展（IP） extension	0-10				

第4章　リハビリテーション評価学

表4-4 関節可動域表示ならびに測定法 (1) 〜 (6) (続き)

（3）

部位名	運動方向	参考可動域角度	基本軸	移動軸	測定肢位および注意点	参考図
指 finger	屈曲（MCP） flexion	0-90	第2 — 5 中手骨	第2 — 5 基節骨	⇨［Ⅵ. その他の検査法］参照	
	伸展（MCP） extension	0-45				
	屈曲（PIP） flexion	0-100	第2 — 5 基節骨	第2 — 5 中節骨		
	伸展（PIP） extension	0				
	屈曲（DIP） flexion	0-80	第2 — 5 中節骨	第2 — 5 末節骨	DIP は10°の過伸展をとりうる.	
	伸展（DIP） extension	0				
	外転 abduction		第3 中手骨延長線	第2, 4, 5 指軸	中指の運動は橈側外転, 尺側外転とする. ⇨［Ⅵ. その他の検査法］参照	
	内転 adduction					

Ⅲ. 下肢測定

部位名	運動方向	参考可動域角度	基本軸	移動軸	測定肢位および注意点	参考図
股 hip	屈曲 flexion	0-125	体幹と平行な線	大腿骨 （大転子と大腿骨外顆の中心を結ぶ線）	骨盤と脊柱を十分に固定する. 屈曲は背臥位, 膝屈曲位で行う. 伸展は腹臥位, 膝伸展位で行う.	
	伸展 extension	0-15				
	外転 abduction	0-45	両側の上前腸骨棘を結ぶ線への垂直線	大腿中央線 （上前腸骨棘より膝蓋骨中心を結ぶ線）	背臥位で骨盤を固定する. 下肢は外旋しないようにする. 内転の場合は, 反対側の下肢を屈曲挙上してその下を通して内転させる.	
	内転 adduction	0-20				
	外旋 external rotation	0-45	膝蓋骨より下ろした垂直線	下腿中央線 （膝蓋骨中心より足関節内外果中央を結ぶ線）	背臥位で, 股関節と膝関節を90°屈曲位にして行う. 骨盤の代償を少なくする.	
	内旋 internal rotation	0-45				

57

表4-4 関節可動域表示ならびに測定法（1）～（6）（続き）

（4）

部位名	運動方向	参考可動域角度	基本軸	移動軸	測定肢位および注意点	参考図
膝 knee	屈曲 flexion	0-130	大腿骨	腓骨（腓骨頭と外果を結ぶ線）	屈曲は股関節を屈曲位で行う.	
	伸展 extension	0				
足関節・足部 foot and ankle	外転 abduction	0-10	第2中足骨長軸	第2中足骨長軸	膝関節を屈曲位, 足関節を0度で行なう.	
	内転 adduction	0-20				
	背屈 dorsiflexion	0-20	矢状面における腓骨長軸への垂直線	足底面	膝関節を屈曲位で行なう.	
	底屈 plantarflexion	0-45				
	内がえし inversion	0-30	前額面における下腿軸への垂直線	足底面	膝関節を屈曲位, 足関節を0度で行なう.	
	外がえし eversion	0-20				
1趾, 母趾 great toe, big toe	屈曲（MTP）flexion	0-35	第1中足骨	第1基節骨	以下の1趾, 母趾, 趾の運動は, 原則として趾の背側に角度計をあてる.	
	伸展（MTP）extension	0-60				
	屈曲（IP）flexion	0-60	第1基節骨	第1末節骨		
	伸展（IP）extension	0				
趾 toe, lesser toe	屈曲（MTP）flexion	0-35	第2-5中足骨	第2-5基節骨		
	伸展（MTP）extension	0-40				
	屈曲（PIP）flexion	0-35	第2-5基節骨	第2-5中節骨		
	伸展（PIP）extension	0				
	屈曲（DIP）flexion	0-50	第2-5中節骨	第2-5末節骨		
	屈曲（DIP）flexion	0-50				

第4章　リハビリテーション評価学

表4-4 関節可動域表示ならびに測定法（1）〜（6）（続き）

(5)

| IV. 体幹測定 |

部位名	運動方向		参考可動域角度	基本軸	移動軸	測定肢位および注意点	参考図
頚部 cervical spine	屈曲（前屈） flexion		0-60	肩峰を通る床への垂直線	外耳孔と頭頂を結ぶ線	頭部体幹の側面で行う．原則として腰かけ座位とする．	
	伸展（後屈） extension		0-50				
	回旋 rotation	左回旋	0-60	両側の肩峰を結ぶ線への垂直線	鼻梁と後頭結節を結ぶ線	腰かけ座位で行う．	
		右回旋	0-60				
	側屈 lateral bending	左側屈	0-50	第7頚椎棘突起と第1仙椎の棘突起を結ぶ線	頭頂と第7頚椎棘突起を結ぶ線	体幹の背面で行う．腰かけ座位とする．	
		右側屈	0-50				
胸腰部 thoracic and lumbar spines	屈曲（前屈） flexion		0-45	仙骨後面	第1胸椎棘突起と第5腰椎棘突起を結ぶ線	体幹側面より行う．立位，腰かけ座位または側臥位で行う．股関節の運動が入らないように行う． ⇒［VI. その他の検査法］参照	
	伸展（後屈） extension		0-30				
	回旋 rotation	左回旋	0-40	両側の後上腸骨棘を結ぶ線	両側の肩峰を結ぶ線	座位で骨盤を固定して行う．	
		右回旋	0-40				
	側屈 lateral bending	左側屈	0-50	ヤコビー（Jacoby）線の中点にたてた垂直線	第1胸椎棘突起と第5腰椎棘突起を結ぶ線	体幹の背面で行う．腰かけ座位または立位で行う．	
		右側屈	0-50				

59

表4-4 関節可動域表示ならびに測定法 (1) 〜 (6) (続き)

(6)

V. その他の検査法

部位名	運動方向	参考可動域角度	基本軸	移動軸	測定肢位および注意点	参考図
肩 shoulder (肩甲骨の動きを含む)	外旋 external rotation	0-90	肘を通る前額面への垂直線	尺骨	前腕は中間位とする. 肩関節は90°外転し, かつ肘関節は90°屈曲した肢位で行う.	
	内旋 internal rotation	0-70				
	内転 adduction	0-75	肩峰を通る床への垂直線	上腕骨	20°または45°肩関節屈曲位で行う. 立位で行う.	
母指 thumb	対立 opposition				母指先端と小指基部 (または先端) との距離 (cm) で表示する.	
指 finger	外転 abduction		第3中手骨延長線	2, 4, 5 指軸	中指先端と2, 4, 5指先端との距離 (cm) で表示する.	
	内転 adduction					
	屈曲 flexion				指尖と近位手掌皮線 (proximal palmar crease) または遠位手掌皮線 (distal palmar crease) との距離 (cm) で表示する.	
胸腰部 thoracic and lumbar spines	屈曲 flexion				最大屈曲は, 指先と床との間の距離 (cm) で表示する.	

VI. 顎関節計測

顎関節 temporo-mandibular joint	開口位で上顎の正中線で上歯と下歯の先端との間の距離(cm)で表示する. 左右偏位(lateral deviation)は上顎の正中線を軸として下歯列の動きの距離を左右ともcmで表示する. 参考値は上下第1切歯列対向縁線間の距離5.0cm, 左右偏位は1.0cmである.

表4-5 身体所見

1	バイタルサイン	生命徴候
2	意識・精神状態	意識障害，不穏，せん妄，見当識，認知症，コミュニケーション能力
3	脳神経	眼球運動，構音／嚥下障害，難聴
4	反射	腱反射，表在反射，病的反射
5	運動機能	麻痺，筋力低下，失調，不随意運動
6	感覚機能	表在感覚，深部感覚
7	運動発達	小児の日常生活の運動発達レベル
8	高次脳機能障害	失語症，知的機能，失行・失認
9	運動器の評価	関節腫脹，関節拘縮，四肢短縮，筋力低下，筋萎縮
10	心肺系	心音，呼吸音，脈拍触知
11	膀胱直腸機能	排尿障害，便秘
12	生活習慣病	高血圧，脂質異常症，糖尿病，高尿酸血症，肥満の有無

4 身体所見

表4-6 バイタルサインの内容

心拍数
呼吸数
体温
血圧
意識状態

身体所見は physical findings の訳語で，理学的所見ともいわれている．病歴を聴取し，ある程度障害を把握した後に，診察による身体所見をとる．基本的な内容は，バイタルサイン（vital signs），難聴，認知症，失語症の有無などである（表4-5）．機能予後と関連する心肺系，神経系，筋骨格系を診察する．身体所見は特に障害を確認するもので，①正常な形態や機能からの逸脱，つまり機能障害の有無，②二次的合併症の有無，③残存機能や改善の可能性の評価，が主な目的である．

1) 神経系

中枢神経系と末梢神経系に大別される．中枢神経系は解剖学的に大脳，脳幹-中脳，橋，延髄からなり，さらに小脳，脊髄から構成されている．末梢神経系は体性神経系と自律神経系から構成されている．さらに前者は感覚神経系と運動神経系に分類され，後者は交感神経系と副交感神経系に分けられる．

2) バイタルサイン

バイタルサインとは医療における基本的な内容で生命徴候である．たとえば心臓が動いているか，呼吸をしているか，である．心拍数，呼吸数，体温，血圧などのほかに意識状態も含む（表4-6）．

3) 意識状態

単純な意識障害は，脳炎など大脳皮質，視床を含めた広汎病変，意識中枢の脳幹の器質性病変，あるいは代謝性脳症やてんかんなどの大脳の機能障害によって生じる．機能障害を調べる脳波や器質性病変では CT や MRI などの画像診断が用いられる．

医療現場では，日本昏睡スケール（Japan Coma Scale：JCS）とグラスゴー昏睡スケール（Glasgow Coma Scale：GCS）の2つが用いられている（表4-7，4-8）[7-9]．JCS は分類の方法から「3-3-9度方式」とも呼ばれる．

これに対して複雑な意識障害は，意識狭窄や意識変容に精神症状を伴った状態である．意識混濁が短時間生じるせん妄，内分泌や代謝障害で思考のまとまりを欠いたアメンチア

表4-7 日本昏睡スケール（Japan Coma Scale：JCS）

0	0	意識清明
1	Ⅰ-1	見当識はあるが，意識清明でない
2	Ⅰ-2	失見当識あり
3	Ⅰ-3	自分の名前・生年月日が言えない
10	Ⅱ-1	呼びかけると開眼する
20	Ⅱ-2	大声／身体を揺すると開眼
30	Ⅱ-3	痛みと呼びかけにかろうじて開眼
100	Ⅲ-1	痛み刺激を払いのける
200	Ⅲ-2	痛み刺激で手足を動かし，顔をしかめる
300	Ⅲ-3	痛み刺激に無反応

表4-8 グラスゴー昏睡スケール（Glasgow Coma Scale：GCS）

	開眼 Eye opening：E	発語 Verbal response：V	運動機能 Motor response：M
1	開眼なし	発語なし	運動なし
2	痛みに反応	意味のない発声	痛み刺激に伸展反応
3	呼びかけに反応	発語はあるが会話不成立	痛み刺激に屈曲運動
4	自発的開眼	会話成立するが混乱状態	痛み刺激に回避運動
5		見当識が保たれている	痛み刺激を払いのける
6			指示に従って四肢を動かす

正常は15点満点，深昏睡は3点，点数が少ないほど重症である.
見当識：自分のいる現在の時間，場所の状況をわかっていること.

（思考散乱），意識の狭窄が生じる朦朧状態などがある. また，高齢者では環境変化により誘発される夜間せん妄がみられることがある. アルコール中毒，解離性障害（つらい体験などによる防衛反応として精神機能が一部停止する，カタレプシーと呼ばれる身体硬直，自分を外から眺めているような離人症などがある），てんかんなどにより，朦朧状態が生じる.

4）脳神経

　脳神経は脳幹から12対出ている（表4-9）. 嗅神経や視神経は直接大脳と直結しているが，その他の脳神経は末梢神経系に属している. いずれも特殊感覚受容器や運動機能を司っている. 大脳皮質から脳幹にあるそれぞれの神経核，あるいは脊髄の前角細胞までが上位運動ニューロンであり，脳神経核あるいは前角細胞より末梢部軸索を下位運動ニューロンと定義している（図4-6）. したがって上位運動ニューロンは，大脳皮質の第1次運動野にある運動ニューロンから始まり，錐体路あるいは皮質脊髄路，脳幹の脳神経運動核や脊髄前角細胞が含まれている. 下位運動ニューロンは，前角細胞から始まり，神経根，末梢神経線維，神経筋接合部，脳神経支配運動筋や骨格筋の筋線維までが含まれる. なお脳幹に病変がある場合には，病変同側の脳神経症候が出現し，対側に痙性片麻痺が出現することが多い. これを交代性片麻痺と呼んでいる.

表4-9 脳神経の働き

第1脳神経	嗅神経	嗅覚
第2脳神経	視神経	視覚
第3脳神経	動眼神経	眼球上下運動, 瞳孔反射など
第4脳神経	滑車神経	眼球斜め運動
第5脳神経	三叉神経	顔面・鼻・口・歯の感覚, 咀嚼運動
第6脳神経	外転神経	眼球外側運動
第7脳神経	顔面神経	表情筋運動, 舌前2/3の味覚, 涙腺や唾液腺の分泌
第8脳神経	内耳神経	聴覚, 平衡感覚
第9脳神経	舌咽神経	舌後1/3の感覚・味覚, 唾液腺の分泌
第10脳神経	迷走神経	喉咽頭の感覚・運動, 頸胸腹部の臓器を支配
第11脳神経	副神経	僧帽筋, 胸鎖乳突筋の運動
第12脳神経	舌下神経	舌の運動

5) 反射

1. 腱反射

打腱器（ゴムハンマー）で四肢の筋腱を叩打すると腱反射を誘発できる．上位運動ニューロンの障害では反射は亢進し，下位運動ニューロン障害では低下あるいは消失する．これは筋肉内の腱器官や筋紡錘が叩打によって伸張され，その信号がIa, b線維から脊髄後角を通り，前角細胞に到達し筋腱の過度伸張を回避するために筋が収縮することになる（図4-7）．

2. 病的反射

上位運動ニューロンが侵されていると，正常ではみられない反射が出現する．最も信頼度があり重要なのがバビンスキー（Babinski）反射である．足底をとがった棒で踵から足趾に向かってゆっくりとなぞる刺激を加えることから足底反射とも呼ばれている．母趾が背屈し，開扇現象（ほかの足趾が外側に開く）があると陽性で，上位運動ニューロンあるいは錐体路徴候である．そのほかにホフマン（Hoffmann）反射がある．被検者の中指先端を検者の母指と中指ではさみ母指で弾くと，被検者の母指，その他の手指も屈曲する．手指屈曲反射である．ワルテンベルグ（Wartenberg）反射も同様で，被検者の手指をハンマーで叩打して母指が内転屈曲すると陽性である．

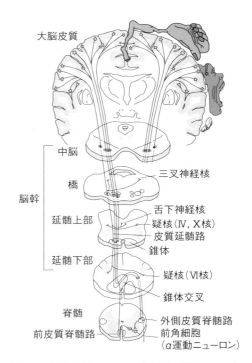

図4-6 上位運動ニューロンと下位運動ニューロン
大脳皮質から随意運動を司る運動ニューロン（大脳皮質にある神経細胞であり，情報を伝達するケーブル線が神経線維あるいは軸索である）には皮質延髄路および皮質脊髄路がある．皮質脊髄路は錐体路と呼ばれており，延髄の錐体交叉で多くの神経線維は対側に交叉し走行している．大脳運動野の地図では，下肢は傍正中部にあり，手はprecentral knobと呼ばれる領域にある．

3. 表在反射

皮膚あるいは粘膜を刺激すると，感覚入力は脊髄後根を介していったん大脳に至り，そこから錐体路を下行して脊髄前角に至り，最終的に反射経路の支配筋が収縮する．健常者で出現するが，表在反射回路が侵されていると低下あるいは消失する．角膜反射（角膜を触ると閉瞼が起こる），咽頭反射〔嚥下反射と絞扼（gag）反射の2種類があり，前者は嚥下咽頭相で，後者は咽頭後壁の接触によって後壁が挙上し，ゲェーとなる〕，腹壁反射（腹壁をピンでこすると，臍が刺激側に偏位する），挙睾筋反射（大腿内側をピンで刺激すると，睾丸が挙上する），肛門反射（肛門周囲を刺激すると，肛門括約筋が収縮する）などがある．

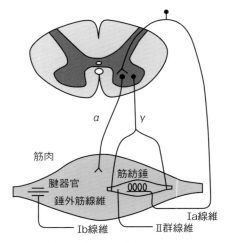

図4-7 前角細胞による筋支配
前角細胞にはα運動細胞とγ運動細胞がある．前者は随意運動を司る錐体路系が影響を及ぼしている．錐体路以外の運動に関する下行路を錐体外路系と呼んでいる．γ運動細胞は錐体外路が影響を及ぼしている．伸張反射では，伸張は筋紡錘で感知され，Ia線維を脊髄内に単シナプス性に伝達され，α運動神経を通り，骨格筋（錘外筋）を収縮させる．

同じ表在反射であるが，病的な錐体路徴候として出現する反射もある．この中には前述のバビンスキー反射がある．さらに腹壁反射では腹壁を支配している肋間神経（上腹部T6〜9，中腹部T9〜11，下腹部T11〜L1）とそれに対応した胸髄節病変および錐体路障害でむしろ消失することから，健側と比べて，消失している側が患側と診断する．

5 運動機能

四肢の随意運動は大脳中心前回の神経細胞の興奮によって運動指令が出て，錐体路（皮質脊髄路）を通り，脊髄前角運動ニューロンに至っている．その他の運動線維は，橋核，赤核，下オリーブ核へ入力している．さらに橋核や下オリーブ核から小脳に入っている．小脳は感覚情報と運動指令を統合し，運動を調節する働きをしている．四肢末梢からの固有感覚入力は大脳皮質に入力されるばかりでなく，意識されることなく脊髄小脳路や脊髄オリーブ路を通じて小脳に入力している．小脳からの出力は，視床，赤核，網様体，前庭神経核へ運動修正シグナルとして出ている（図4-8）．これらの核から赤核脊髄路，網様体脊髄路，前庭脊髄路を介して前角運動ニューロンへ運動指令が伝達されている．随意運動を司る錐体路に対して，これらは錐体外路と呼ばれている．

1）上位運動ニューロン障害

脳血管障害による痙性片麻痺は典型的な錐体路障害である．脳血管障害による片麻痺の運動障害の評価にはブルンストローム（Brunnstrom）ステージが用いられる．痙縮（spasticity 痙性：形容詞として使う）とは速度依存性の筋緊張亢進状態である．関節の他動的屈伸運動時に，最初に抵抗感が強く，あるところまで動かすと次第に抵抗感が減じる

第4章 リハビリテーション評価学

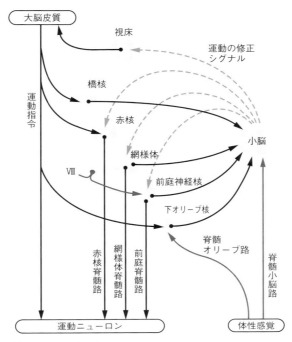

図4-8 小脳の機能
Michael Schunke at al：坂井建雄，河田光博（監訳）「プロメテウス解剖アトラス—頭頸部—第2版」（医学書院）より

表4-10 アッシュワーススケール

グレード	他動的関節可動域と抵抗感
0	筋緊張の増加なし
1	軽度の筋緊張—可動域終わりにわずかな抵抗感がある
1＋	軽度の筋緊張—可動域 1/2 以下でわずかな抵抗感がある．折りたたみナイフ現象を表している
2	全可動域で抵抗感があるが，他動運動は容易である
3	運動が困難なほど抵抗感がある
4	屈曲／伸展位で拘縮状態である

アッシュワース（Ashworth）スケール（1964年）は半定量的な評価法であるが，1987年に Bohannon & Smith がグレード1を2つに分けた6段階の変法を発表している．

特徴があり，これを折りたたみナイフ（clasp-knife）現象と呼んでいる．ブルンストロームはステージ1を弛緩性麻痺として，ステージ2では痙縮出現によって連合運動（associated movement）がみられる．ステージ3では痙縮が最も強くなり共同運動が出現する，としている．ステージ4で分離運動が始まり，ステージ6で分離運動が完成すると定義している（図4-12参照）．これに対して，パーキンソン病などで代表される錐体外路障害における筋緊張亢進状態は，関節の屈伸運動時，最初から最後まで抵抗感がある固縮（rigidity）であり，歯車（cogwheel）様あるいは鉛管（leadpipe）様現象と呼ばれている．

痙縮の評価法
　アッシュワース（Ashworth）スケールは痙縮の程度を，他動的関節可動域における抵抗感で筋緊張の程度を評価するものである（表4-10）[10]．臨床的に簡便であり，バクロフェン

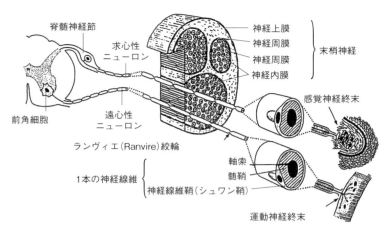

図4-9 末梢神経線維

髄腔内注入を含めた薬物治療，神経ブロック，ボツリヌス毒素などの治療効果の評価に用いられる．痙縮の亢進は，軽度の場合には弱い筋力を代償したり，陽性支持反射によって体重支持を補助したりする．しかしこれ以外は，①運動を制限し，ROMを制限する．②関節変形や拘縮を助長し，痛みの原因になる．③足クローヌスが出現し，ADLの阻害因子となる．

痙縮に対してボツリヌス療法というボツリヌス毒素による治療が主流になっている．作用機序は神経筋接合部でアセチルコリン小胞を神経末端輸送するsnare蛋白を破壊することによって，神経終末部へのアセチルコリン放出を阻害するものである．標的筋に筋注し，3～4週間で筋弛緩性効果が最大となり，効果持続は3カ月ほどである．脳卒中後痙性片麻痺，脳性麻痺痙性対麻痺などのほかに，痙性斜頸，片側顔面痙攣，眼瞼痙攣，斜視，喉頭ジストニアなど適応は広範に及んでいる．

2）下位運動ニューロン障害

前角細胞から出た神経線維は神経根から末梢神経になる．四肢は筋の運動を支配する運動線維（遠心性ニューロン），皮膚の感覚を支配する感覚線維（求心性ニューロン），さらに血管や汗腺などを支配している自律神経線維の3種類で支配されている（図4-9）．1937年にErlangerとGasserは神経線維を軸索の太さによってA，B，Cに分類し，さらに1943年にLloydは求心性線維をローマ数字で表している（表4-11）．線維の太さと伝導速度は相関している．線維直径の大きさは，〔感覚＞運動＞自律神経〕である．感覚線維や運動線維は神経伝導検査で容易に検査が可能である．末梢神経障害はニューロパチー（neuropathy）とも呼ばれている．

糖尿病，腎不全による尿毒症，砒素中毒など全身性に神経線維が侵される場合と，圧迫や外傷によって個別の神経線維が侵される場合がある．また軸索が優位に侵される軸索性ニューロパチーと，髄鞘が優位に侵される脱髄性ニューロパチーに分類することもできる．脱髄の予後は良好である．軸索が侵された症例には，栄養維持が難しい遠位部から求心性

表4-11 末梢神経線維の種類

髄鞘の有無	Erlanger & Gasser の分類	Lloyd の分類	直径（μm）	伝導速度(m/s)	機能
有髄	A α	Ia, Ib	13～22	70～120	触覚，振動覚，腱反射
	A β	Ⅱ	8～13	40～70	触圧覚
	A γ		3～8	15～40	触覚，圧覚，紡錘遠心系
	A δ	Ⅲ	1～4	5～15	温覚，痛覚，圧覚
自律神経（節前有髄，節後無髄）	B		1～3	3～14	節前自律神経
無髄	C	Ⅳ	0.2～1	0.2～2	痛覚，温覚，節後自律神経

（栢森良二：神経伝導検査テキスト．pp63-64，医歯薬出版，2012．より引用）

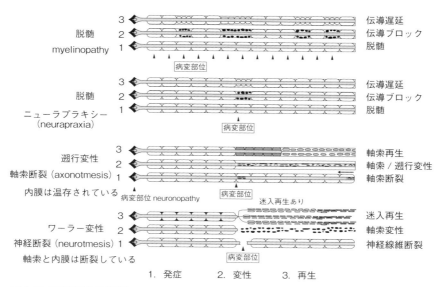

図4-10 神経変性の種類
髄鞘が選択的に侵される脱髄では，神経伝導速度は著明に遅延するが，予後は良好である．これに対して，遡行変性やワーラー変性などの軸索変性では筋萎縮をきたし，神経伝導検査では伝導速度は遅延しないが，複合活動電位は低振幅になる．特にワーラー変性では神経内膜まで侵されるために，ベル麻痺やハント症候群による顔面神経麻痺や分娩麻痺など迷入再生によって支配筋の過誤支配が生じる．

に軸索変性が進行する遡行（dying back）変性と，内膜を含めた神経線維断裂が起こり，その部位から遠心性に変性が進行するワーラー（Waller）変性に分けることができる．セドン（Seddon）分類では脱髄はニューラプラキシー（neurapraxia），遡行変性は軸索断裂（axonotmesis），ワーラー変性は神経断裂（neurotmesis）と一致している（第10章7．「末梢神経障害」参照）．神経線維の内膜まで侵される後者では，再生時に迷入再生が生じて予後は不良である（図4-10）．

3）小脳の機能障害

小脳は運動調節の役割を果たしており，運動の円滑性と統一性を維持している．運動のタイミングと1つの運動から次の運動への急速な切り替えである．運動開始，フィードバッ

表4-12 小脳症候

障害	臨床像
運動失調	酩酊様の大股歩行
運動の分解	巧緻動作障害
構音障害	呂律が回らず，爆発的な断綴性言語
交互反復運動障害	すばやい交互の運動ができない
測定障害	運動範囲をコントロールできない
緊張低下	運動円滑性障害と筋緊張の低下
眼　振	測定過大による眼球運動異常
振　戦	安静時には起こらないが，指鼻試験のように標的に向かって動くときにふるえが強くなる企図振戦である．

ク（feedback）による運動学習，素早い運動のフィードフォワード（feedfoward）などに関与している．小脳病変ばかりでなく，図4-8に示す深部感覚，錐体外路の病変でも小脳障害と同様の症候が出現する．しかし程度の差や異常パターンが異なっている．立位や座位でふらつく体幹失調，歩行はよろめき酩酊歩行と呼ばれている．小脳性構音障害は断綴性である．爆発的で，呂律が回らず音節は不明瞭で聞き取りにくく酔っ払いのような話し方である（表4-12）．錐体外路障害のパーキンソン症候群では安静時振戦が著明であるが，小脳性では企図振戦になる．立位時体幹の動揺テストであるロンベルグ（Romberg）徴候は，深部感覚障害では視覚代償をなくした閉眼によって体幹動揺が生じるために陽性となる．これに対して，小脳性障害では開閉眼に関係なく体幹動揺があるために陰性である．リハビリテーションの原則は，四肢の関節可動域訓練や重錘をつけて運動を行うことによって脊髄小脳路を介して深部感覚入力を増強することである．また運動指令や前庭神経核が介在していることから運動の反復などが有効である．

運動失調

　運動失調は協調運動障害と平衡（バランス）障害を包括する概念である．①小脳性，②深部感覚性，③前庭（あるいは迷路）性に分類されている．さらに大脳病変における正常脳圧水頭症（normal pressure hydrocephalus：NPH）や視空間失認や着衣失行に合併して立位バランスが不良の場合があり，歩行予後と関連していることから，④大脳性を付け加えることができ，これは大脳と小脳を結ぶ神経路病変として症状が出現している．

（1）小脳性運動失調

　立位や座位での平衡障害である体幹失調，四肢の協調運動障害，酩酊歩行など歩行障害が特徴的である．

①体幹失調：起立させると身体が前後や左右に不規則にゆれ動く．不安定さのために患者は両足を左右に広げ，上肢を外転させ平衡を保とうとする．立位保持の可能なものは閉眼によって動揺は多少大きくなるが倒れることはない（ロンベルグ徴候は陰性）．軽症例でも片足起立は困難である．小脳の片側性病変では，起立位では病変側に身体が動揺し傾きやすい．

②筋トーヌス低下：筋トーヌスの低下は，安静時における関節の急速な他動運動に対する抵抗の減弱，すなわち被動性（passivity）の亢進や，立位での肩ゆすりテストによる上

肢のゆれ，高い台に腰掛けさせて下肢のゆれをみる検査などによる振子様動揺性の亢進などで確認できる．筋トーヌス低下があると主動筋の弛緩と拮抗筋の収縮が迅速に起こらず遅延する．このため，上肢を検者の抵抗に抗して肘を曲げ，顔や胸に向かって力いっぱいに引っ張らせておいて，急に抵抗をとると顔や胸を強く打つ，いわゆる反跳現象が生じる．

③測定異常：深部覚障害がないのに運動が目的点を越える現象を測定過大（hypermetria），一方，目的点に達しないものを測定過少（hypometria）と呼び，両者をあわせて測定異常と呼んでいる．指鼻試験や踵膝テストなどで速く指や踵を動かすと観察しやすい．

④反復拮抗運動障害：上肢や下肢の回内・回外運動，足先でのタッピングなどの動筋と拮抗筋を反復して交互に迅速に連続して規則正しい運動をさせることの障害を反復拮抗運動障害（adiadochokinesis）と呼んでいる．固縮や痙縮などの筋トーヌス亢進のある場合にも障害がみられるが，小脳半球の病変では，運動の変換を反復する時間的間隔が不規則で，運動そのものが拙劣で周期も遅くなる．

⑤言語障害：言語が不明瞭でとぎれとぎれの断綴性言語（scanning speech）となり，音の強さも急に変わりやすく，ときに爆発性言語となる．

⑥歩行障害：平衡障害のためにうまくバランスがとれない．歩行は不安定であり，歩隔を広くして歩いている．ちょうど酒を飲み過ぎてふらふらに歩く状態に似ていることから酩酊歩行と呼ばれている．

(2) 深部感覚障害による運動失調

筋からの求心性インパルスが遮断され，筋の固有感覚系による制御が欠けると，円滑な動作は不可能となり，協調運動の障害や運動失調が起こる．

①ロンベルク（Romberg）徴候：起立時に両足をそろえてつけさせると，下肢や体幹がゆれ，さらに閉眼させると動揺はひどくなり転倒する．

②歩行障害：下肢を前に投げ出すようにして，パタンパタンとまず踵が床をたたき，次いで前足部が床につくような音がする．下肢や床をよく見ながら，視覚的な代償によって動揺を少なくしている．

(3) 前庭性運動失調

迷路性とも呼ばれ，静止性の運動失調であり，起立位や歩行での平衡障害があるが，四肢の運動には異常がない．起立させると脚を広げて立つが不安定で，閉眼させるとさらにそれが増大して倒れる．末梢迷路に障害があるときは患側に倒れる．歩行は千鳥足で，左右の足が交叉して前に出る．必ず眼振を伴う．四肢の随意運動に障害はなく，深部感覚にも異常はない．

4) 筋力低下

1. 末梢性運動麻痺

末梢神経障害による麻痺で筋力低下が生じる．身体諸筋の筋力の評価には，特別な測定器具を使用することなく，簡便で，場所を選ばず，妥当性のある徒手筋力テスト（manual muscle test：MMT）が用いられる．アルファベットあるいは数字による6段階表示が使われている（表 4-13）.

表4-13 徒手筋力テストによる筋力表示法

5	N	normal	100%	正常	強い抵抗に逆らって，完全に運動できる
4	G	good	75%	優	若干の抵抗に打ち勝って完全に運動できる
3	F	fair	50%	良	重力に抗して完全に運動できる
2	P	poor	25%	可	重力を除くと完全に運動できる
1	T	trace	10%	不可	わずかな筋収縮はあるが関節は動かない
0	0	zero	0%	ゼロ	筋収縮なし

　筋力増強運動では，MMTで［2］程度の筋力では介助自動運動が行われ，患者は療法士の介助を得て筋の最大収縮を行う．MMTで［2〜3］の筋力では自動運動が可能で，他人の介助なしで患者自身が筋の最大収縮を行うことが可能となる．膝関節手術後に行う大腿四頭筋セッティング（等尺性運動で，膝下に枕を入れて，これを押し圧迫することによって筋収縮が行いやすい）も可能になる．筋力が［3］以上になると，漸増抵抗運動が可能になる．

　上肢では，［3］は食事や入浴などの基本的ADLを遂行するのに必要な臨界筋力である．下肢では，体重負荷をして正常に歩行ができるためには，筋力は［4］が必要で，［3］以下で実用的に使用する場合には，装具や杖などの外的支持が必要になる．

2. 中枢性運動麻痺

　失調症，不随意運動などの運動障害もあるが，脳血管障害にみられる痙性片麻痺に対する評価が最も頻繁に使われる．MMTの評価は直線的，あるいは量的に連続している筋力の大きさであり，筋疾患や末梢性麻痺に対して用いられる評価法である．中枢性麻痺に対してこれをあてはめることはできない．これは，1つには末梢性と中枢性の麻痺の回復過程が質的に異なっているからである．

　痙性片麻痺では痙縮があり，共同運動あるいは多少分離運動が可能になった段階にとどまっている症例が多い．痙性麻痺の特徴として，腱反射や筋緊張の亢進がある．つまり関節を挟んだ屈筋と伸筋の拮抗筋ともに筋緊張が強く，関節を動かすことや分離運動はできない．さらに筋は次第に短縮しやすく，痛みを伴うことが多い．筋緊張は上肢のほうが下肢より強く，上肢屈曲，下肢伸展のパターンをとりやすく，Wernicke-Mann肢位と呼ばれている（図4-11）．ブルンストロームステージは，弛緩性麻痺から連合運動，共同運動へ，さらに分離運動から協調運動へ，質的に異なる回復過程をステージ分類したものである（図4-12）．

3. 摂食嚥下障害

　食物を見て，食べる一連の動作を「摂食」と呼んでおり，5つの時期に分けることができる．①先行期：飲食物の形態，量や質を認識する時期，②準備期：飲食物を口に入れ咀嚼し，飲み込みやすい食塊を作る時期，③口腔期：食塊を舌や頬を使い，口腔奥に食塊を送る時期，④咽頭期：舌尖が持ち上がり食塊が咽頭に達すると嚥下反射が起こる．口蓋帆挙筋や口蓋帆張筋収縮によって軟口蓋が挙上し鼻腔が閉鎖する．さらに舌骨が上前方に挙上する一方で，舌根部が後下方に移動し，喉頭蓋が喉頭口の声門を閉鎖し，誤嚥を防ぐことになる．次いで輪状咽頭筋が弛緩し，食塊は食道に入る．⑤食道期：食塊が食道から胃

第4章 リハビリテーション評価学

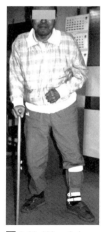

図4-11 Wernicke-Mann肢位
左痙性片麻痺で、ブルンストロームステージ3で痙縮が強く分離運動はできない。上肢屈曲、下肢伸展パターンである。

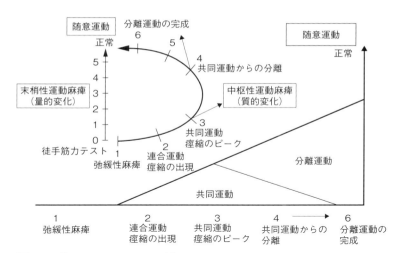

図4-12 ブルンストロームステージ
末梢性運動麻痺はMMTで0〜5までの6段階の直線的な量的変化である。これに対して、中枢性運動麻痺は弛緩性麻痺→連合運動の出現→共同運動の出現→分離運動の順に回復する質的な変化である。多くの症例では、ブルンストロームステージ1→3まで、3→4、5までの回復、4→6までなど、限定的な回復パターンである。

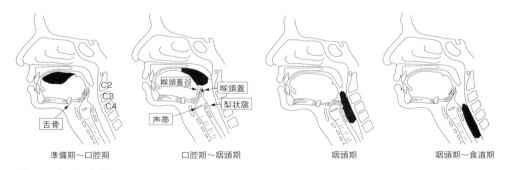

図4-13 嚥下の各相

に移動する時期である。嚥下三相といった場合、③口腔期、④咽頭期、⑤食道期の3つの時期のことである（図4-13）。

口腔期では開口筋の外側翼突筋下頭によって下顎が前方に移動し、舌骨上筋群の顎舌骨筋、オトガイ舌骨筋、顎二腹筋、茎突舌骨筋によって下顎が下制する。これに対して、閉口筋は咀嚼筋（側頭筋、咬筋、内側翼突筋、外側翼突筋上頭）であり、三叉神経支配である。さらに頰筋や口周囲筋は顔面神経、舌運動は舌下神経支配である。これらの神経が障害されることによって食塊形成がうまくいかない。

脳卒中における嚥下障害では、食塊を健側咽頭に通過させ、頸部を前屈し、できるだけ舌骨挙上を高くして喉頭蓋で声門を効果的に閉鎖させる。実用的な選択肢では、食物形態としてとろみをつける、プリンやゼリー状にする。誤嚥性肺炎は別名「みそ汁肺炎」と呼

ばれるように，液体水分は誤嚥しやすい．またこんにゃく，寒天，餅などは喉を詰まらせる原因となる．食前に口腔運動を行い，食後は歯磨きをすることも，誤嚥性肺炎の予防になる．

6 | 感覚障害

感覚には①体性感覚：皮膚表在感覚と深部感覚，②特殊感覚：嗅覚，視覚，聴覚，味覚，平衡感覚，③内臓感覚：臓器感覚と内臓痛覚の3つがある．内臓感覚は内臓を支配する自律神経に併走している求心性線維が介在している．

体性感覚は触覚や温痛覚の皮膚表在感覚，筋腱や関節などの深部組織から起こる触圧覚，位置覚や振動覚の深部感覚の2つに分類される．深部覚・触圧覚は後根から脊髄に入ると，シナプスを形成せず，同側後索を上行し一次感覚神経線維は延髄後索核で終わる．ここでシナプスを形成して二次感覚神経線維は毛帯交叉（sensory decussation）で交叉し，対側正中部の内側毛帯を上行し，視床後外側腹側核に入る．これに対して，温痛覚は脊髄後角で一次感覚線維はシナプスを換えて，二次線維は同じレベルの脊髄白交連を交叉し，対側前側索の外側脊髄視床路を上行し視床外側あるいは内側腹側核に入っている．視床から大脳の体性感覚皮質（中心後回）へ三次感覚線維を出している．一部の痛みの線維は視床後内側腹側核から島皮質前部に入っており，痛みの関連領域として知られるようになった（図4-14）．リハビリテーションでは特に慢性疼痛が問題になることが多い[11]．

1）痛みの定義

痛みは「組織の実質的あるいは潜在的な傷害と結びつくか，このような傷害を表す言葉として使って述べられる不快な感覚，情動体験である」と定義されている[12]．つまり痛みは，主観的な感覚や情動体験である．

2）慢性疼痛の定義

急性の痛みは疾患や外傷による組織侵害刺激による生物学的な症状である．これに対して，慢性疼痛は組織侵害の通常の経過や治療に要する妥当な時期を越えて持続する痛みである．

痛みが慢性に経過すると，不安，恐怖，抑うつなどの情動体験あるいは心因性反応が二次的に加わり，痛みが変調され，疼痛表現が修飾され，疼痛行動である低活動性，引きこもり，薬物や生活依存，頻回の通院，訴訟行動などが学習されて，難治性になる（表4-14）．

3）慢性疼痛の分類

侵害刺激が主な役割を果たしている侵害受容性（nociceptive）あるいは体性疼痛（somatic pain），神経損傷が関与している神経障害性疼痛（neuropathic pain），痛みや機能障害を説明できる妥当な器質的病変が基礎にない心因性疼痛（psychogenic pain）の3つに大別できる．心因性疼痛では心理的ストレスによって内因性鎮痛機構である抑制系下行路の働きが低下している．この中には，慢性腰痛，外傷性頸部症候群による頸肩腕痛，筋筋膜痛などが含まれている．神経障害性疼痛はさらに疼痛経路に病変がある求心路遮断痛と交感神経介在痛があり，後者には複合性局所疼痛症候群（complex regional pain syndrome：

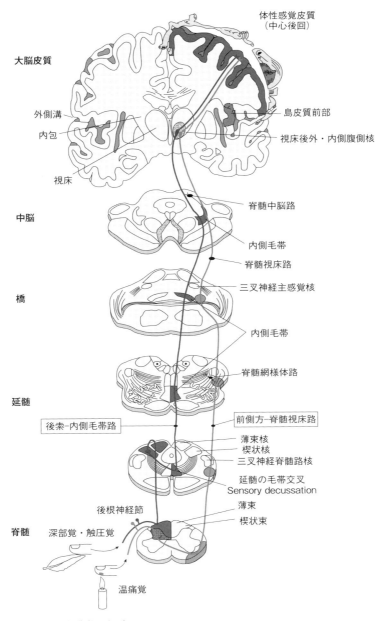

図4-14 体性感覚上行路
皮膚表在温痛覚や深部感覚は最終的に視床に入力し、さらに中心後回の体性感覚皮質に入っている．

CRPS) に分類され，怪我の後に発生して，脳と脊髄による痛みの信号の処理に異常が生じている．焼けるような痛み，あるいはうずくような痛みの持続に加え，痛みと同じ部位に発汗の増加あるいは減少，むくみ，痛覚過敏，皮膚の色や温度の変化，皮膚の損傷，脱毛，爪

表4-14 急性疼痛と慢性疼痛の比較

	急性痛	慢性痛
原因	器質的病変	不快な感覚・情動体験
症状	生体警告信号	日常生活の障害
重症度	痛みの強度と比例	痛みの強度と関連しない
痛みの認知	病変の部位と大きさ	情動の影響
合併症状	交感神経の緊張	自律神経の変調
	脈拍増加・血圧上昇	不眠
	血管収縮	食欲不振
	呼吸促進	倦怠・疲労
	筋緊張	性欲減退
	活動時体勢	活動性低下・運動不足
心理的側面	不安・恐怖	抑うつ・意欲低下
行動	短期間の安静	引きこもり，依存
治療期間	短い	長い
鎮痛薬	有効	無効
診断	単純／病変の診断	複雑／妥当な病変の欠落
目標	治癒	障害とともに自立生活

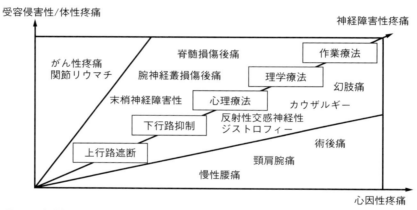

図4-15 慢性疼痛の種類と治療アプローチ

の割れや肥厚，筋萎縮と筋力低下，骨量の減少などを伴っている．神経損傷を伴っていない反射性交感神経性ジストロフィーや肩手症候群をⅠ型，神経損傷を伴っているカウザルギーをⅡ型としている．慢性腰痛や術後痛などはむしろ3つの要素が重なり合っていることが多い（図4-15）．CRPS Ⅰ型の肩手症候群は脳卒中や心筋梗塞後に5〜20％程，発症から3カ月の間に第1期として発生することがある[13]．肩と手指に自発痛，運動痛，圧痛，運動制限があり，手指には浮腫，腫脹，熱感，発汗異常のほか，通常では痛みを引き起こさないような非侵害刺激で痛みが生じる異常感覚のアロデニアがある．X線画像で手指関節の斑点状骨萎縮が認められSudeck萎縮と呼ばれる．

4) 痛みの伝達路

1. 上行路

組織を傷害する傷害刺激が侵害受容体へ入力され，活動電位に変換された信号を中枢へ伝える感覚神経には2種類ある．最も細い有髄性 Aδ（デルタ）線維（伝導速度5〜15m/s）

は後角 Rexed 第Ⅰ, Ⅴ層に入力し, 無髄性 C 線維（伝導速度 0.5〜2.0m/s）は第Ⅱ層に入力している. 伝導速度の違いから中枢への到着時間にズレが生じたため一次痛と二次痛の2種類が生じる. 一次痛は Aδ 線維による素早く, 鋭い痛みであり, 二次痛は C 線維による鈍く, 長く持続する痛みである. 後角でシナプスを換えて, 興奮は二次感覚神経線維に伝えられる.

なお後角第Ⅳ層には Aα や Aβ 線維からの触圧覚や振動覚が入力され, それぞれの興奮を大脳に伝えている. 第Ⅴ層を中心として第Ⅰ〜Ⅵ層には広作動域

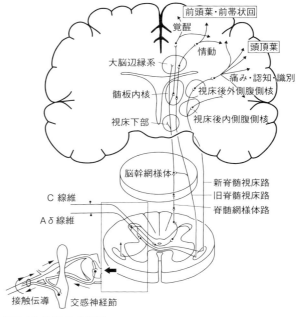

図4-16 痛みの上行路

ニューロンが分布しており, 侵害刺激および非侵害刺激に段階的に反応している.

後角から大脳へは3つの上行路がある. ①新脊髄視床路は, 後角から脊髄中心にある白交連を交叉通過して反対側の外側脊髄視床路を上行し, 視床後腹側核に中継され, 中心後回の感覚皮質に到着する. 皮膚, 内臓, 筋, 関節からの感覚を伝え, 痛みの強さや刺激された部位を認識する. また新脊髄視床路の一部の線維は視床後腹側核から島皮質前部に入っており, 感覚, 情動, 認知の側面を関連づけている. ②旧脊髄視床路は, 新脊髄視床路より内側を上行し, 視床下部を経由して, 視床の髄板内核, 大脳辺縁系で中継され, 感覚野に達する. 大脳辺縁系へ入力しているために, 痛みの刺激は大脳皮質に達するまでに, 二次的に不安や恐怖などの情動体験や心因性反応などの影響を受ける. またこの旧脊髄視床路の線維の一部は脳幹網様体に入り, そこから大脳皮質の全域に覚醒信号を送っている. ③脊髄網様体路は, 複数のシナプスを換えて脳幹網様体に入り, さらに視床下部でシナプスを中継して, そこから旧脊髄視床路と同様の経路で大脳辺縁系を経て感覚野に達している. 視床下部で中継することによって自律神経機能と, さらに大脳辺縁系への入力によって, 痛みの変調や記憶, 情動喚起と関連している（図4-16）.

2. 下行路

下行路は痛みの信号を強くしたり, 弱くしたりという変調を行っている回路である. 不安や恐怖感にとらわれていると痛みが強く感じられる. 逆に, 暗示によるプラシーボ効果*で痛みは軽減され, あるいは注意の転換によって痛みの閾値が上昇する. さらに運動

---

* 薬理作用をもたないか, もっていても本来の患者の治療に効果はなく, 心理的効果を目的としたプラシーボ（"患者を喜ばせる"という意味のラテン語が語源）を投与しても, 疼痛の軽減というような作用が認められたとき, これをプラシーボ効果という.

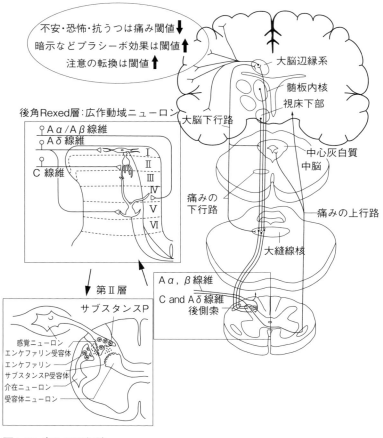

図4-17 痛みの下行路

に伴う幸福感（runner's high）に伴って脳内のβ-エンドルフィンなど内因性鎮痛物質がつくられる．大脳からの影響は，大脳辺縁系，視床下部，中脳の中心灰白質，橋の大縫線核などを経て脊髄後角に至るセロトニン神経系と，橋外側被蓋の青斑核から脊髄後角に至るノルアドレナリン神経系の2つの神経系伝達シナプスを介して作用し変調している．また後角の広作動域ニューロンで痛みの変調が神経ペプチド（サブスタンスP）や興奮性アミノ酸など多くの神経伝達物質を介して行われている（図4-17）．

5）痛みの評価と治療

慢性疼痛では合理的な器質的病変がないことが特徴である．しかし原因が複合している可能性もあり，器質的病変の存在に留意することも必要である．原因除去によって疼痛が治癒することや，たまたま悪性腫瘍が小さかったり，専門外の分野で見逃されていたりすることもある．しかし器質的病変が除外された場合には，とりわけ侵襲的な検査を繰り返すのは無駄である．また医師の「どこも悪くなかった」という言葉は，いっそう患者を痛みの迷路に陥れることになり，この医師では診断できないのかと不信を抱かせ，ほかの病院

での再検査に結びつきかねない．

1. 心理的評価

心理的評価を行う場合，患者は「痛みが嘘ではないか」と疑われているのではないか，と誤解し防御的態度をとってしまうことがある．心理的評価の目的は，①疼痛，苦痛，疼痛行動，障害に特定な心理的因子が関与しているか否かを決める，②適切な治療アプローチを決定することである．他方，① 痛みが器質的かあるいは機能的かの診断，②詐病の診断，③問題患者を選別するための使用は不適切である．

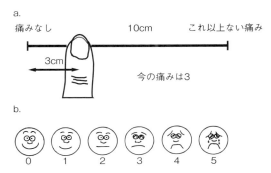

図4-18 VAS（a）と表情スケール法（b）

ミネソタ多面人格目録（Minnesota Multiphasic Personality Inventory：MMPI）は米国で最も広く使用されており，25領域，550の質問項目から構成されている．外来診療にはコーネル・メディカル・インデックス（Cornell Medical Index：CMI）健康調査表が簡便である．身体的項目12項目，精神的項目6項目で，質問数は男性で211，女性で213項目がある．比較的短時間で身体的症状と痛みがどの程度日常生活に影響を及ぼしているかを推定することができる．内容が身体面の詳細な質問から始まり，最後に心理的な質問に移るといった配列になっており，被検者に心理的テストを受けているという心理的な抵抗と，それに基づく回答の意識的歪曲が少ない．Ⅲ型では不安障害，神経症が疑われ，Ⅳ型ではうつ状態が示唆される．

2. 痛みの評価

経時的な評価を行うために，簡便な視覚表現スケール（Visual Analog Scale：VAS）か，表情スケール法が比較的多く使われている．前者では10cmの線上で，左端を「痛みなし」と右端の「これ以上ない痛み」の間で，いまどのくらいの痛みかを想定してスケール上に指を置き，左端から3cmなら疼痛スケール3とする（図4-18a）．表情スケール法は，いまの痛みの強度を顔の表情イラストから選ぶもので，0：痛みがなく，とても幸せ，1：わずかな痛みがある，2：少し痛い，3：もっと痛い，4：とても痛い，5：これ以上ないほど痛い，からなっている（図4-18b）．主観的な体験である痛みの数量化であるが，いずれも簡単で信頼性，正確性，再現性に優れている．

3. 治療アプローチ

急性痛の間に徹底的に鎮痛治療を行い，慢性疼痛への移行をくい止めることが大切である．予防に勝る治療はなく，しかも早期のほうが治療成功率が高い（the earlier, the betterの原則）．このために見逃すより，積極的な診断（over diagnosis）を行うのがよい．いったん慢性に経過をすると治療は困難になる．痛みや苦痛の医学的側面ばかりでなく，心理社会的側面も複雑に絡み合っており，日常生活上の困難，不自由，不利益になっていることから「障害」として取り扱う．障害に対して，包括的，集学的で，しかも協業的なチーム・アプローチが必要になる（表4-15，4-16）．また，物理療法や運動療法が有効である．

表4-15 慢性疼痛の治療アプローチ

治療アプローチ	
機能障害	薬物療法
	先制鎮痛
	神経ブロックによる上行路遮断
	抑制下行路の活性化
	物理療法
活動制限	カウンセリング
	行動変容
	認知行動療法
	運動療法
	作業療法
参加制約	職業カウンセリング

物理療法，理学・作業療法を含めた複数のアプローチを組み合わせる.

表4-16 慢性疼痛で用いられる理学療法

理学療法	
物理療法	運動療法
温熱療法	関節可動域運動
ホットパック	筋力増強運動
パラフィン浴	歩行運動
極超短波療法	リラクセーション手技
超音波	腰痛症体操
寒冷療法	全身調整運動
アイスパック法	持久性運動
アイスマッサージ法	
冷浴	
水治療法	
ハバードタンク浴	
渦流浴	
運動プール浴	
電気刺激法	
低周波	
TENS	
マッサージ	
バイオフィードバック	
鍼灸治療	

7 小児の運動発達

　小児の発達を評価するために，身体発育，精神運動および社会的発達を含めた複合的な評価が必要である．乳児期には精神運動発達の遅延が主な症候として出現し，2歳を過ぎても立てない，歩けないなど運動や動作障害が表面化してくる.

　また乳幼児では身体発達と精神発達とは密接な関係にあり，小児の月年齢が低ければ低いほど密接である．低体重であることは感覚・運動機能や精神機能発達にも関係している．低出生体重児には特に発達テストによる経時的な評価が必要である.

　正常児の運動発達では，出生時より備わっている反射運動のことを原始反射〔把握反射，緊張性頸反射，モロー（Moro）反射，ギャラント（Galant）反射など〕と呼び，外からの危険から身を守り，運動機能の発達のために必要な反射である．その多くが一般的に生後0〜3カ月で活発に出現し，生後4〜5カ月で徐々に消失していく．これらは脊髄や脳幹の機能に基づいている．引き続き4〜6カ月以降に中脳レベルの立ち直り反応が現れ，さらに大脳皮質レベルの姿勢反応が出現することから，原始反射と姿勢反応の消退と出現は中枢神経系の発達状態を反映していることになる．主な発達スクリーニング検査には，改訂日本版デンバー式発達スクリーニング検査，遠城寺式乳幼児分析的発達検査表などがある.

1)発達スクリーニング検査

1. 改訂日本版デンバー式発達スクリーニング検査

　原著は『Frankenburg, WK, Dodds, JB：The Denver Developmental Screening Test. *J. Pediatr.* 1967；71：181』であり，日本語版は上田礼子によって1980年に出版されている．その後，原著，日本語版ともに改訂版が出版されている．「個人—社会」，「微細運動—適応」，「言語」，「粗大運動」の4領域，104項目からなっている．適応年齢は生後16日から6歳までで，就学前の年齢範囲を網羅している．25％，50％，75％，90％がその項目を達成す

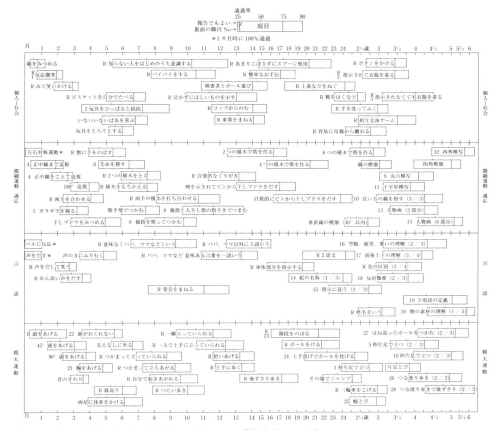

図4-19 改訂日本版デンバー式発達スクリーニング検査（JDDST）

る月齢が示されている．通常75％の通過率を発達基準月齢としている．またいくつかの項目の標準枠の左端に小さな数字の注が付いており，この数字は記録票の裏の説明の番号を示す．そしてこの項目をどのように実施し，どのように解釈するかを説明している．また標準枠の左端に「R」の印が付いている項目は，保護者の報告により判定してよいものである．2歳未満で早産の症例では修正月齢が必要である（図4-19）[14]．

2. 遠城寺式乳幼児分析的発達検査表

九州大学小児科の遠城寺宗徳らによって1958年に出版され，1977年に改訂版「九大小児科改訂版」になっている．「運動」，「社会性」，「言語」の3つの分野がある．「運動」は「移動運動」と「手の運動」，「社会性」は「基本的習慣」と「対人間関係」，「言語」は「発語」と「言語理解」に分けられており，6つの領域からなっている．適応年齢は0カ月から4歳8カ月である．課題項目は日常生活でのわかりやすい内容からなっている．最初に左端の暦年齢に印を付け，発達月数の少ない課題項目から検査を進めていく．その項目が合格であれば上の課題に進み，不合格が3つ続けばそれ以上の検査は不要となり，合格（○）の数，不合格（×）の数より発達月数を求める．下の課題項目で（低い月齢）で不合格（×）

があっても，より高い月数の合格（○）があれば，ダルマ落としのように発達月齢は不合格（×）が1項目あるいは2項目であれば1つあるいは2つ下げた発達月数になる．合格に相当する発達年齢を左端のグラフにプロットすることで，折れ線グラフを描き図示し，発達の様相を全体像として捉えることができる．同じ検査用紙の上に検査結果を何回も記入できることから，前の検査結果と比較でき，発達の状況を経時的にみることができる．加えて，合格した課題項目の1つ上の不合格，あるいは合格の1つ下の不合格の課題が次の発達課題として指導目標になる（図4-20）[15]．

2）微細運動

肩，腕や手掌，手指などの運動に関係する微細運動は，見た物をつかんだり放したり，スプーンや箸などの道具を使用できるようになる．

新生児は手を軽く握っていることが多い．1カ月半を過ぎる頃には手を少し開き，2カ月になるとガラガラを手掌に入れると瞬間的に握るようになる．3カ月になると物をつかもうとする．5カ月頃には見た物に手を伸ばして手掌全体でつかもうとする．6カ月では手全体でつかむ全手把持，7～8カ月で橈側把持ができ，おもちゃを持ち替えたり，両手でおもちゃを1個ずつ持つことができる．1歳では母指と示指でピンチができる．

8 │ 高次脳機能障害

従来は，脳卒中（CVD）に伴う大脳皮質の機能障害である失語症，失行，失認を含めていた．しかし近年は，狭義では，大脳の損傷，とりわけ外傷性脳損傷（traumatic brain injury：TBI）あるいは脳外傷（brain injury），脳炎によって生じる認知障害（記憶，注意，遂行機能など）や行動異常に伴って，日常生活や社会生活にうまく適応できない障害をさすことが多い．外傷性脳損傷と脳卒中との特異的病変に基づく障害特徴がある（表4-17）[16, 17]．

高次脳機能障害の側性について，左半球障害では失語症，失読症，観念失行や観念運動失行，Gerstmann症候群（手指失認，左右失認，失書，失算の4徴候）がある．右半球障害には左半側空間無視あるいは視空間失認，病態失認，着衣失行がある．前頭側頭部障害では注意，遂行機能，情緒，記銘力などの障害が出現する．

1）失語症

人間の社会生活において言語によるコミュニケーションは人間関係をつくり，知識や情報の交換に不可欠である．人類では文化の創造に言語の役割は大きかった．

失語症は大脳の損傷によって，いったん獲得された言語記号の操作能力の低下あるいは消失した状態である．話す，聴く，書く，読むなどの言語に関連した機能が種々の程度障害される．

1．失語症の種類と分類

大まかな失語症の分類と理解がしやすいことから，古典的なWernicke-Lichtheimの図式が用いられる（図4-21）．自発語が流暢か非流暢か，言語理解が良好か不良か，復唱が可能かどうかの3つの要素で分類している（表4-18）．

氏名		男	外来番号		検査年月日	1.　年　月　日	3.　年　月　日
		女	外来番号			2.　年　月　日	4.　年　月　日
生年月日	年　月　日生	診　断					

(年:月)	移動運動	手の運動	基本的習慣	対人関係	発語	言語理解
4:8	スキップができる	紙飛行機を自分で折る	ひとりで着衣ができる	砂場で二人以上で協力して一つの山を作る	文章の復唱(2／3)（子供が二人ブランコに乗っています。山の上に大きな月が出ました。きのうお母さんと買物に行きました。）	左右がわかる
4:4	ブランコに立ちのりしてこぐ	はずむボールをつかむ	信号を見て正しく道路をわたる	ジャンケンで勝負をきめる	四数詞の復唱(2／3) 5－2－4－9 6－8－3－5 7－3－2－8	数の概念がわかる(5まで)
4:0	片足で数歩とぶ	紙を直線にそって切る	入浴後，ある程度自分で体を洗う	母親にことわって友達の家に遊びに行く	両親の姓名，住所を言う	用途による物の指(5／5)（本，鉛筆，時計，いす，電話）
3:8	幅とび（両足をそろえて前にとぶ）	十字をかく	鼻をかむ	友達と順番にものを使う（ブランコなど）	文章の復唱(2／3)（きれいな花がさいています。飛行機はそらを飛びます。じょうずに歌をうたいます。）	数の概念がわかる(3まで)
3:4	でんぐりがえしをする	ボタンをはめる	顔をひとりで洗う	「こうしていい？」と許可を求める	同年齢の子供と会話ができる	高い，低いがわかる
3:0	片足で2～3秒立つ	はさみを使って紙を切る	上着を自分で脱ぐ	ままごとで役を演じることができる	二語文の復唱(2／3)（小さな人形，赤いふうせん，おいしいお菓子）	赤，青，黄，緑がわかる（4／4）
2:9	立ったままくるっとまわる	まねて○をかく	靴をひとりではく	年下の子供の世話をやきたがる	二数詞の復唱(2／3) 5－8 6－2	長い，短いがわかる
2:6	足を交互に出して階段をあがる	まねて直線を引く	こぼさないでひとりで食べる	友達とけんかをすると言いつけにくる	自分の姓名を言う	大きい，小さいがわかる
2:3	両足でぴょんぴょん飛ぶ	鉄棒などに両手でぶらさがる	ひとりでパンツを脱ぐ	電話ごっこをする	「きれいね」「おいしいね」などの表現ができる	鼻，髪，歯，舌，へそ，爪を指示する（4／6）
2:0	ボールを前にける	積木を横に二つ以上ならべる	排尿を予告する	親から離れて遊ぶ	二語文を話す（「わんわんきた」など）	「もうひとつ」「もうすこし」がわかる
1:9	ひとりで一段ごとに足をそろえながら階段をあがる	鉛筆でぐるぐるまるをかく	ストローで飲む	友達と手をつなぐ	絵本を見て三つのものの名前を言う	目，口，耳，手，足，腹を指示する（4／6）
1:6	走る	コップからコップへ水をうつす	パンツをはかせるとき両足をひろげる	困難なことに出会うと助けを求める	絵本を見て一つのものの名前を言う	絵本を読んでもらいたがる
1:4	靴をはいて歩く	積木を二つ重ねる	自分の口もとをひとりでふこうとする	簡単な手伝いをする	3語言える	簡単な命令を実行する（「新聞を持っていらっしゃい」など）
1:2	2～3歩あるく	コップの中の小粒をとり出そうとする	お菓子のつつみ紙をとって食べる	ほめられると同じ動作を繰り返す	2語言える	要求を理解する(3／3)（おいで，ちょうだい，ねんね）
1:0	座った位置から立ちあがる	なぐり書きをする	さじで食べようとする	父や母の後追いをする	ことばを1～2語，正しくまねる	要求を理解する(1／3)（おいで，ちょうだい，ねんね）
0:11	つたい歩きをする	おもちゃの車を手で走らせる	コップを自分で持って飲む	人見知りをする	音声をまねようとする	「バイバイ」や「さようなら」のことばに反応する
0:10	つかまって立ちあがる	びんのふたを，あけたりしめたりする	泣かずに欲求を示す	身ぶりをまねする（オツムテンテンなど）	さかんにおしゃべりをする（喃語）	「いけません」と言うと，ちょっと手をひっこめる
0:9	ものにつかまって立っている	おもちゃのたいこをたたく	コップなどを両手で口に持っていく	おもちゃをとられると不快を示す	タ，ダ，チャなどの音声が出る	
0:8	ひとりで座って遊ぶ	親指と人さし指でつかもうとする	顔をふこうとするといやがる	鏡を見て笑いかけたり話しかけたりする	マ，バ，パなどの音声が出る	
0:7	腹ばいで体をまわる	おもちゃを一方の手から他方に持ちかえる	コップから飲む	親しみと怒った顔がわかる	おもちゃなどに向かって声を出す	親の話し方で感情をききわける（禁止など）
0:6	寝がえりをする	手を出してものをつかむ	ビスケットなどを自分で食べる	鏡に写った自分の顔に反応する	人に向かって声を出す	
0:5	横向きに寝かせると寝がえりをする	ガラガラを振る	おもちゃを見ると動きが活発になる	人を見ると笑いかける	キャーキャー言う	母の声と他の人の声をききわける
0:4	首がすわる	おもちゃをつかんでいる	さじから飲むことができる	あやされると声を出して笑う	声を出して笑う	
0:3	あおむけにして体をおこしたとき頭を保つ	親にふれたものを取ろうとして手を動かす	顔に布をかけられて不快を示す	人の声がする方に向く	泣かずに声を出す（アー，ウァ，など）	人の声でしずまる
0:2	腹ばいで頭をちょっとあげる	手を口に持っていってしゃぶる	満腹になると乳首を舌でおし出したり顔をそむけたりする	人の顔をじいっと見つめる	いろいろな泣き声を出す	
0:1	あおむけでときどき左右に首の向きをかえる	手にふれてものをつかむ	空腹時に抱くと顔を乳の方に向けてほしがる	泣いているとき抱きあげるとしずまる	元気な声でなく	大きな音に反応する
0:0 (年:月)	移動運動	手の運動	基本的習慣	対人関係	発語	言語理解
暦年齢／移動運動／手の運動／基本的習慣／対人関係／発語／言語理解	運動		社会性		言語	

図4-20 遠城寺式乳幼児分析的発達検査表（九大小児科改訂版）

表4-17 TBIとCVDの障害比較

	TBI	CVD
障害の特徴	情動，認知障害	運動障害，感覚障害
	人格—行動異常	身体障害，言語障害
他覚的徴候	+	+++
自覚症状	軽度	重度
家族のストレス	+++	++
経時的ストレス軽減	+−	++
身体障害者手帳	なし	あり
年金/補償額	低い	高い

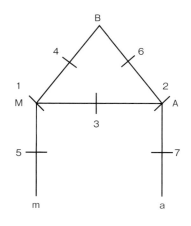

図4-21 失語症の分類
Wernicke-Lichtheimの図式．A：聴覚言語中枢，M：運動言語中枢，B：概念中枢（言語中枢を刺激して活動させる皮質の広範な部位で，特定の部位をさすのではない）．
a：聴覚器官（聴覚入力）　m：発話の運動器管（発語）
1：皮質性運動失語＝ブローカ（Broca）失語，2：皮質性感覚失語＝ウェルニッケ（Wernicke）失語，3：伝導性失語，4：超皮質性運動失語，5：皮質下性運動失語＝純粋語唖*，6：超皮質性感覚失語，7：皮質下性感覚失語＝純粋語聾*

＊純粋語唖：言語理解と書字はよいが，自発語と復唱，音読が難しい．
　純粋語聾：自発語，読み書きに問題はないが，復唱と言語理解が難しい．

表4-18 失語症の種類と分類

失語症の分類		自発語		復唱	言語理解	音読	書字
運動性失語	ブローカ失語	×	非流暢	×	○〜△	×	○
	純粋語唖	×	非流暢	×	○	×	○
	超皮質性運動性	×	非流暢	○	○	△	△
感覚性失語	ウェルニッケ失語	○	流暢：多弁，錯語，ジャーゴン	×	×	×	錯書
	純粋語聾	○	流暢	×	×	○	○
	超皮質性感覚性	錯語	流暢	○	×	錯読	錯書
全失語		×	非流暢	×	×	×	×
伝導性失語		錯語	流暢	×	○	錯読	錯書
健忘性失語		語健忘	流暢	○	○	○	○

2. 治療アプローチ

　話し言葉には2つの要素があり，言語的要素（音素，音韻，意味，文法など）と，非言語的要素（リズム，アクセント，イントネーション，話の速さ，声の大きさ，場面状況，感情など）がある．

　治療アプローチには，言語的要素に直接アプローチする方法と，非言語的要素を治療の技法に取り入れることによって言語的要素の回復を図る方法の2つがある．

　直接アプローチの原則は，①適切な言語刺激を与える．②強力な聴覚刺激を与える．③刺激を反復して与える．④刺激に対する何らかの反応を患者から引き出す．⑤与えられた

反応を選択的に強化する．⑥矯正より刺激が重要になる．

非言語学的要素を用いるアプローチでは，メロディック・イントネーション法（melodic intonation therapy：MIT）がある．比較的発話しやすい自動言語の挨拶，決まり文句を用いることによって，患者の言語表出に対する意欲を高め，復唱を中心に訓練を進めていくものである．

2) 失認

感覚入力は正常であるが，視覚，聴覚，あるいは触覚を介した対象の認知が障害される．特に頭頂葉は温痛覚や触覚などの体性感覚中枢や視覚系の背側皮質路がある．一次感覚野後部に頭頂連合野があり，耳から入った命令や音，指で触った感覚，目で見たものなどの統合や意味づけ，さらに運動制御，空間・時間の認知や判断の中枢でもある．この部位を損傷することで，手にしたものが閉眼では識別できないなどの失認や失行が出現する．左頭頂葉病変では失読症，観念失行や観念運動失行，さらに角回から縁上回病変ではゲルストマン（Gerstmann）症候群（手指失認，左右失認，失書，失算の4徴候）を呈する．これに対して，右頭頂葉病変では，自分の病態に気付かず，「困っていることは何もない」という病態失認（anosognosia）あるいは病識欠如，着衣失行，視空間失認などを呈する．

1. 視覚失認

物品を見ても何であるかわからない．しかし触る，あるいは音を聞くことによって物品が何であるか認識できる．

2. 聴覚失認

聴力は保たれているが，音を聞いても何の音か理解できない．しかし触ることで理解が可能であり，また言語機能は侵されていない．

3. 相貌失認

馴染みの顔を見ても誰かわからなかったり，表情を読み取れなかったりする．声を聞いて，誰か認識はできる．近年，後頭側頭回の紡錘状回が責任病巣といわれている．

4. 視空間失認

半側空間無視ともいわれている．右中大脳動脈の塞栓症例でみられる（図4-22）．具体的には，左半側を無視し，注意が行かない．絵を模写させると左半分を無視し描かない．あるいは線分に中点を入れるように指示しても，向かって右に中点を記入し，あるいは左側にある線分を無視してしまうなどが挙げられる（図4-23）．

重症例では，顔は常に右側に向いており，左側から声をかけても左側に顔を向けて話をすることはなく，しかも真っ直ぐに座ることができず，日常生活動作は全介助になることが多い．

3) 失行

運動麻痺はないが，意図した動作や指示された動作を行うことが難しい．

1. 観念失行

はさみ，スプーン，包丁，鍵，封筒などの道具を見せると，道具の名前を言うことはできるが，「紙を折って封筒に入れる」といった一連の動作ができない状態である．

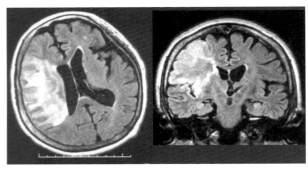

図4-22 右中大脳動脈閉塞による脳梗塞
MRI-FLAIR画像で，通常は向かって右が左大脳半球で，向かって左が右大脳半球になっている．右大脳半球の中大脳動脈支配領域が高信号を呈している．

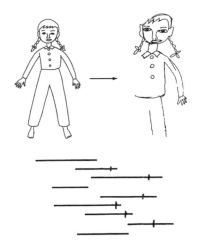

図4-23 視空間失認患者の無視傾向
上段：左の人物模写では，左側の部分を無視して描いていない．
下段：各線分の中点記入テストでは，いずれも右寄りに中点を記入しており，さらに左側にある線分を無視している．

2. 観念運動失行

歯ブラシと歯磨き粉チューブを渡して「歯を磨くまねをしてください」と指示しても，具体的にどのように使用するのか理解できない．単一物品の操作に問題がある．

3. 着衣失行

右頭頂葉障害で，服の左右の袖に腕を通すことができない，あるいは衣服を後ろ前に着てしまうなどがみられる．

4) 記憶障害

記憶とは物事を忘れずに覚えていることで，情報を入力する記銘，それを覚えておく保持，さらに思い出す想起，あるいは再生の3つの過程がある．保持時間の長短によって，心理学の分野では感覚（sensory），短期（short-term）・長期（long-term）記憶の用語が使われ，臨床神経学では即時（immediate），近時（recent），遠隔（remote）記憶の用語が使われている．厳密な時間定義はないが，感覚が1秒，短期と即時では30～60秒，近時では数分から数日，長期と遠隔では年単位程度である．

1. 認知症における記銘力障害

変性症のアルツハイマー病やレビー小体型認知症の記憶障害の基本は記銘力の低下である．少なくとも初期には，保持や再生の能力は保てており，古い記憶は保たれている．あるいは記憶の保持の長さから，1～2秒の瞬間的な即時，30秒から数日の近時，数年単位の遠隔記憶に分類すると，近時記憶が障害される．「いま言ったばかりのことを忘れてしまう」「同じことを何度も尋ねる」ことになってしまう．

2. 陳述記憶と手続き記憶

長期記憶の内容から，陳述記憶（顕在/宣言記憶ともいう）と非陳述記憶あるいは手続き記憶に分けられる．さらに陳述記憶にはエピソード記憶と意味記憶がある．エピソード記憶とは，いつ，どこで，誰が，何をしたかという出来事の記憶である．意味記憶とは通常の知識のことである．手続き記憶の中には，衣服を着る，大工仕事，編み物などがあり，

運動や作業を通して獲得した動作記憶である．そのほかに古典的条件付け，プライミング（priming）などがある．前者はパブロフの犬に代表される，条件反射するようになる学習記憶である．後者は先行する情報の記憶に無意識的に影響を受ける潜在的記憶である．

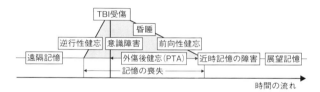

図4-24 記憶障害の時間ライン
脳外傷の受傷によって，意識障害から回復しても外傷後健忘（post traumatic amnesia：PTA）が生じる．

　認知症では主にエピソード記憶が障害されるが，作業によって獲得した手続き記憶はあまり障害されない．しかし，診察室などあらたまった状況で服を着てくださいと要求された場合など，意識的に運動を組み立てざるを得ない状況では誤りが生じたり，意識すればするほど手続き記憶を取り出したりすることが難しくなる．介護を行う場合，できるだけ慣れ親しんだ環境で行動すること，せかさない，横からヤイヤイ言わないなどが大切である．また，本人の行動を引き出す場合は，意識的状況下に追い込まないことが大切である．

3. 逆行性健忘と前向性健忘

　脳炎や脳外傷によって生じる記憶障害では，発症あるいは受傷時点より前の記憶を覚えていないという逆行性健忘があり，さらに病状の回復とともにある程度記憶が回復してくるが，発症あるいは受傷後しばらくの間の記憶が喪失しており，これを前向性健忘という．この逆行性および前向性健忘の程度によって脳炎や脳外傷の重症度がわかる（図4-24）．

　記憶とは過去の事柄がほとんどであるが，日常生活では，「次の日曜日に友達と午後1時に野球観戦予定である」という約束を記憶保持することもある．これを展望記憶と呼んでおり，遂行機能も関与している．

5）注意障害

　脳外傷による前頭葉損傷や前交通動脈瘤破裂によるくも膜下出血の後遺症などでよくみられる．意識を集中し，持続し，あるいは選択し，転換する過程を注意と定義している．注意障害では注意散漫，集中力低下，ぼんやりしている，まとまりのある思考や会話ができなくなり，固執してほかに注意を転換できない．特に短期記憶と関連している．担当する療法士や看護師を覚えられないことがあり，車椅子の操作では手順を一つずつ確認しながら進めるよう指導するとよい．

6）遂行機能障害

　目的行動を行うことが難しい．末梢受容器からの感覚（sensory）入力は視床を介して大脳皮質に入り，知覚（perception）される．さらに知覚は連合野を経て，統合されて認知（cognition）される．前頭前野では各種の知覚が階層的に統合され，課題の遂行に密接に関連している．

　行動プログラムの際に必要な複数の情報を一次的に保持して相互の関連付ける機構が作業記憶（working memory）であり，前頭前野のブロードマン（Brodmann）の46領野とその周辺が関与している（図4-25）．この部位の損傷によって，注意の持続時間が短くなり，計画を立てるなどの遂行機能障害が出現する．また，学習障害児や認知症患者では作

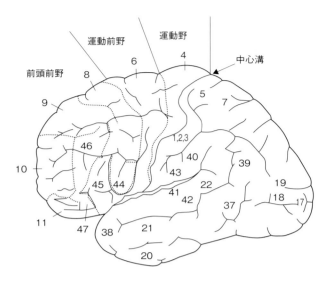

図4-25 ブロードマン46領野とその周辺
前頭側頭変性症による認知症があるタイプは，さらに前頭側頭型認知症，進行性非流暢性失語症，意味性認知症の3つのタイプに細分化される．それぞれブロードマン8〜11，44〜47領野，44，45，47領野，さらに20〜22，38領野の萎縮と関連している．

表4-19 行動に影響する因子

患者因子	受傷前パーソナリティ，生活歴，年齢
心理的	事故の責任―労災/自責/他責，予後軽/重
家族環境	親の養育態度，兄弟姉妹関係
経済的因子	生活の心配，十分に治療が受けられるか
社会的因子	患者友の会での交流，社会資源の有無
脳病変による障害特性	身体―視覚障害，聴覚障害，てんかん
	認知―病識欠如，記憶障害，注意障害，遂行機能障害
	情動―易怒性，不機嫌，愛情喪失，性行動異常，感情平坦化

表4-20 家族が訴える行動異常

動作が緩慢
すぐに疲れてしまう
不機嫌でイライラしている
すぐに忘れてしまう
忍耐力がない
洞察力がない
行き当たりばったり
落ち着きがない

業記憶の容量が小さくなっていると考えられる．集中できる環境を整え，指示を簡単にして，重要な情報を繰り返し強調するなどのアプローチがとられている．自分の記憶している状態をモニターするメタ認知あるいは記憶監視機構がある．この障害によって，「困ることはないし，自分は正常だ」と病識欠如の症状が出現する．

7) 行動異常

行動異常は脳病変による身体，認知，情動障害に伴って生じるほかに，受傷前のパーソナリティの顕在化，受傷前の心理・社会的環境因子によって影響される（表4-19）．家族の訴える行動異常や問題行動には，認知障害に基づくものが少なくない（表4-20）．

9 ADLの評価

日常生活動作あるいは活動（ADL）は，家庭における身の回り動作や歩行を含めた移

第4章　リハビリテーション評価学

表4-21　手段的ADLと問題行動

項目	問題 / 危険行動
電話の対応	伝言を忘れる
留守番	訪問販売と契約してしまう
食事の支度	火を消し忘れる
掃除 / 洗濯	やる気がない / 怠惰，器械の操作ができない
買い物	金銭管理ができない
服薬	服薬を忘れてしまう
通院	迷子になる

表4-22　バーセル指数

	項目	自立	部分介助	介助
1	食事	10	5	0
2	椅子ベッド移乗	15	10（最小介助または監視） 5（座れるが移れない）	0
3	整容	5	0	0
4	トイレ動作	10	5	0
5	入浴	5	0	0
6	平地歩行（車椅子）	15	10 5（歩けないが車椅子操作可能）	0
7	階段昇降	10	5	0
8	更衣	10	5	0
9	排便	10	5	0
10	排尿	10	5	0

動動作を意味しており，関節可動域や筋力，筋の随意性，心肺機能などが加算された総合能力である．障害は重複や複合することが多いことから，個々の障害の総和としてADLの能力を把握し，障害程度を表現する必要がある．

　ADLの評価は障害者の残存している能力レベルでの包括的評価である．量的スケールを用いることによって，より正確な評価が可能になる．他人からの介助がどの程度かによって，①自立，②部分（一部）介助，③全介助に大きく分けることができる．脳外傷患者ではADLは比較的自立することが多いが，認知障害のために生活関連動作（activities parallel to daily living：APDL）あるいは手段的ADL（instrumental ADL：IADL）と呼ばれる，電話の使用，買い物，食事の支度，家事，洗濯，服薬，買い物などが難しい（表4-21）．

1)バーセル指数

　バーセル指数（Barthel index）は食事，整容など身の回り動作など10項目から構成されている[18]．100点が満点で自立状態を表している．各項目の得点は同じでなく，項目に重み付けされており，介助量が多くなる排便，排尿は高い比重が置かれている．

　80点以上で日常生活でほとんど不便はない．40点以下になると重度の障害で，20点以下ではADLは全介助状態になる（表4-22）．

2)FIM

　Grangerらは原法PULSESプロフィール[19]を改変し，包括的なADL評価表とした[20]．さ

表4-23 PULSESプロフィールとESCROWプロフィール

PULSES プロフィール　　　　　　　　　　　　　　1，2点：自立，3，4点：要介助

1	P	Physical condition	内臓などの身体状況
2	U	Upper extremities	上肢の身の回り動作
3	L	Lower extremities	下肢の移動動作
4	S	Sensory components	視覚やコミュニケーションの知覚要素
5	E	Excretory function	排泄機能
6	S	Mental & emotional status	知的情動適応性

ESCROW プロフィール　　　　　　　　　　　　　　1，2点：自立，3，4点：要介助

1	E	Environment	環境
2	S	Social interaction	社会交流
3	C	Cluster of family members	家族構成／支援
4	R	Resources	経済状態
5	O	Outlook	判断力
6	W	Work/school/retirement status	就労／就学／退職後状況

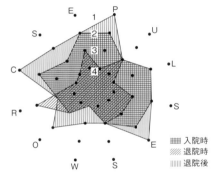

図4-26 PULSESプロフィールとESCROW
プロフィールの経時的変化
1～2点は自立であり，3～4点は要介助である．
点数が小さければ自立度が高い．これに対して
FIMは点数が高いと自立度は高い．

表4-24 FIM

運動項目	身の回り動作（セルフケア）	食事
		整容
		清拭
		更衣（上半身）
		更衣（下半身）
		トイレ動作
	排泄管理	排尿
		排便
	移乗動作	ベッド，椅子，車椅子
		トイレ
		風呂／シャワー
	移動	歩行，車椅子
		階段
認知項目	コミュニケーション	理解
		表出
	社会的認知	社会的交流
		問題解決
		記憶

スコア　完全自立　　　　　　　　　　　　7点
　　　　修正自立　　　　　　　　　　　　6点
　　　　監視／準備　　　　　　　　　　　5点
　　　　最小介助（患者自身で75％以上）　4点
　　　　中等度介助（患者自身で50％以上）3点
　　　　最大介助（患者自身で25％以上）　2点
　　　　全介助（患者自身で25％未満）　　1点

らに社会制約の評価表としてESCROWプロフィールを作成した（表4-23）[21]．この2つの評価表は入院時，退院時，退院後の生活範囲の拡大が視覚的に容易に認識できるという特徴がある（図4-26）[22, 23]．

さらにこれらの評価表をもとにして，1983年に2つの米国リハビリテーション医学会（American Academy of PM&R, American Congress of Rehabilitation Medicine）が医学的リハビリテーションのための統一的データシステム（Uniform Data System for Medical Rehabilitation：UDSMR）を開発して，機能的自立度評価表（Functional independence measure：FIM）が作成された（表4-24）[24]．運動13項目，認知5項目，計18項目で，最高126点で完全自立，最低18点で全介助である．介助量が

表4-25 身体障害者手帳診断書の動作活動の評価表

動作・活動　・自立－○　半介助－△　全介助又は不能－×，（　）の中のものを使う時にはそれに○
　　　　　　・左右の別がないものは，共働での評価とする．寝返りをする，座る，シャツを着て脱ぐなどの項目．

寝返りをする			〔箸で〕食事をする	右
座る （背もたれ，支え）	足を投げ出して		（スプーン，自助具）	左
			コップで水を飲む	右
	正座，あぐら，横座り			左
いすに腰掛ける			シャツを着て脱ぐ〔かぶりシャツ〕	
座位又は臥位より立ち上がる （手すり，壁，つえ，松葉づえ，義肢，装具）			ズボンをはいて脱ぐ(自助具)〔どのような姿勢でもよい〕	
			ブラシで歯を磨く(自助具)	右
家の中の移動 （壁，つえ，松葉づえ，義肢，装具，車いす）				左
			顔を洗いタオルでふく	
			タオルを絞る	
二階まで階段を上って下りる （手すり，つえ，松葉づえ）			背中を洗う	
			排泄の後始末をする	
屋外を移動する （つえ，松葉づえ，車いす）			公共の乗物を利用する	

注：身体障害者福祉法の等級は機能障害（impairment）のレベルで認定されますので（　）の中に○が付いて
　　いる場合，原則として自立していないという解釈になります．
歩行能力及び起立位の状況（該当するものを○で囲む）
⑴ 歩行能力（補装具なしで）：正常に可能
　　　　　　　　　　　　　（2km，1km，100m・ベッド周辺）以上歩行不能
　　　　　　　　　　　　　不能
⑵ 起立位保持（補装具なしで）：正常に可能
　　　　　　　　　　　　　（1 時間・30 分・10 分）以上困難
　　　　　　　　　　　　　不能

多いか，少ないかで評価するものである．

　バーセル指数より介助量の分類が詳細に決められている．セルフケア 6 ～ 42 点，排泄 2 ～ 14 点，移乗 3 ～ 21 点，移動 2 ～ 14 点で運動項目の合計は 13 ～ 91 点であり，コミュニケーション 2 ～ 14 点，社会認識 3 ～ 21 点で認知項目の合計は 5 ～ 35 点になっている．総合計点は 18 ～ 126 点である．FIM の運動項目得点に関して，80 点以上あれば屋外歩行自立し，70 点台で身の回り動作は自立している．50 ～ 60 点で半介助が必要で，50 点未満では全介助になる[25]．

3）身体障害者手帳診断書・意見書

　身体障害者福祉法第 15 条第 1 項の規定により指定医師が記載する．身体障害者福祉法の等級は機能障害レベルで認定される．筋力，関節可動域のほかに，「動作・活動」の項目があり（表 4-25），これは活動制限レベルの ADL を記入することになる．自立○，半介助△，全介助または不能×の 3 段階分類になっている．障害年金診断書でも同じ様式であるが，こちらは「○」，「○△」，「△×」，「×」の 4 段階分類になっている．なお 2014（平成 26）年 4 月より手帳の認定基準を，医療技術の進歩によりペースメーカーや人工関節挿入によって大きな支障なく日常生活を送ることができるようになったことをふまえて変更した．ペースメーカーの依存度や ADL の制限に応じて 1，3，4 級のいずれかに認定し，3 年以内に再認定を行うことを必須としている．人工関節は術後の経過安定した時点での関節可動域などに応じて 4，5，7 級，非該当のいずれかに認定すると変更した．

表4-26 特定疾病

1	がん（末期）	10	早老症（ウェルナー症候群等）
2	関節リウマチ	11	多系統萎縮症
3	筋萎縮性側索硬化症	12	糖尿病性神経障害，糖尿病性腎症及び糖尿病性網膜症
4	後縦靱帯骨化症		
5	骨折を伴う骨粗鬆症	13	脳血管疾患
6	初老期における認知症	14	閉塞性動脈硬化症
7	進行性核上性麻痺，大脳皮質基底核変性症及びパーキンソン病	15	慢性閉塞性肺疾患
8	脊髄小脳変性症	16	両側の膝関節または股関節に著しい変形を伴う変形性関節症
9	脊柱管狭窄症		

表4-27 障害高齢者の日常生活自立度（寝たきり度）判定基準

生活自立	ランクJ	何らかの障害等を有するが，日常生活はほぼ自立しており，独力で外出する 1. 交通機関等を利用して外出する 2. 隣近所へなら外出する
準寝たきり	ランクA	屋内での生活は概ね自立しているが，介助なしには外出しない 1. 介助により外出し，日中はほとんどベッドから離れて生活する 2. 外出の頻度が少なく，日中も寝たり起きたりの生活をしている
寝たきり	ランクB	屋内での生活は何らかの介助を要し，日中もベッド上での生活が主体であるが，座位を保つ 1. 車椅子に移乗し，排泄はベッドから離れて行う 2. 介助により車椅子に移乗する
	ランクC	1日中ベッド上で過ごし，排泄，食事，着替えにおいて介助を要する 1. 自力で寝返りをうつ 2. 自力では寝返りもうてない

4)介護保険

　超少子高齢社会，人口ピラミッドの推移の中で生産年齢世代が高齢者世代を支えきれなくなる危機感と，医療費 2025 年問題（1947 ～ 1949 年生まれの団塊の世代の全員が 75 歳以上の後期高齢者になり，国民皆保険の持続可能性の観点からどう対応すべきか）と，年々増加し続ける医療費を抑制する必要から，2000（平成 12）年に介護保険が導入された．これは加齢に伴って生じる心身の変化に起因する疾患等による要支援・要介護状態に対して自立支援を保健医療サービスや福祉サービスにかかる給付を行う社会保険制度である．保険者は市町村であり，40 歳以上のすべての国民が介護保険料を払うことになっている．65 歳以上の第 1 号被保険者と 40 歳以上 65 歳未満の医療保険加入者が第 2 号被保険者であり，後者の特定疾病患者（表 4-26）は介護認定を受ける権利がある．

5)障害高齢者の日常生活自立度（寝たきり度）判定基準

　この日常生活自立度判定基準は 1991（平成 3）年 11 月 18 日，厚生省大臣官房老人保健福祉部長通知として提示されたものである（表 4-27）．さらに高齢者の介護保険による認定基準がある（表 4-28）．

　2000（平成 12）年に施行された介護保険法は，認知症グループホームが法定化されるなど認知症ケアに多大な貢献を果たしている．2005 年の介護保険法の改正で「痴呆」から「認知症」へ用語が変更されている．2012 年に策定された「認知症施策推進 5 カ年計

表4-28 高齢者の寝たきり度―介護保険による認定基準

要支援1	日常生活はほぼ自分で行えるが，今後，要介護状態になることを予防するため，少し支援が必要．
要支援2	日常生活に少し支援が必要だが，介護サービスを利用すれば，機能の維持や改善が見込まれる．
要介護1	立ち上がりや歩行がやや不安定．日常生活はおおむね自立しているが，排泄や入浴などに一部介助が必要．
要介護2	立ち上がりや歩行が自力では困難．排泄や入浴にも一部または全介助が必要．
要介護3	立ち上がりや歩行が自力ではできない．排泄・入浴・衣服の着脱などにも全面的な介助が必要．
要介護4	日常生活の全般で能力の低下がみられ，排泄・入浴・衣服の着脱に全面的な介助，食事に一部介助が必要．介護なしでは日常生活が困難．
要介護5	生活全般にわたり，全面的な介助が必要．意志の伝達が困難．介護なしでは日常生活が不可能．

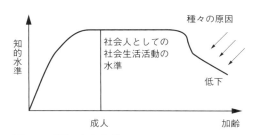

図4-27 認知症の定義
一度獲得した知的機能の衰退である．

画（オレンジプラン）」は2015（平成27）年に「新オレンジプラン（認知症施策推進総合戦略）」になった．さらに認知症施策推進関係閣僚会議において，「認知症施策推進大綱」が2019（令和元）年6月に取りまとめられた．認知症になっても住み慣れた地域で自分らしく暮らし続けられる「共生」を目指し，「認知症バリアフリー」の取り組みを進めていくとともに，「共生」の基盤のもと，通いの場の拡大など「予防」（「認知症になるのを遅らせる」「認知症になっても進行を緩やかにする」という意味）に取り組むことが確認された．

10 認知症の評価

　認知症は脳に器質的病変があり，一度獲得した知的機能の衰退である．後天性障害，慢性に持続進行する，社会生活活動の水準低下である（**図4-27**）[26]．認知症の最大の危険因子は加齢である．65～69歳での有病率は1.5%であるが，以後5歳ごと倍に増加し，85～89歳では44.3%に達している（**第7章 図7-4参照**）．厚生労働省の統計では，2012（平成24）年の全国の有病者は462万人であり，これをもとにすると2025年の認知症有病者数は約700万人（約20%，5人に1人）の見込みである[27]．認知症の症状は，脳細胞の死滅による「中核症状」の記憶障害，見当識障害，実行機能障害，理解・判断力の障害があり，性格・素質や環境・心理状態の影響による行動・心理症状（behavioral and psychological symptoms of dementia：BPSD）である「周辺症状」がある．後者には人格変化，不安・焦燥，うつ状態，幻覚・妄想，徘徊，興奮・暴力，不潔行為などがある．

表4-29 改訂長谷川式簡易知能評価スケール

	質 問 内 容		配点
1	お年はいくつですか？（2年までの誤差は正解）		0, 1
2	今日は何年の何日ですか？何曜日ですか？ （年，月，日，曜日が正解でそれぞれ1点ずつ）	年	0, 1
		月	0, 1
		日	0, 1
		曜日	0, 1
3	私たちがいまいる所はどこですか？ （自発的にできれば2点，5秒おいて家ですか？病院ですか？施設ですか？のなかから正しい選択をすれば1点）		0, 1, 2
4	これから言う3つの言葉を言ってみて下さい．あとでまた聞きますのでよく覚えておいて下さい． （以下の系列のいずれか1つで，採用した系列に○印をつけておく） 1：a）桜　b）猫　c）電車 2：a）梅　b）犬　c）自動車		0, 1 0, 1 0, 1
5	100から7を順番に引いて下さい． （100−7は？，それからまた7をひくと？と質問する．最初の答えが不正解の場合，打ち切る．それぞれ1点．）	（93） （86）	0, 1 0, 1
6	私がこれから言う数字を逆からいって下さい． （6−8−2，3−5−2−9を逆に言ってもらう．3桁逆唱に失敗したら，打ち切る）	2-8-6 9-2-5-3	0, 1 0, 1
7	先ほど覚えてもらった言葉をもう一度言ってみて下さい．（自発的に回答があれば各2点，もし回答が無い場合以下のヒントを与え正解であれば1点） a）植物　b）動物　c）乗り物		a：0, 1, 2 b：0, 1, 2 c：0, 1, 2
8	これから5つの品物を見せます．それを隠しますのでなにがあったか言って下さい． （時計，鍵，タバコ，硬貨など必ず相互に無関係なもの）		0, 1, 2 3, 4, 5
9	知っている野菜の名前をできるだけ多く言って下さい．（答えた野菜の名前を右欄に記入する．途中で詰まったり，約10秒間待っても答えない場合はそこで打ち切る） 0〜5=0点，6=1点，7=2点，8=3点，9=4点，10=5点		0, 1, 2 3, 4, 5
	満点30点　20点以下—認知症　21点以上—非認知症		合計点数

　正常と認知症との間にMCI（mild cognitive impairment：軽度認知障害）という脳の生理的老化による「もの忘れ」の段階（グレーゾーン）がある．体験したことの一部を忘れる，進行が遅い，判断力は低下しない，忘れっぽいことを自覚している，日常生活に支障はないものの，年間10〜30％が認知症に進行している．一方で，正常なレベルに回復する人もいる．

　改訂長谷川式簡易知能評価スケール（表4-29）[28]は，後述するミニメンタルテスト（Mini-Mental State Examination：MMSE）[29]に先んじて作成されたもので，簡便で従来から用いられている．また日本語版ミニメンタルテスト[30]も用いられている．両者はほぼ同様の内容で，満点は30点であり，認知症診断の敏感性などもほぼ同じである．後者では最後の1点に五角形の連結という図形内容が入っている（表4-30）．その他に，認知症の程度やBPSDの有無について考慮した「認知症高齢者の日常生活自立度判定基準」が1993（平成5）年10月26日厚生省老人保健福祉局長通知として出された（表4-31）．75歳以上の人で自動車免許更新を希望する場合には，認知症機能検査の受検と講習会受講が2018年4月1日より義務付けられた．

介護保険の主治医意見書

　介護保険の主治医意見書では，「3. 心身の状態に関する意見」の記載が求められている（表

第4章　リハビリテーション評価学

表4-30　日本語版ミニメンタルテスト

1. 日時（5点）	今年は何年ですか. いまの季節は何ですか. 今日は何曜日ですか. 今日は何月何日ですか.
2. 現在地（5点）	ここは何県ですか. ここは何市ですか. ここは何病院ですか. ここは何階ですか. ここは何地方ですか.
3. 記憶（3点）	相互に無関係な物品名を3個聞かせ，それをそのまま復唱させる．1個答えられるごとに1点．すべて言えなければ6回まで繰り返す.
4. 7シリーズ（5点）	100から順に7を引いていく．5回できれば5点．間違えた時点で打ち切り．あるいは「フジノヤマ」を逆唱させる.
5. 想起（3点）	3で示した物品名を再度復唱させる.
6. 呼称（2点）	時計と鉛筆を順に見せて，名称を答えさせる.
7. 読字（1点）	次の文章を繰り返す．「みんなで，力を合わせて綱を引きます」
8. 言語理解（3点）	次の3つの命令を口頭で伝え，すべて聞き終わってから実行する. 「右手にこの紙を持ってください」 「それを半分に折りたたんでください」 「机の上に置いてください」
9. 文章理解（1点）	次の文章を読んで実行する．「眼を閉じなさい」
10. 文章構成（1点）	何か文章を書いてください.
11. 図形把握（1点）	次の図形を書き写してください.

表4-31　認知症高齢者の日常生活自立度判定基準

ランク	判定基準
0	非該当（認知症なし）
Ⅰ	何らかの認知症を有するが，日常生活は家庭内および社会的にはほぼ自立している
Ⅱ	日常生活に支障をきたすような症状・行動や意思疎通の困難さが多少みられても，誰かが注意していれば自立できる
Ⅱa	家庭外で上記Ⅱの状態がみられる
Ⅱb	家庭内で上記Ⅱの状態がみられる
Ⅲ	日常生活に支障をきたすような症状・行動や意思疎通の困難さが時々みられ，介護を必要とする
Ⅲa	日中を中心として上記Ⅲの状態がみられる
Ⅲb	夜間を中心として上記Ⅲの状態がみられる
Ⅳ	日常生活に支障をきたすような症状・行動や意思疎通の困難さが頻繁にみられ，常に介護を必要とする
M	著しい精神症状や問題行動あるいは重篤な身体疾患がみられ，専門医療を必要とする

4-32）．（1）「日常生活の自立等について」があり，これは表4-27の障害高齢者の日常生活自立度判定基準の項目と，表4-31の認知症高齢者の日常生活自立度判定基準の項目を記入する．さらに（2）「認知症の中核症状（認知症以外の疾患で同様の症状を認める場合を含む）」があり，①短期（臨床的には近時である）記憶，②日常の意思決定を行うための認

表4-32 介護保険主治医意見書の「3. 心身の状態に関する意見」

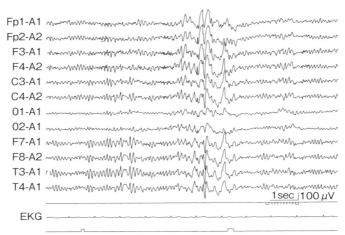

図4-28 全般性てんかんの脳波
背景活動は9Hz, 40〜80μVのα波である. 突発性異常として, 3Hz, 300μVに達する不規則棘徐波複合が出現している. 両側同期性対称性に同時に始まっており, 前頭部優位である.

知能力, ③自分の意思の伝達能力の3項目がある. (3) 認知症の周辺症状（該当する項目をすべてチェック：認知症以外の疾患で同様の症状を認める場合を含む）があり, ①幻視・幻聴, ②妄想, ③昼夜逆転, ④暴言, ⑤暴行, ⑥介護への抵抗, ⑦徘徊, ⑧火の不始末, ⑨不潔行為, ⑩異食行動, ⑪性的問題行動, ⑫その他の項目を記入する.

11 電気生理学検査

今日のコンピューターを用いた画像診断技術は長足の進歩を遂げている. 画像は形態を捉えている. これに対して電気生理学検査は, 機能的異常を捉える脳波検査, 神経伝導検査, 針筋電図などが基本的検査であり, 非侵襲的で情報量が多く有用である.

脳波検査では頭皮上の表面記録電極から脳の活動を記録するもので, てんかん性の突発波の有無, あるいは代謝性脳症や認知症における徐波の程度を評価するものである（図4-28）. これに対して, 針筋電図や神経伝導検査は, 下位運動ニューロン, 神経線維, 神経筋接合部, 筋の異常の有無やその程度を診断するものである（図4-29〜4-31）[31]．

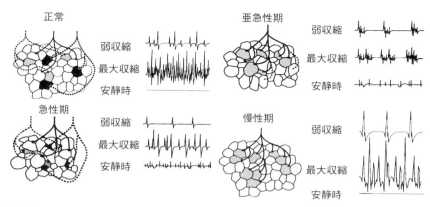

図4-29 針筋電図の所見
3個の運動単位の正常筋電図（EMG）波形のイラストと2本の脱神経に伴う急性期，亜急性期，慢性期の波形変化を示している[29]．基本的には，最初に，安静時の異常自発活動の有無を観察する．2番目に，弱収縮によって運動単位電位（motor unit potential：MUP）の持続時間，振幅，相などの波形分析を行う．3番目に，最大収縮によってMUPの動員パターンを観察する．このときに個々のMUPが同定できない状態を完全干渉パターンと呼んでいる．
正常では，弱収縮によって3種類のMUPが出現している．最大収縮によって，他の運動単位も動員され基線がみえなくなり，完全干渉パターンを呈する．安静時には異常自発活動はみられない．
急性期では1個の運動単位が残存していることから1個のMUPが出現している．最大収縮によって他の残っている運動単位も動員され，しかもMUPの放電頻度が高くなっている．しかし運動単位は減少していることから不完全干渉パターンになる．安静時では，脱神経による異常自発活動である線維自発電位と陽性鋭波が検出される．
回復亜急性期では，支配筋線維への側副再生線維の伝導速度が遅くなり，筋線維発火に時間的不揃いが出現する非同期化のために，随意収縮時に多相性MUPが出現する．神経再生に伴って，安静時の異常自発活動は減少する．
慢性回復期では，側副再生神経の非同期性が改善され，筋線維支配密度が大きくなり，随意収縮時に巨大MUPが出現する．安静時の異常自発活動は消失する．

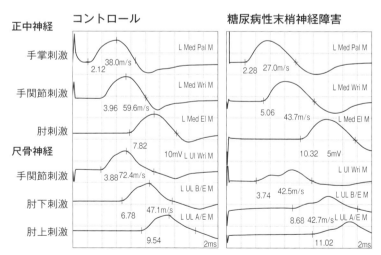

図4-30 運動神経線維の神経伝導検査
正中神経は記録電極を短母指外転筋に設置し，手掌，手関節，肘で電気刺激をしている．尺骨神経は記録電極を小指外転筋に設置し，手関節，肘下，肘上で電気刺激をしている．較正はコントロールで1区画潜時2ms，振幅10mVであり，糖尿病性末梢神経障害では2ms，5mVである．糖尿病性末梢神経障害では振幅低下と軽度伝導速度の遅延が認められる．

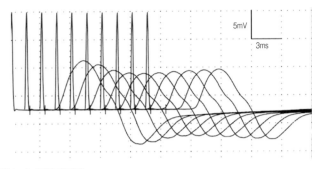

図4-31 反復刺激法による漸減現象
前縦隔で胸腺腫がみられる重症筋無力症患者で，尺骨神経を手関節部で反復刺激をして小指外転筋から複合筋活動電位CMAPを導出している．第5発目の振幅が第1発目と比べて10％以上の振幅低下が認められ，疲労試験で漸減現象があり陽性である．

引用文献

1. Weed LL：Medical records that guide and teach. *N Engl J Med* **278**（11）：593-600, 1968.
2. Hurst JW：Ten reasons why Laurence Weed is right. *N Engl J Med* **284**（1）：51-52, 1971.
3. 日野原重明：The Problem-Oriented System 医療と医学教育の革新のための新しいシステム．医学書院，1973.
4. 日本整形外科学会：関節可動域表示ならびに測定法．日整会誌 **96**：75-86, 2022.
5. 日本リハビリテーション医学会：関節可動域表示ならびに測定法．*Jpn J Rehabil Med* **58**：1188-1200, 2021.
6. 日本足の外科学会：関節可動域表示ならびに測定法．日本足の外科学会雑誌 **42**：S372-S385, 2021.
7. 太田富雄，和賀志郎・他：意識障害の新しい分類法試案．脳神経外科 **2**（9）：623-627, 1974.
8. 竹内栄一，太田富雄：意識障害の grading. *Clin Neurosci* **13**（1）：65-67, 1995.
9. Graham T, Bryan J：Assessment of Coma and Impaired Consciousness. *Lancet* **13**：80-83, 1974
10. Bohannon RW, Smith MB：Interrater reliability of a modified Ashworth scale of muscle spasticity. *Phys Ther* **67**：206-207, 1985.
11. 栢森良二・三上真弘：慢性疼痛のリハビリテーション．神経内科 **60**（6）：627-635, 2004.
12. Merwkey H, Bogduk N：Classification of chronic pain：Description of chronic pain syndromes and definition of pain term, 2nd ed, Seattle. IASP Press, pp209-214, 1994.
13. 江藤文夫：片麻痺における肩手症候群．老年医学会雑誌 **15**（5）：421-427, 1978
14. 上田礼子：日本版デンバー式発達スクリーニング検査 JDDSTとJPDQ．医歯薬出版，1980.
15. 遠城寺宗徳：遠城寺式・乳幼児分析的発達検査法 九州大学小児科改訂新装版．慶應義塾大学出版会，2009.
16. 栢森良二：頭部外傷リハビリテーション Update．行動・人格異常．臨床リハ **7**（2）：145-150, 1998.
17. 栢森良二：介護保険制度とリハビリテーション．綜合臨床 **48**：307-312, 1999.
18. Mahoney FI, Barthel D：Functional evaluation：the Barthel Index. *Md State Med J* **14**：56-61, 1965.
19. Moskowitz E, McCann CB：Classification of disability in the chronically ill and aging. *J Chron Dis* **5**：342-346, 1957.
20. Granger CV et al：Measurement outcome of care for stroke patients. *Stroke* **6**：34-41, 1975.
21. Fortinsky RH, Granger CV, Seltzer GB：The use of functional assessment in understanding home care needs. *Medcal Cre* **19**：189-497, 1981.

22. Granger CV：Health accounting-Functional assessment of the long-term care patient. In：Kottke FJ, Stillwell GK, Lehman JF（eds）：Krusen's Handbook of Physical Medicine and Rehabilitation, 3rd ed, WB Saunders Company, pp253-274, 1982.

23. 岩倉博光・栢森良二：老年者の障害のとらえ方. 岩倉博光・他編集：老年者の機能評価. 医歯薬出版, pp71-97, 1990.

24. Granger CV, Hamilton BB et al：Adavances in functional assessment for medical rehabilitation. *Top Geriatr Rehabil* **1**（3）：59-74, 1986.

25. 辻　哲也, 園田　茂, 千野直一：入院・退院時における脳血管障害患者の ADL 構造の分析. リハ医学 **33**（5）：301-309, 1996.

26. 目黒謙一：痴呆の臨床. 医学書院, 2004.

27. 厚生労働省：認知症施策の総合的な推進について（https://www.mhlw.go.jp/content/12300000/000519620.pdf）

28. 加藤伸司, 下垣　光・他：改訂長谷川式簡易知能評価スケール（HDS-R）. 老年精医誌 **2**（11）：1339-1347, 1991.

29. Folstein MF, Folstein SE, McHugh PR："Min-Mental State"：A practical method for grading the cognitive state of patients for the clinitian. *J Psychiatr Res* **12**：189-198, 1975.

30. 森　悦郎, 三谷陽子, 山鳥　重：神経疾患患者における日本語版 Mini-Mental State テストの有用性. 神経心理学 **1**：82-90, 1982.

31. 園生雅弘：筋電図と筋病理. 病理と臨床 **11**：1256-1261, 1994.

参考文献

1. 三上真弘（編）：リハビリテーション医学　改訂第 2 版. 南江堂, 2003.
2. Yamada T, Meng E：Practical Guide for Clinical Neurophysiologic Testing：EEG, Lippincott Williams & Wilkins, 2012.
3. 栢森良二（訳）, Kimura J（著）：新 神経・筋疾患の電気診断学―筋電図・神経伝導検査 - 原理と実際. 西村書店, 2019.

第5章 リハビリテーション治療学

リハビリテーション治療学

学習の目標

1. 障害者の3つの心理的問題は何か．
2. 心理的防衛機制にはどのようなものがあるか．
3. 傾聴，共感，疾病利得とは何か．
4. 認知症の治療アプローチを2つ挙げよ．
5. 廃用症候群の予防アプローチにはどのようなものがあるか．
6. リンパ浮腫はどんな疾患で出現するか．
7. 等尺性運動の長所と短所は何か．
8. 運動療法とボルグ指数について説明できる．
9. 長下肢装具の適応について述べることができる．
10. 認知行動療法における認知トライアングルとは何か．
11. 閉塞性動脈硬化症の切断レベルで多いのはどこか．
12. リハビリテーション医学の分野でインシデントは何が多いか．
13. リハビリテーション前置主義の意味は何か．

　リハビリテーション医学では，障害者の心理的アプローチ，安静臥床による廃用症候群の予防，さらに機能障害，能力低下＝活動制限，さらに社会的不利＝参加制約の3つのレベルに対するアプローチが必要である．

1 心理的アプローチ

　心理的な適応障害を起こすかどうかは，疾患や機能障害の重症度より，むしろ障害をどのように理解し，解釈しているかにかかっている[1]．腰痛や坐骨神経痛の異常を強く感じ，整形外科を受診して画像診断などで椎間板ヘルニアと診断されても，自らは歩行障害の原因は何か悪性の病気があると信じ込み休職し，医師の診断とのギャップに悩み，うつ状態になり自殺念慮に陥る患者もいる．逆に脊髄損傷による対麻痺があっても，自らは障害者とあまり感じることなく，車椅子を自由に操り，スポーツに熱中する障害者もいる．障害は心理的適応の成否の問題であるともいえる．さらに近年，超高齢社会を迎えて認知症が急増している．これに対するアプローチも基本的には心理的アプローチである[2]．

1)障害者の心理

　障害者の主な心理的問題には，①どのように障害を受容するか，あるいは適応していくのか，②積極的に障害に立ち向かっていく意欲あるいは動機付けをするのか，③疾病利得といわれる，困難な現実から病気の中に逃げ込む疾病への逃避の心理，がある[1]．

　また Elisabeth Kübler-Ross は著書の『死の瞬間』の中で，「死の受容のプロセス」と呼ばれている「キューブラー＝ロスモデル」を提唱している[2]．この過程は障害者の心理と障害受容と相通じる点がある．最初に「ショック期」がある．肉体的に苦痛があっても，心理的には平穏で，感情が鈍麻した無関心な状態である．現実に起こっていることが自分のことでないような離人症のような状態も起こることがある（**第17章 精神障害の基礎事項参照**）．次いで「否認期」では，障害は簡単に治らないということを薄々わかってきて，心理的防衛反応として障害の否認が生じる．それと同時に奇跡が起こるのではないかと夢のような期待にすがっているため，残存機能に対する訓練に対してあまり熱心でない．たとえば，右手が利き手の右片麻痺患者では利き手交換，対麻痺患者では車椅子の練習には，むしろ拒否的になっていることもある．次に「怒りの時期」では，圧倒的な現実を到底否認しきることができず，障害が完治することが不可能であることを否定しきれなくなった結果，攻撃的になり，「自分の障害が治らないのは治療が間違っているからだ」，「もっと訓練の回数や時間を多くとってくれないからだ」，「そもそも最初の治療が失敗したからこうなったのだ」とすべてを他人の責任にし，怒りやうらみの感情をぶつけるようになる．障害が治らないということを否定できない絶望的状況で，この障害を治してくれるようならこれからは善人になるし，何でもやると「取引の心理」になる．しかし取引は成立せず，内向的・自虐的な形で現れ，今度は自分を責め，すべては自分が悪いのだと考え悲嘆にくれ，また抑うつ的になり，ときには自殺企図にはしることになる．しだいに，外向的攻撃では結局問題は解決しないことを悟り，内向きの自責が内面化され，自己の責任を自覚として，結局他に頼らず自分で努力しなければならないことを悟る[3]．どん底での希望の光が少し見えてきたときこそが「障害受容」の芽生えである．右片麻痺により不自由となった利き手を使わなくても，自分の努力で利き手交換を行い生活できるようになる新しい喜びや，車椅子で街に買い物ができることを経験でき，さまざまな風景がみえてくる．同じ障害者をみていると皆元気で生活をしており，スポーツまで楽しんでいるし，さまざまなアドバイスをしてくれる．障害者になっても少しずつ努力を重ねていけば，生きていけるのだと確信し，障害者に対する偏見はなくなり，就職することに対しても前向きになっている．いつの間にか「価値観の転換」がなされている．

2)障害の受容と適応

1. 心理的な機能障害

　脳血管障害，脳外傷など脳疾患に伴う機能障害のなかに，知能，記憶などの知的機能障害，感覚，知覚，注意などの意識機能障害，さらに情緒，感情，気分や意志の情動障害，認知障害に基づく行動や学習障害などがある（**表5-1**）．

　さらに全身性エリテマトーデス，アルコール依存症，肝硬変，慢性腎不全など全身疾患に伴う脳症があり，あるいは統合失調症，躁うつ病などの精神疾患や，認知症を合併する

表5-1 心理的な機能障害—身体レベルの障害

知的機能	知能
	記憶
	思考
	失認・失行
意識機能	意識／覚醒
	知覚と注意
情動／行動機能	情緒と意志
	行動パターン

表5-2 疾患や薬剤に伴う意識障害

全身性エリテマトーデス	CNS（中枢性）ループス	うつ病，痙攣など精神神経症状
アルコール依存症	ウェルニッケ - コルサコフ症候群	記銘力障害，失見当識（場所や時間がわからなくなる）
肝硬変	肝性脳症	意識障害，羽ばたき振戦
慢性腎不全	尿毒症性脳症	せん妄，ミオクローヌス，意識障害
ステロイド薬剤	ステロイド脳症	うつ状態，錯乱

表5-3 心理的防衛機制

抑制（suppression/repression）	衝動や葛藤を無意識的に押さえ込む
否認（denial）	現実的状況を無意識的に認めまいとする
反動形成（reaction formation）	ある対象に向けられた感情とは正反対の感情や振る舞いを無意識的に行う
置換（displacement）	ある対象に向けられた感情や衝動を他の対象に向ける
退行（regression）	ストレスに遭遇したりその状況が長く続くと，それ以前の発達段階に戻って自我を守る
知性化（intellectualization）	本来なら感情・情緒的になるはずの衝動や葛藤について，知的に理解したり表現しようとする
行動化（acting out）	言語的な交流をすべきときに，それが行動によってのみ表現される
躁的防衛（paranoia）	本来なら抑うつ的になるところを，明るく振る舞ったり，周囲を見下すような考え方
分裂（dissociation）	自分の中や他人の中にある良い部分と悪い部分が一体化せず，分離されて認知される状態
昇華（sublimation）	社会・文化的により次元の高い手段や方法で，衝動を発散させたり充足させたりする

ことによって障害受容が困難となることもある（表5-2）.

　最初にこれらの身体レベルの障害に伴う心理的あるいは精神的異常状態（＝機能障害）の診断や評価を行う必要がある.

2. 心理的適応過程

　心理的な機能障害がなくても，病気あるいは障害をもったことにより，不安，苦悩，うつ状態など心理的葛藤に陥ることは，ある意味で当然のことである. そのために順調にリハビリテーションが開始されないことも多い.

　日常生活でこれまでできていたことができなくなったり，あるいは通学・通勤が難しくなったり，復学や職業復帰が難しくなって，これまでの健全な身体や，社会的役割を「喪失体験」することになる. これを回避しようと心理的防衛機制（表5-3）が働く.

　リハビリテーションの成否は，否認の世界に閉じこもるか，そこからの脱出を試みるかにかかっている. 不安，苦悩，うつ状態の中を，もがき苦しみ，じっと悲しみに耐える時間が必要である. しかし種々の体験を通して，これまでと違った自分を認識することによって自分自身を障害者と考えるようになる. その結果，社会，環境に再適応するための新たな行動や役割を学んでいこうとする. この心理的過程が「悲哀の仕事」である. 日常生活，社会生活における対処行動や役割変換などの悲哀の仕事によって，人生の何かにつ

いて学ぶことができる．障害を受け入れることは難しい．これができなくとも，一生の時間をかけても悲哀の仕事を営むことが「障害の受容」である．

「障害の受容」は障害の種類によって異なる．また，障害が同じでも個人によって異なり，社会的支援や障害者相互の交流によって促進される．機能訓練への執着や，障害者としての劣等視から解き放たれ，情緒的に安定し，積極的な社会活動の参加が求められている．

3）動機付け

残存している機能や能力で，積極的に自分の障害に立ち向かっていくリハビリテーションへの意欲には，動機付けが必要である．なかなか脱出への第一歩を踏み出せないことが多い．「意欲に欠ける」「問題患者」「障害受容ができていない」などと，リハビリテーション関係者にレッテルを貼られることがある．それらの原因のなかには，心理的機能障害や疾患・薬剤による心理精神的異常状態が合併していたり，疾病利得による疾病への逃避，障害の受容過程であったり，障害者とスタッフの間の情報理解の解離などが挙げられる．

スタッフは医学的病態，障害，治療方針などを詳細に説明し，情報を提供することによって，障害者はリハビリテーションの第一歩を踏み出して，行動してくれると錯覚していることが多い．障害者に対する最初の心理的アプローチは，障害者が障害をうまく認知，理解，受容できるように援助することであり，まず話を聴き，その内容を否定することなく共感することが大切である．じっと聴くことで「傾聴と共感」のアプローチになる[*]．

4）疾病利得

精神的ストレスが過大で不安や苦悩が限界を超えると，手足が動かなくなったり，耳が聞こえなくなったり，しゃべることができなくなったり，極端な場合，痙攣などの症状が出現する．いわゆる解離性障害や適応障害が起こる（**17章「精神障害の基礎事項」参照**）．また困難な現実から病気の中に逃げ込む，疾病への逃避の心理がある．身体症状を呈する病気の状態であることによって，二次的にさまざまな社会心理的な利益を得る，疾病利得の心理機制が加わる．

特に受傷機転が交通事故，労働災害，医療過誤では医療補償など，加害者と被害者の関係が基盤にあると，疾病利得の心理が発生しやすい．医療現場におけるスタッフとの間でも，かまってもらいたい，大事にされたい，相手を困らせたい，など愛情要求を満たす手段として身体障害の症状や苦痛を訴えることによって，疾病利得の気持ちが働く．疾病利得は，①現実から遊離させ，かえって不適応に陥り，障害受容を妨げる，②受け身的な利益を得るだけでなく，能動的に家族，職場，医療スタッフを思う通りに動かす手段になりやすい，③患者や障害者の意図的，意識的な産物でなく，むしろ本人自身も気づかない無意識によってつくりだされたものである．したがってこの状態を仮病扱いにして責めたり，非難したりすることは，かえって事態を悪化させることが多い[1)]．

---

[*] 支援者に求められる態度が「傾聴と共感」である．この「傾聴」とは，相手の話をただ単に音として「聞く」ことでなく，その内容を相手の立場に立って，一生懸命に相手の価値観を理解して「聴く」ことである．話を遮ることなく最後まで聴き，自分の意見を言って否定しないことである．これが信頼関係を築く第一歩である．さらに「共感」とは，相手の障害に対する感情を何とか理解しようと，感情を共有することである．「同感」には「自分にも同じことがあった」という自分の意見があり，「同情」には「私にできることがあったら，何でも言ってください」と対応することである．「同感」や「同情」は「共感」と似て非なるものである．この「傾聴と共感」があり，「障害の受容」が可能になる．

5）認知症

ケアの基本として，①その人の生き方（尊厳）を重んじる，②楽しいコミュニケーション，③その人の残存能力を使って何らかの役割を発揮させ自信をもたせる（たとえば書道が上手な人には書道の先生役をやってもらう，大工仕事が上手な人には修理作業をやってもらうなど），④環境，関係，生活など馴染みの暮らしを継続する，⑤正しいやり方を繰り返す（満点主義＝誤りなし学習），などが原則である[5].

1．回想法

患者の過去から現在に至る人生の歴史に焦点を当て，これを共感的・受容的に傾聴することによって，心理的支持を目的とする技法である．生活史の聴取には，高齢者自身が生きてきた時代背景を聴くことから始める．自尊心が高まり，心の平安を得ることができ，老年期の課題である自我の「統合・完成」を達成できる可能性が開かれる．

2．現実見当識訓練

見当識障害，記憶障害などの認知障害がある患者に対して，日付，季節，居場所などの現実の情報を繰り返し正しく教え，直接的に認知的側面に働きかけるものである．質問に対して誤った答えや反応をする前に，正しい情報を提示して復唱するという「誤りなし学習（errorless learning）」が重要である．誤った反応に対してスタッフが「誤り訂正」を行うと，どちらが誤っているのかを記憶できず，誤りの訂正によって保続現象（同じ言葉や思考などを繰り返す）の影響もあり，いっそう過ちが強化されてしまう．

2 ｜ 廃用症候群

病気の発生とともに安静臥床は不可避である．しかしそのことが病気の治癒機転に作用すると同時に，多くの副作用をもたらす場合がある．

長期安静臥床や四肢の非使用による弊害を廃用症候群（disuse syndrome）と呼んでいる（表5-4）．安静臥床によって筋力低下をきたし，さらに運動不足によって心肺系機能低下が起こり体力低下をきたす．また体力低下によってますます安静臥床になりやすく，悪循環が成立することになる（図5-1）．

1）急性期のアプローチ

急性期のアプローチは，褥瘡予防に対する体位変換，無気肺予防の排痰介助，下肢血栓症予防を含めた関節可動域訓練，早期離床である（表5-5）．特に周術期（外科的手術の前後）リハビリテーションが重要である．外科的手術後でも安静臥床を余儀なくされる．術後の大多数の患者に対して，術前からあるいは術後ただちに廃用症候群を予防・軽減する必要

表5-4 廃用症候群の障害内容

廃用症候群：安静臥床に伴う弊害	
運動不足	関節拘縮，筋力低下，体力低下
臥位による変化	排痰困難＝無気肺，肺活量の減少，嚥下性肺炎，下肢血栓症
知覚刺激の剥奪	精神機能の低下，うつ
不良肢位	褥瘡，腓骨神経圧迫障害＝下垂足

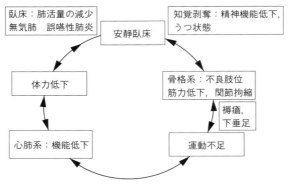

図5-1 廃用症候群の悪循環

表5-5 急性期のベッドサイドでのアプローチ

目的	手技
褥瘡の予防	体位変換
関節拘縮	関節可動域訓練
血栓塞栓の予防	関節可動域訓練
無気肺	排痰:体位ドレナージ,深呼吸,咳嗽,用手圧迫呼吸介助
起立性低血圧	座位保持
逆流性食道炎	座位保持
嚥下性肺炎	座位保持

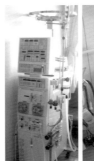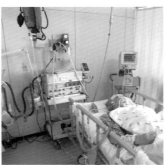

図5-2 急性期のベッドサイド
急性期のベッドサイドには,酸素あるいは人工呼吸器,心電図モニター,静脈点滴,鼻腔チューブなどのライン,せん妄患者では上肢抑制帯が装着されていることが多い.必要に応じて透析装置も病室に置かれている.このような状況で急性期リハビリテーションが開始される.

表5-6 廃用症候群による臓器の退行性変化

筋肉	筋力低下,筋萎縮
関節	拘縮,変形
骨	骨粗鬆症,異所性骨化
心肺系	体力低下,起立性低血圧,最大酸素摂取量の低下
血管	血栓塞栓現象
呼吸器	無気肺,肺塞栓,肺活量減少,誤嚥性肺炎
精神機能	不安,うつ,精神機能低下,夜間せん妄
中枢神経	見当識低下,痛みの閾値低下,バランス機能低下
末梢神経	圧迫性神経障害
消化器	便秘,食欲低下,逆流性食道炎,ストレス潰瘍
泌尿器	尿路結石,尿路感染症,機能的失禁
皮膚	褥瘡,皮膚萎縮

がある.

　術後は創部痛,横隔膜や肋間筋の筋力低下のために排痰障害が起こり,肺炎になりやすい.また下肢安静に伴って静脈血栓症が発生しやすくなる.この病態はいわゆる狭い航空機座席で長時間安静を強要されるエコノミークラス症候群と同様である.外科手術後の全身状態は正常でないことから,静脈血栓が肺に飛び,肺塞栓など重篤な合併症を引き起こす危険性は極めて高くなる.

　この肺炎と静脈血栓塞栓症によって入院期間が長くなることから,厚生労働省は術直後からの理学療法の介入を早期加算というかたちで奨励している.予防に勝る治療法はなく,排痰介助による無気肺予防,体位変換による褥瘡予防,早期離床が最も効果的な治療法である(図5-2).

2)長期臥床による障害の累加

　白血病などの血液がん,間質性肺炎など種々の難治性疾病によって長期臥床を余儀なくされる場合,できるだけ早期に,疾病治療と同時に廃用症候群予防を実施しなければなら

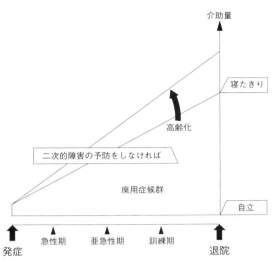

図5-3 廃用症候群の経時的累加
早期からリハビリテーションアプローチを行わないと、廃用症候群は時間とともに累加する.

表5-7 リハビリテーションの対象疾患と算定日数の上限

	脳血管疾患などリハビリテーション	運動器リハビリテーション	呼吸器リハビリテーション	心大血管疾患リハビリテーション	がん患者リハビリテーション	廃用症候群リハビリテーション
対象疾患	脳血管疾患 脳外傷 脳腫瘍 神経筋疾患 脊髄損傷 高次脳機能障害 など	上・下肢の複合損傷 上・下肢の外傷・骨折の手術後 四肢の切断・義肢 熱傷瘢痕による関節拘縮 など	肺炎・無気肺 開胸手術後 肺梗塞 慢性閉塞性肺疾患であって重症度分類Ⅱ期(1秒率80%未満)以上の状態の患者 など	急性心筋梗塞 狭心症 開胸心術後 慢性心不全で左心駆出率40%以下 冠動脈バイパス術後 大血管術後 など	がん患者の手術・放射線治療・化学療法の前後	急性疾患などに伴う安静による廃用症の患者であって、一定程度以上の基本動作能力、応用動作能力、言語聴覚能力および日常生活能力の低下をきたしているもの
算定日数の上限	180日	150日	90日	150日	なし	120日

施設基準は訓練施設の面積、専任医師、訓練士の数によってⅠ, Ⅱ, Ⅲがある.

ない. 時間的経過に伴い廃用症候群による障害は全身臓器に退行性変化 (表5-6) をきたすとともに、障害は累加されて重度になり、非可逆的になってしまう (図5-3). 疾病は軽快しても、褥瘡、関節拘縮、下肢筋力低下などで立位、移乗動作、歩行ができなくなってしまう.

なお診療報酬によって呼吸器疾患では90日、運動器疾患で150日、心大血管疾患で150日、脳血管疾患などで180日と算定上限が決められている (表5-7). つまり原則的には医療保険上、上限日数を超えるとリハビリテーションを実施できなくなり、理学療法や作業療法は終了せざるを得ない. 平成26年度の診療報酬の改定によって、専従訓練士の少ない施設基準Ⅱ, Ⅲの施設の1単位20分の点数は切り上げられている.

3）うつ病と仮性認知症

うつ病では発動性の低下，意欲低下の症状があり，長期臥床に陥りやすく，廃用症候群が促進されやすい．しかも可逆性の認知機能低下（仮性認知症と呼ばれている）であっても，症状はいっそう進行して認知症との区別が困難になってしまう．

3 関節拘縮

1）拘縮予防

運動麻痺があると変形および拘縮が起こりやすく，1～2週間で完成する．しかもいったんでき上がった拘縮はなかなか回復しない．したがって拘縮を治療するより，拘縮を予防するほうがはるかに容易で，重要である．このため病気で絶対安静であっても拘縮の予防を心がけなければならない．

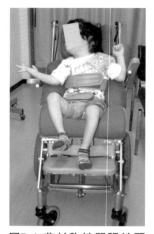

図5-4 非対称性緊張性頸反射と座位保持装置
重度脳性麻痺児で，顔を向けた上肢伸展位に対側上肢は屈曲位になっている．座位によって下肢伸展位を予防している．

拘縮予防には，他動的な関節可動域運動あるいは伸張運動（ストレッチング）が必要である．また骨折でギプス固定をするとこの関節の拘縮は避けられない．ギプスを除去した後の拘縮治療を容易にするために，機能的肢位に保持する必要がある．

重度脳性麻痺児では緊張性頸反射や緊張性迷路反射のために，肢位や姿勢によって上下肢および体幹の拘縮をきたしやすい（図5-4）．これを予防するために，背臥位，腹臥位，横臥位，座位，頸部肢位など体位変換が必要である．

2）乳がん患者の肩関節可動域運動

乳房切除術さらに腋窩リンパ節郭清術後の予防的あるいは回復的リハビリテーションにおいて，肩関節可動域運動と上肢の筋力強化を行う（リンパ浮腫 参照）．

3）好発部位と関節可動域運動

拘縮は，筋の短縮，軟部組織の瘢痕，炎症に伴う線維化，痙縮による筋緊張異常などで発生しやすい．意識障害や麻痺のある患者で長期臥床を余儀なくされた場合，拘縮が発生しやすい．特に股関節は屈曲位に，足関節は尖足位になりやすい．他動的関節可動域運動あるいは伸張運動（ストレッチング）が必要である．それぞれの関節を全可動域にわたり最低3回ずつ，朝夕2度繰り返すことが好ましい．熱傷瘢痕など軟部組織が伸展性のない結合組織に置換された非可逆性瘢痕は，伸張運動の適応はない．

1. 持続伸張運動

拘縮に対して，最大張力を短時間で加えるより，最大以下の張力で長時間にわたり持続伸張したほうが効果的である．さらに伸張の際に温熱を併用すれば，痛みの閾値が上昇し筋弛緩も得られ，結合組織も伸張し，より効果的である．

2. 注意点と禁忌

骨折治癒直後，骨粗鬆症，がんの骨転移病変があったり，四肢に筋力低下がある場合，

表5-8 リンパ浮腫の国際ステージ分類

ステージ 0	リンパ液輸送は阻害されているが浮腫は明らかでない
ステージ I	挙上により軽減する 圧迫でくぼむ浮腫
ステージ II	挙上しても軽減しない 圧迫でくぼむ浮腫
ステージ II 後期	挙上しても軽減しない 脂肪蓄積や線維化の進行により，圧迫でくぼみにくい浮腫
ステージ III	ステージII後期に象皮症（様）変化を伴う

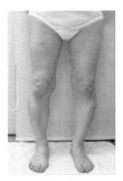
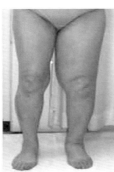
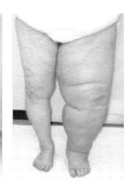
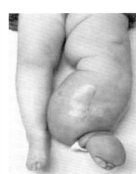

ステージI　　　ステージII　　　ステージII後期　　　ステージIII
可逆期　　　　　　　　　　　非可逆期　　　　　　　象皮期

図5-5 下肢リンパ浮腫のイメージ
(北海道リンパ浮腫診療ネットワーク（監修）：リンパ浮腫簡易指導マニュアル．2016より引用)

強力な伸張運動によって骨折や軟部組織の損傷をきたす危険がある．禁忌は，①急性炎症，②新鮮骨折，③痛みが強いとき，④皮下血腫がみられるとき，⑤拘縮が運動機能にプラスに作用している場合，⑥骨性強直（関節が骨組織で癒合している）による場合，である．

4）リンパ浮腫

乳がんの腋窩リンパ節郭清や，子宮がんや卵巣がんの手術に伴う骨盤内リンパ節郭清によって，リンパ流が阻害されて上肢や下肢にリンパ浮腫が出現する．患者の90％以上が女性であることが特徴である．組織間質に水分が貯留する浮腫と異なり，アルブミンなどの蛋白を高濃度に含んだ体液が貯留したものである．右上肢のリンパは右静脈角へ流入し，左上肢と両下肢や腹腔臓器からのリンパは乳び槽から胸管に運ばれ，左静脈角に流入している．国際リンパ学会の病期分類では潜在性のステージ0から，象皮症（様）変化を伴うステージIIIまである（表5-8，図5-5）．

国際的に承認された「複合的理学療法」と日常生活指導が標準的治療である．複合的理学療法は①皮膚の感染や損傷を予防して皮膚湿潤化などのスキンケア，②ストッキングなど弾性着衣による圧迫療法，③皮膚表層に分布する毛細リンパ管のリンパ液を標的リンパ節へ向けて排液する用手的リンパドレナージ，④筋ポンプを利用した圧迫下での運動療法からなっている．

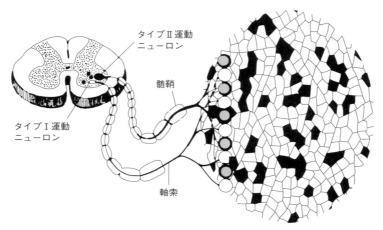

図5-6 2つの運動単位と筋線維支配
2個の運動単位を示している．脊髄前角細胞における1個の運動ニューロンから軸索を経て20〜400本の筋線維を支配している．なお隣接した筋線維は異なった運動単位に属している．筋線維の直径は腓腹筋で54μm，前脛骨筋で57μm，小さな筋の虫様筋で20μmである．

4 筋力強化

　筋力強化には，動員される筋線維数（運動単位の動員能力：筋興奮性）を増加させ，同期化する訓練と，一本一本の筋線維を太くする形態学的変化（筋肥大）の2つの要素が関与している．

1) 運動単位と筋線維の種類

　筋線維は前角細胞（運動ニューロン）に支配されており，前角細胞が大きいほど多数の筋線維を支配しており（神経支配比が大きい），さらに軸索直径が太く伝導速度も速い．前角細胞と軸索とそれを支配している筋線維を運動単位（motor unit：MU）という（図5-6）．大きなMUはより強い筋収縮張力で，筋収縮速度も速い．しかし小さいMUと比べると疲労しやすい．
　タイプⅠ型は遅筋で赤い色調を帯びており（赤筋），ミオグロビン含有量が多い．疲れにくく，機能的に姿勢筋に多い．持久運動選手でよく発達している．これに対して，タイプⅡ型の速筋は白い色調をしており（白筋），随意運動時に用いられ，重量挙げの選手などで発達している．収縮速度や収縮力は大きいが，疲労しやすい．タイプⅠ型とⅡ型との中間型を加える場合もあり，Ⅱ型AとBに分類している（表5-9）．

2) 動員パターンと大きさ原理

　運動単位が動員される際に，でたらめでなく一定の規則があり，小さな運動ニューロンから大きな運動ニューロンへ一定の順序で賦活される．これを「Hennemanの大きさの原理（size principle）」という（図5-7）[6]．
　通常の筋収縮ではMUは5〜15Hzほどで放電している．筋力を増加させるためには，新しいより大きなMUを動員する必要がある．あるいは放電頻度を増加させ，これによっ

表5-9 筋線維の分類と特性

筋線維の分類	線維タイプ	タイプI/S型	タイプⅡA/FR型	タイプⅡB/FF型
	筋収縮性	遅筋（slow-twitch）	速持続筋（fast-twitch）	速易疲労筋（fast-twitch）
	易疲労性	極難（fatigue-resistant）	難（fatigue-resistant）	易（fast-fatigue）
	酵素特性	遅酸化筋	速酸化解糖筋	速解糖筋
筋線維の特性	疲労抵抗性	高い	高い	低い
	酸化酵素（NADH-TR）反応	強い	中〜強い	弱い
	解糖系（phosphorylase）反応	弱い	強い	強い
	ミオシンATPase（pH9.4）	低い	高い	高い
	筋収縮速度	遅い	速い	速い
	筋収縮張力	小さい	大きい	大きい
運動単位の特徴	前角細胞の大きさ	小さい	中〜大きい	大きい
	運動単位の大小	小さい	中〜大きい	大きい
	軸索直径	小さい	中〜大きい	大きい
	伝導速度	遅い	速い	速い
	動員閾値	低い	中〜高い	高い
	放電頻度	高い	中〜高い	低い

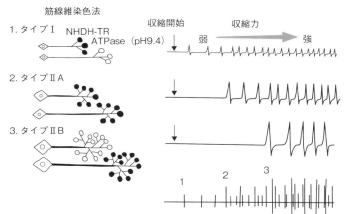

図5-7 動員パターンにおける大きさの原理

筋を収縮すると，まず動員閾値が低く，運動単位の小さいタイプI型から放電が始まる．徐々に収縮力を強くすると放電頻度が増加し同時に，運動単位の大きいⅡA型さらにⅡB型も動員される．筋電図では3種類の運動単位電位（motor unit potentials：MUPs）が認められる．

て筋力は増強される（図5-8）．強い筋収縮や瞬間的運動では，開始時に60〜120Hzに達することがある[7]．

　筋収縮力の増強を目指す場合，全力に近い高強度，低頻度の運動負荷を与えることによって運動単位の動員数を多くすることができ，筋収縮力が強化される．これに対して，筋持久力の増強は，負荷の少ない筋収縮を繰り返すことによって筋肥大や持久力が強化される（表5-10）．筋力強化運動における初期効果あるいは高齢者における運動学習の目的は，筋肥大による形態学的変化でなく，むしろMUの動員能力と発射頻度を高めることである．

3) 筋収縮の種類と運動効果

1. 等尺性筋収縮

　筋自体の長さの変化はなく，関節の動きはない．関節運動がないために，変形性膝関節症の患者の大腿四頭筋のセッティング訓練，あるいは下肢挙上練習において一定の角度で停止させてもよい（図5-9）．

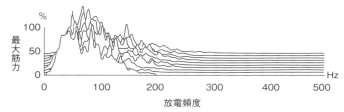

図5-8 筋力と運動単位の放電頻度
通常筋収縮では運動単位は5～15Hzほどで放電している．筋力を増加するためには新しい運動単位を動員する必要がある．ほとんどの運動単位がすでに動員されている場合，放電発射頻度を増加しなければならない．

表5-10 筋力強化の原則

		筋収縮力の強化	筋持続力の強化
目的	運動単位の動員能力	++	+
	筋肥大	+	++
負荷	運動強度	++	+
	頻度	+	++
	セット間休憩	長い	短い

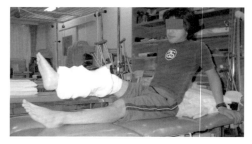

図5-9 下肢挙上による大腿四頭筋の等尺性運動

　一定の角度での訓練のために，その関節角度での筋力強化効果はあるが，ほかの角度での筋力強化の効果には難点がある．また重量物を持ち続けたり，握力計を力一杯握ったりする上肢の等尺性運動はバルサルバ（Valsalva）手技（図5-10）になり，胸腔内圧が急激に上昇し，血圧が上昇する．高血圧，心臓疾患，解離性大動脈瘤などのある患者には注意を要する．

2. 等張性筋収縮

　筋にある一定の負荷を常時加えて行う運動である．関節運動は生じるが張力は一定である．たとえば，重量物を付けて膝関節屈伸運動を行うと，大腿四頭筋に関しては等張性運動である（図5-11）．しかし実際には，運動加速度や関節角度による筋収縮力の差によって必ずしも常時一定の負荷が大腿四頭筋にかかるわけでなく，厳密には等張性運動でないが，臨床上は等張性として扱っている．関節運動を伴っていることから，各関節角度での筋力強化効果が期待できる．

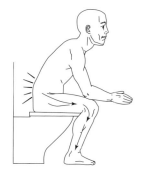

図5-10 バルサルバ手技*
息（いき）む動作のことである．

---

* 重量物を持ったときや力一杯手を握ると息こらえ（怒責（どせき）＝ともいう．声門を閉じ，肺から空気を呼出しようと胸腔内圧が上昇すること）が起こる．排便時あるいは腹筋強化時でも胸腔および腹腔内圧の上昇が起こる．最初に血圧上昇が起こる．次いで心臓への静脈環流が少なくなることから心拍出量が低下して低血圧になる．車椅子操作の上肢運動のほうが，歩行など下肢運動と比べて，息こらえが多いことから心臓への負担が大きい．

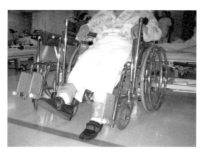

図5-11 足関節に錘を付けて膝関節伸展による等張性運動

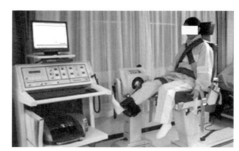

図5-12 等運動性筋収縮

3. 等運動性筋収縮

関節を一定の運動速度に保ち筋収縮を行う運動である．実際には，患者あるいは被検者自身が随意的にこの収縮運動を行うことはできず，特別な機器装置が必要である（図5-12）．一定の関節角度での筋収縮は関節トルクとして測定され，運動角速度が一定であるために筋力強化曲線あるいは関節トルクの測定が容易であり，臨床的研究に有用である．

表5-11 徒手筋力テストと筋力強化

筋力	手技
0	他動伸張運動，筋機能再教育，低周波刺激
1	介助自動運動，筋電図フィードバック
2	介助自動運動
3	抵抗自動運動
4	抵抗自動運動
5	抵抗自動運動

4. 求心性と遠心性収縮

筋の収縮の仕方によって，等尺性，求心性，遠心性の3つの収縮様式がある．後の2つの収縮は等張性と等運動性の運動時に生じる．主に求心性運動がよく用いられる．膝手術後で下肢挙上が難しい時期に，療法士の介助で，あるいは滑車装置で下肢を挙上した後に，患者自身が下肢下行をコントロールすることで遠心性運動が可能である．大腿直筋以外の大腿四頭筋の等尺性運動で，腸腰筋と大腿直筋は遠心性収縮になる．強い緊張力を生じるが副作用として筋痛を生じる．筋力強化には求心性と遠心性の筋収縮を組み合わせたプログラムが最も効果的である．

5. 徒手筋力テストと筋力強化

末梢神経障害などによる弛緩性麻痺に対して筋力強化を行う際に，筋力の程度によってアプローチが異なる．筋力が［0］の場合には他動伸張運動で拘縮を予防し，低周波神経筋刺激で筋萎縮を予防しながら神経の回復を待つことになる．さらに筋を叩打したり，摩擦をしたりして刺激を加える固有受容性神経筋促通法（proprioceptive neuromuscular facilitation：PNF）で筋収縮の再学習を行うことになる（表5-11）．

5 全身運動

運動の種類には，歩行，柔軟体操，サイクリング，水泳，あるいは等張性運動など全身に酸素を取り入れながら行う有酸素運動と，100m全力疾走，重量挙げ，上肢でのダンベ

ル挙上，腹筋，腕立て伏せ，あるいは等尺性運動などの無酸素運動がある．有酸素運動では筋疲労は少なく長時間持続できることから運動耐容能の改善に有効である．これに対して，無酸素運動は筋収縮力の強化に向いている．

トレッドミルや自転車エルゴメータを用いた有酸素運動は，とりわけ糖尿病患者に対して有用である．同時に，これらの機器を用いて心肺運動負荷試験（cardiopulmonary exercise test）も可能

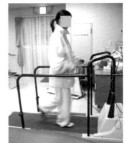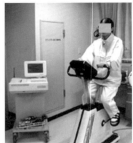

図5-13 トレッドミル（左）と自転車エルゴメータ（右）
通常の運動療法の他に，有酸素運動による心肺運動負荷試験にも用いられる．

である．後者では，徐々に負荷量を上げていく漸増負荷法*と，一定の負荷量を加える定常負荷法がある．呼吸困難や筋肉疲労などの自覚症状で運動を終了するか，予測最大心拍数の90％程度の目標最大心拍数に達したら終了する，という2つの負荷プロトコルがある（図5-13）．

心肺運動負荷試験では，鼻を閉鎖し，呼気を集めて酸素摂取量（$\dot{V}O_2$）**と二酸化炭素排出量（$\dot{V}CO_2$）の変化をみて，$\dot{V}O_2$摂取量より$\dot{V}CO_2$排出量が急激に増加する時点の酸素摂取量が嫌気性代謝閾値（anaerobic threshold：AT）である．この時点は有酸素的代謝に加えて，酸素供給が間に合わず嫌気的代謝が始まる時点である．

AT以下での運動強度は，比較的安全に長時間の運動が可能なレベルである．わざわざ心肺運動負荷試験を行いATを測定することは時間を要し，高額な機器が必要なことから，臨床的，簡便法として自覚的運動強度（rating of perceived exertion：RPE）であるボルグ指数（Borg scale）[8]が用いられる．安静時から運動時のおおよその心拍数を10で割った数値を指標としている（表5-12）．ATはボルグ指数ではほぼ「13」（心拍数130を10で割っている）に相当する運動強度である．しかし，心肺機能に障害がある場合には，「11」から運動を開始する．

1）糖尿病における運動負荷法

糖尿病（diabetes mellitus：DM）は心血管系の危険因子である．1型と2型に大別され，1型（インスリン依存性）はインスリンをつくっている膵臓のβ細胞が壊れてしまうタイプであり，小児～思春期に発症することが多く，中高年では稀である．肥満とは関係がない．2型（インスリン非依存性）は膵臓がつくるインスリンの量が少ない場合と，インスリンの働きが悪い場合，そしてそれらが混ざって発症する場合とがあり，40歳以上が多い．肥満または肥満の既往があり，日本人の成人の糖尿病の約95％が2型である（表5-13）．

2型DMの予防には定期的運動が必要である．運動によってインスリン感受性が改善される．さらに間接的に体重減少，脂質異常症や高血圧の改善の効果もある．厚生労働省は，

---

* ramp負荷ともいい，高速道路にあるランプと同じ意味で連続的多段階負荷法である．多段階負荷法にはBruce法などがあり虚血性心疾患の誘発診断に用いられる．

**「Vドット」と読み，時間微分の意味で，毎分あたりの値である．

第5章　リハビリテーション治療学

表5-12　ボルグ指数

6	
7	very, very light とても，とても軽い
8	
9	very light とても軽い
10	（50% $\dot{V}O_2max$）
11	fairly light まあまあ軽い
12	
13	somewhat hard ややきつい
14	（60% $\dot{V}O_2max$）
15	hard きつい
16	（75% $\dot{V}O_2max$）
17	very hard とてもきつい
18	
19	very, very hard とても，とてもきつい
20	

表5-13　1型と2型糖尿病の鑑別

	1 型	2 型
体格	やせ型が多い	肥満型が多い
主な発症年齢	小児～思春期	中年以降が多い
主な誘因	ウイルス感染や免疫異常	過食，運動不足，遺伝的素因
発症経過	急激に発症	年余にわたりゆっくり発症
症状	無症状で，学校検診で発見される	喉の渇き，多飲・多尿
治療	インスリン注射が必須	食事療法と運動療法が基本 血糖降下薬やインスリン注射も併用することもある

効果的な運動として18～64歳までの身体活動が3METs***以上の強度の有酸素運動を毎日60分（23METs・時/週）で，ウォーキングであれば一日あたり1万歩に相当し，300～400kcalの消費となり，これに加えて3METs以上の強度の運動を毎週60分（4METs・時/週）行うことを推奨している．65歳以上では強度を問わず，身体活動は毎日40分（10METs・時/週）を推奨している（図5-14, 5-15）（http://www.mhlw.go.jp/stf/houdou/2r9852000002xple.html）．身体活動の強度の目安として，METs以外に脈拍数を測ることでも知ることができる（表5-14）．また各年代における体力（最大酸素摂取量）の基準値を示している（表5-15）．なおエネルギー消費量はMETs・分×体重（kg）×1.05で計算することができる．

1型DMの患者も，合併症の問題がない限りは，運動療法を積極的に実施することが勧められる．実施時には，エネルギー消費の増加による低血糖に十分な注意が必要であり，インスリン量の調整，補食の摂取，運動量などの管理を行う．またケトアシドーシスがあれば運動は禁忌になる．2型DMに対しても，運動療法の禁忌に留意する必要がある．禁忌には，①眼底出血，増殖網膜症，②著明な腎不全，③高度の自律神経障害，④尿中ケトン体中等度以上，などがある．

2）呼吸不全における運動療法

「一定の時間内にどれだけの距離を移動できるか」を測定することが持久力の指標となる．健常者では12分間歩行テストと最大酸素摂取量が相関することが報告されている．しかし高齢者，慢性閉塞性肺疾患，慢性呼吸不全，あるいは慢性心不全患者には12分間の歩行は危険であり，困難である．最近は6分間歩行距離でも最大酸素摂取量（$\dot{V}O_2max$）や最大分時換気量と相関していることがわかり，慢性呼吸不全患者の評価として6分間歩行テストが広く用いられている．

危険因子がない場合，嫌気性代謝閾値（AT）レベルである「ややきつい=13」から歩

*** MET（metabolic equivalent：代謝率）は，運動・作業時代謝量を安静時代謝量で割った値であり，運動強度を反映している．1METは安静時座位のエネルギー消費で，約3.5ml/kg/分の酸素消費量である．心筋梗塞など心臓リハビリテーションでは発症後あるいは術後1～2週間で400m歩行や階段昇降の5～6METs運動強度の回復を目標にしている．

113

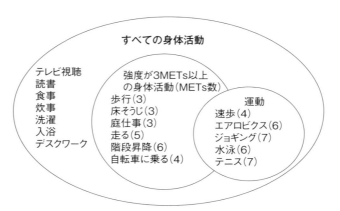

図5-14 すべての身体活動と運動強度

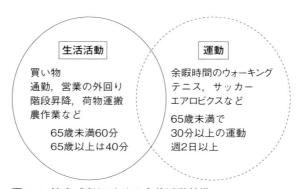

図5-15 健康づくりのための身体活動基準

表5-14 運動強度と各年代の脈拍数

強度の感じ方 (ボルグ指数)	評価	1分間あたりの脈拍数の目安 (拍／分)				
		60歳代	50歳代	40歳代	30歳代	20歳代
きつい～とてもきつい	×*	135	145	150	165	170
ややきつい	○	125	135	140	145	150
楽である	○	120	125	130	135	135

*生活習慣病患者等である場合は，この強度の身体活動は避けたほうが良い．

表5-15 各年代における体力（最大酸素摂取量）の基準値

	20歳代	30歳代	40歳代	50歳代	60歳代
男性	40	38	37	34	33
女性	33	32	31	29	28

($ml \cdot kg^{-1} \cdot 分^{-1}$)

行練習を行い，「まあまあ軽い＝11」と感じる程度に運動能力を高めていく．この際にパルスオキシメーター（図5-16）を用いて経皮的動脈血酸素飽和度をモニターしながら運動を行う．パルスオキシメーターでは，動脈血と静脈血のヘモグロビン濃度比である酸素飽和度を

LED（発光ダイオード Light Emitting Diode）で測定することができる．安静時での健常者のSpO₂値は96～98%の範囲である．90%を切ると呼吸不全と定義される．高齢者では酸素分圧80mmHg程度で，これはSpO₂ 95%に相当する．酸素飽和度と自覚的な呼吸困難は必ずしも一致しないが，[SpO₂＞92%]を維持する．なおSpO₂=90%はPaO₂=60Torr（mmHg）に相当する．これ以下になるようなら，酸素吸入を行いながら歩行練習を行う．

3）心不全における運動療法

心不全の評価は簡便なニューヨーク心臓協会（New York Heart Association：NYHA）分類を用いる．「クラスⅠ：心臓に何らかの病気はあるが，日常生活では症状はない」～「クラスⅣ：安静時でも心不全症状が出現して，労作時症状の増悪がある」まで分類されている（表5-16）．心疾患

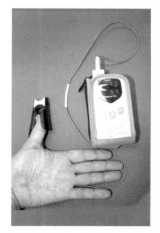

図5-16 パルスオキシメーター

がコントロールされており，安定している状態であれば運動療法の適応になる．虚血性心疾患後の状態で，心不全がクラスⅠかⅡであれば，運動強度の漸増によって再発予防，高血圧や糖尿病などの危険因子を軽減し，冠動脈硬化改善，冠循環側副血行の増大，体力強化を図ることができる．クラスⅢ，Ⅳでは薬物治療が優先され，クラスⅡになるのを待って運動療法を行ったほうがリスク管理は容易である．クラスⅢ，Ⅳの症例では，5METs以上の運動が可能になれば退院が可能である．

4）バランスボールによる練習

最近，スポーツの分野で，バランス練習をかねて全身の筋力を鍛える方法が行われている（図5-17）．バランスをとり姿勢を保持することによって，平衡能力ばかりでなく，必要な筋に負荷がかかり体幹や下肢筋の筋力強化になる．

当初，Pezziボールと呼ばれ，脳性麻痺児の運動療法として使われていた．スイス・バーゼルの理学療法士のSusanne Klein-Vogelbachが神経発達学的治療法としてボールを取り上げた[9]．米国で「スイスボール」として，スポーツトレーニングを含めて広く運動療法に取り入れられている[10]．側弯症患者がボールに腹臥位になりバランスをとることで，背筋伸張に有効である．

6 歩行練習

種々の機能障害によって活動制限レベルの歩行障害が生じる．たとえば，筋力低下が原因の場合には筋力強化が必要である．しかし個別な筋力強化を行うより，実際に歩行練習を行ったほうがより効果的な場合が多い．機能を代償するために杖，歩行器，下肢装具，義足が用いられる．1996年に筑波大学の山海嘉之によって開発されたロボットスーツのHAL（ハル，Hybrid Assistive Limb）は皮膚表面の生体電位信号を読み取り，サーボ機構によって装着者の動きを補助する歩行補助装置である．片麻痺，脊髄損傷による片麻痺，

表5-16 心不全のNYHA分類
日常生活での活動制限の程度と対応する酸素消費量をMETsで表している.

クラス	活動制限	METs	酸素消費量 ml/kg/sec
I	通常の活動で息切れなどの症状なし	≧7	≧24.5
II	軽度制限：通常の活動で症状出現	5～6	17.5～21
III	重度制限：軽度活動で症状出現	3～4	10.5～14
IV	愁訴あり：安静時でも症状あり	1～2	3.5～7

表5-17 肢体不自由者の補装具使用状況

	補装具の所有状況	肢体不自由 N=2,154
1	装具	13.6%
2	歩行補助杖	13.3%
3	車椅子	12.3%
4	義肢	4.5%
5	電動車椅子	2.1%

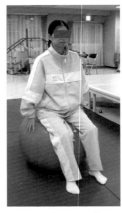

図5-17 バランスボールによるバランス練習と全身筋力強化

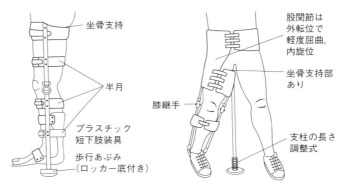

図5-18 ペルテス病の免荷装具

対麻痺患者，さらに2016年にはALS，筋ジストロフィー，脊髄性筋萎縮症など8つの難病に医療保険が適用されている．なお2014年に重い物を持ち上げる作業支援ロボットとして，世界で初めて安全性について国際規格の認証を取得し，厚生労働省の下肢希少病用医療機器に指定されている．

1) 装具

　装具の目的は，①体重の支持，②運動制限や固定，③変形の予防，④変形の矯正，⑤不随意運動のコントロール，が主なものである[11]．2006（平成18）年の肢体不自由者の補装具使用状況では，装具，歩行補助杖，車椅子の使用が多くなっている（表5-17）．

1. 体重の支持

　荷重免荷をする装具として，免荷装具がペルテス病で用いられる（図5-18）[12]．ペルテス病は3～10歳頃に好発する大腿骨頭の骨端核にみられる骨端症であり，栄養動脈遮断によって虚血性壊死をきたす疾患である．

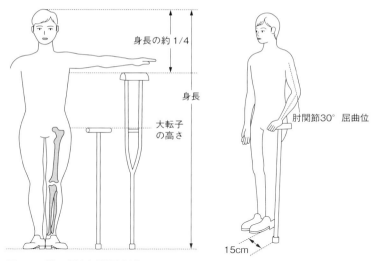

図5-19 杖の長さと計測方法
直立位で足先より15cm前方，15cm外側に杖の先を置き，腰に引きつけ，肘関節30°屈曲位で杖を握った位置で計測する．ほぼ大転子の高さに一致する．

罹患股関節の変形防止で，大腿骨頭を免荷し，さらに股関節を外転，内旋位にして寛骨臼蓋に適合するように保持する．変形性股関節あるいは膝関節症では，痛みをとるために免荷が必要であり，杖（図5-19）[13]，歩行車，歩行器などは簡便であり，有効である．

2．固定や変形予防矯正
①短下肢装具

下腿から足底におよぶ構造で，足関節の動きを制御する．下腿支持部が金属支柱かプラスチック支柱かによって2種類に大別できる．

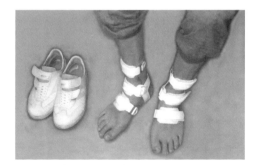

図5-20 プラスチック型AFO
シャルコー・マリー・トゥース（Charcot-Marie-Tooth）病による両側下垂足

最近支持部がプラスチックで足継ぎ手が付いた短下肢装具（short leg brace：SLB，あるいは足関節と足部を固定することから，新しい命名法として，固定する関節を明示する方法で ankle-foot orthosis：AFO と呼ばれている）が用いられている．下位運動ニューロン疾患による弛緩性の軽度下垂足には，簡便なプラスチック型 AFO が用いられる（図5-20）[14]．上位運動ニューロン疾患による痙性片麻痺に対しては，変形矯正に有利な金属支柱付きの SLB と，内反予防に T ストラップが付けられている（図5-21）．靴型装具を取り付けられることが特徴である．

プラスチック型 AFO では足部の著明な変形や拘縮の矯正はできない．痙縮が中等度ではプラスチック型 AFO，さらに分離運動が可能な症例では関節付きのプラスチック型

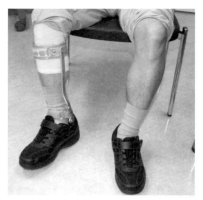

図5-21 金属支柱付きSLB
脳卒中右片麻痺に対して内履き用SLBで通常の靴をさらに履いている．足継手はクレンザック（Klenzak）後方制動90°（底屈0°制限）で，内反予防の外側Tストラップが付いている．

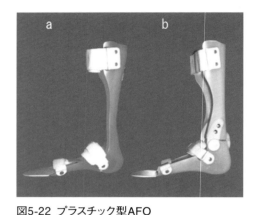

図5-22 プラスチック型AFO
a. 靴べら式装具（shoe-horn brace）と呼ばれている．
b. たわみ式足継手付きプラスチック型AFO.

> **➡MEMO 5-1：下垂足と尖足について**
> 　下垂足（drop foot）は，ポリオ，腓骨神経や坐骨神経障害など下位運動ニューロン疾患でみられる．足関節の底屈筋の筋力低下は比較的正常であり，背屈筋の筋力低下がある場合に用いられることが多い．これに対して，尖足（pes equinus）は，脳卒中や脳性麻痺などの上位運動ニューロン疾患で，足関節背屈筋より底屈筋の筋緊張が相対的に強くなっている場合や，底屈位で拘縮に陥っている場合にみられる．下垂足でも尖足でも，遊脚期に足尖が下がっているために，足尖を引きずっていたり，代償的に膝を高くあげた鶏足〔にわとり歩行（steppage gait)〕になる．

AFO が使われる（図 5-22）．
②長下肢装具
　下肢装具では下肢の固定が不十分のときに，長下肢装具（long leg brace：LLB あるいは膝関節，足関節，足部を固定する装具であることから knee-ankle-foot orthosis：KAFO と呼ばれている）が用いられる（図 5-23）．大腿より足底に及ぶ構造で，膝関節と足関節の動きを制御する．
　大腿支柱部が金属かプラスチック支柱かによって2種類に大別できる．膝不安定，膝関節変形や拘縮，大腿四頭筋の筋力低下がある場合に用いる（図 5-24）．
2）義足
　下肢切断者に対して義足が処方される．これまでは外傷や悪性腫瘍による切断が多かったが，最近は動脈硬化症や糖尿病に関連した血管原性が圧倒的多数を占めている（図 5-25)[14]．また切断部位が高位になるほど，ADL 自立による機能予後は不良になる（図 5-26)[15]．これらのいずれの症例も全身性血管動脈硬化症および糖尿病性末梢神経障害，網

第5章　リハビリテーション治療学

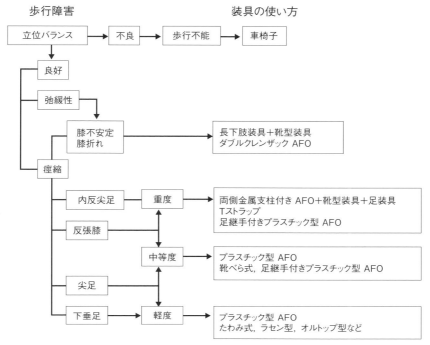

図5-23 下肢装具の適応と選択

膜症、あるいは腎症による透析導入などを合併していることから、機能および生命予後は不良である．

1. 下腿義足

人工的な膝関節は不要であり、義足ソケットによってPTB式（①膝蓋靭帯部荷重型）、PTS式（②膝蓋骨および大腿骨顆部懸垂型）、KBM式（③大腿骨顆部包み込み懸垂型、しかし膝蓋骨は露出している）、TSB式（④全面接触型）などがある[16]（図5-27）．閉塞性動脈硬化症（ASO）や糖尿病性微小血管症による血行不全のために両側切断になることも少なくない（図5-28）．

2. 大腿義足

ソケットの種類によって四辺形型、坐骨収納型などがある．四辺形型ソケットでは、体重支持をソケット後内壁の坐骨結節受けで行い、このためにソケット前後径を狭くして、断端内側壁を形成しスカルパ（Scarpa）三角部から圧迫を加えている．内外径が広くなっている．ソケットの前面内側にバルブ穴があり、空気は出るが中に入らない一方通行弁である．ソケットと断端の空間は陰圧になり自己懸垂性になる（図5-29）．

四辺形型ソケットでは、股関節外転筋が作用して大腿骨は外転し坐骨結節は内側移動す

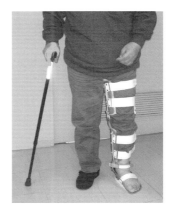

図5-24 長下肢装具

119

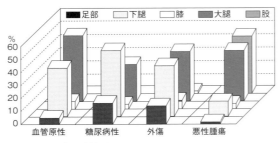

図5-25 下肢切断部位と原因
血管原性の閉塞性動脈硬化症（ASO）では大腿切断や下腿切断が多くなっている．糖尿病性では下腿や足部切断が多い．

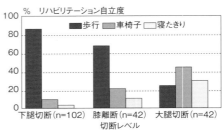

図5-26 切断部位と機能予後
下腿切断あるいは膝離断では歩行が自立する可能性が高い．これに対して大腿切断では車椅子が必要であったり，寝たきりになる可能性が高くなる．

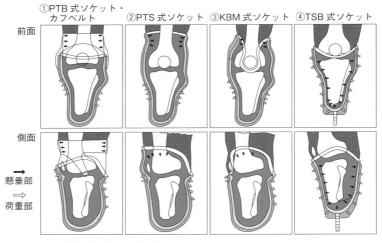

図5-27 下腿義足ソケットの種類
①PTB：patellar tendon bearing, ②PTS：prothèse tibiale à emboitage supracondylien, ③KBM：Kondylen-Bettung Münster, ④TSB：total surface bearing.

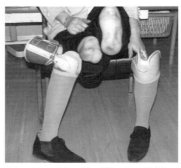

図5-28 両側下腿切断による義足
右は在来式であり大腿コルセットで懸垂と一部体重を支持している．左はKBMソケットである．

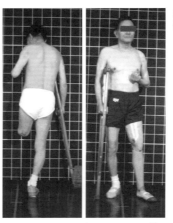

左片麻痺+左大腿切断の症例である．

図5-29 四辺形型ソケット大腿義足

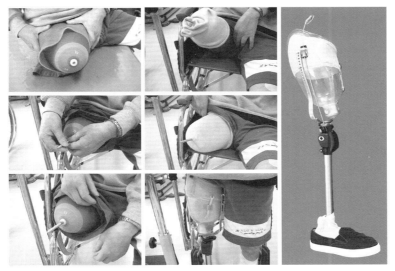

図5-30 全面接触型ソケット大腿義足
3-Sライナーを断端に装着し，キャッチピンを取り付け，ソケットのアダプターに固定する．仮義足の段階で，断端周経が変化しており，ソケットの適合には断端袋の厚さで調整している．

るために，外側方向の安定性に欠き，外転歩行や体幹側方動揺や痛みの原因になる．これらの欠点を解消するために，坐骨結節を収納するタイプ（ischial ramal containment：IRC）が考案された．このタイプは全面接触型ソケットであり，前後径が広く，内外径が狭くなっている（図5-30）．

7 認知行動療法

障害をどう捉えるかによって，リハビリテーションの成否は大きく分かれる．同じように，ある出来事に対して自分自身がどのように捉えて意味を与えるかによって，感情や行動が決まってくる．マイナス思考をプラス思考に変えていくことが，この治療法の目標である．

1960年代にペンシルベニア大学の精神科医のアーロン T. ベック（Aaron T. Beck）博士によって，当時，認知療法（cognitive therapy：CT）と呼ばれたものが創始された．現在は，行動の変容を含むことから認知行動療法（cognitive behavior therapy：CBT）として知られている．

彼は，うつ病の精神分析を行っているときに，患者は自発的に生じる否定的な考えを経験していることを発見した．心の中に突然現れる感情で満たされた思考を「自動思考（automatic thoughts）」と名付けた．これらの認知の否定的な歪みは，①自分自身，②世界，③将来，の3つのカテゴリーである．また，思考（認知）・感情・行動の3つを「認知トライアングル（cognitive triangle）」と呼び，さらにこれらに加え，感情や行動とともに

生理的反応（physiological reactions）も伴っている．この4つの相互作用あるいはマイナス思考の悪循環（vicious circle）によって，さまざまな異なる精神障害の領域の問題が生じている（図5-31）．この中で自分の意志で最も制御，修正しやすいのが思考（認知）である．自分自身について，自分を取り巻く世界について，将来について，他の人々についての自分の基本的な信念を変更した場合にのみ長期的な変化をもたらしている．うつ病，PTSD，パニック障害，不安障害，強迫性障害，摂食障害，睡眠障害，人間関係の問題，薬物・アルコール乱用，不安，個人の生活における幅広い問題に適応されている（第17章「精神障害の基礎事項」参照）．

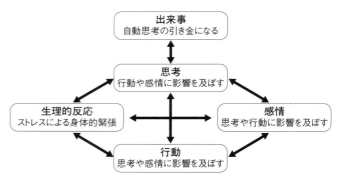

図5-31 認知行動療法における認知トライアングルと生理的反応
最も修正しやすい思考をマイナスからプラスに変換することによって悪循環を断ち切る．

自動思考とスキーマ

　自動思考や信念は，幼少期の生活上の出来事，トラウマ，人間関係，成功体験，遺伝因子などの特定経験に起因している．自動思考や信念は，強固で柔軟性がなく変更することが難しいことが多い．過去の経験に基づいてつくられた心理的な枠組みや認知的な構えを総称して「スキーマ（Schemas：概要，図式化，アウトライン）」と呼ぶ．この信念の中核（core）は認知の経験から心の奥底（大脳辺縁系）に蓄積され，組織化された，固定観念，価値判断の規範，偏見など思考や行動パターンの単位である．スキーマは，状況が引き金となって信念の中核から呼び出されるため，ステレオタイプな内容になる場合が多く，柔軟な考え方や自由な行動を妨げてしまう．

8 リスク管理

　リハビリテーション医学における対象者は，脳損傷，運動障害，狭心症による冠動脈バイパス術（CABG）後など，易転倒性，痙攣発作，脳卒中再発作，不整脈や心筋梗塞などを起こしやすい人々であり，しかも安静臥床に対抗して積極的に運動を行うアプローチである．

　これらのことからリハビリテーションにおける運動療法などは本質的にインシデントの危険性を内在している（表5-18）．

1）インシデントと事故

　医療の現場では，適切な医療を提供しつつ，その過程で安全確保を図るという医療安全が求められる．しかし残念ながら，思いがけない出来事「偶発事象＝インシデンス（incidence）」（「ヒヤリ」，「ハッと」することから「ヒヤリハット」ともいわれている）

表5-18 リハビリテーションにおけるインシデント

1	疾病の再発	脳卒中の増悪
2	合併症の発生	虚血性心疾患，心房細動による心不全
3	訓練や治療による合併症	肩の痛み，股関節の異所性骨化
4	病棟やリハ室における医療事故	転倒に伴う大腿骨頸部骨折

が発生する．これに対して適切な対処をしないと事故＝アクシデント（accident）になる可能性があり，必ずしも過失がなくとも不可抗力による医療事故では患者，医療従事者に傷害が発生することになる．医療従事者が行う業務上の事故のうち，過失の存在を前提としたものが医療過誤である（図5-32）．インシデント報告の目的は，事例を分析し，フィードバックして異なる業種でも内容を共有することにより，医療チーム全体で「再発の防止」や医療事故，医療過誤を未然に防ぐことであり，当事者の責任追及，懲罰の決定，相手への謝罪などを行うものではない．

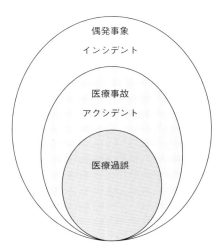

図5-32 インシデントと医療事故の概念

運動障害に対して理学療法や作業療法が行われる．物理療法や運動練習において，患者の合併症や併存疾患の悪化，熱傷，転倒などの危険性がある．さらに近年，摂食嚥下障害が評価・治療対象になってきたために，検査や訓練に伴って，誤嚥による肺炎や窒息の危険がある．リハビリテーションなどを円滑に実施するために，合併症や予測される危険性を予防しなければならない．

2) 併存・合併症

併存疾患（comorbidity）とは，対象となる疾患（指標疾患）とともに存在し，予後や機能に影響を与えうる疾患のことである．そして合併症とは指標疾患から二次的に生じた病態である．

併存疾患として高血圧，脂質異常症，糖尿病などがあると全身血管が動脈硬化に陥る危険性が高い．動脈硬化の合併症として下肢動脈血行不全（閉塞性動脈硬化症：ASO），冠動脈硬化症である狭心症，心筋梗塞など虚血性心疾患，さらに脳血管障害の原因になる．これらは生命予後，機能予後に影響を与え，機能的限度や運動負荷の限界をもたらす．併存疾患および合併症に対するリスク管理を行う．

3) 易転倒性

高齢者では種々の原因が重なり合って転倒しやすい状態になっている．脳血管障害，脊髄小脳変性症など中枢性疾患などが最も多い．その他に，視力，平衡感覚の低下，筋力低下によるつまずき歩行障害，起立性低血圧，眩暈症など，加齢に伴う多臓器の生理的機能低下が重なり合って転倒の頻度が増大する．さらに，薬剤副作用，急性・慢性疾患状態，

不慣れな環境，抑うつ状態，無気力，混乱などが加わって転倒の危険性が高くなり，易転倒症候群を形成している．

高齢者では，骨粗鬆症を合併しているため，同一平面上での転倒により容易に骨折（特に大腿骨頸部骨折，上腕骨外科頸骨折，橈骨遠位端骨折，脊椎圧迫骨折など）や頭部外傷（慢性硬膜下出血など）をきたす．これを契機にして，寝たきり状態になったり，認知症が顕在化したりすることが多い．機能予後に影響を及ぼすため，転倒予防は重要な課題である．

4）誤嚥性肺炎

脳卒中，とりわけ明確な片麻痺などを伴わず，一過性の呂律障害で発症するラクナ梗塞（lacuna：ラテン語［lәkjúːnә］小窩の意，神経学では15mm以下の小さな脳梗塞病変）が繰り返し起こると仮性球麻痺（pseudobulbar palsy），構音障害（ラ，リ，ル，レ，ロの舌音やパ，ピ，プ，ペ，ポの口唇音が特に障害される）や嚥下障害を合併することが少なくない．食道がんによる嚥下障害では固形物の通過が難しい．これに対して，脳卒中や脊髄小脳変性症による嚥下障害では水分などの嚥下が難しく，気管へ誤嚥してしまう．このような誤嚥性肺炎は「みそ汁肺炎」と呼ばれることもある．右気管支が左と比べて太く，鋭角に肺に入っていくために，右下肺部に大葉性肺炎をきたすことが多い．肺炎は種々の病原体によって起こるが，肺炎球菌が起炎菌になっている症例が多い．口腔内や皮膚に常在し病原性は低く，健常者では発症しないが，免疫低下がある高齢者では日和見感染（opportunistic infection）として発症する．肺炎対策として，風邪の予防に努めると同時に，インフルエンザや肺炎球菌ワクチンの接種が勧められる．

また，嚥下検査やリハビリに際して，生命の危険を及ぼす誤嚥性肺炎や窒息が起こることがある．リスク管理の第一に，この危険性を十分に認識する必要がある．摂食嚥下障害に対して訓練を受けもつSTをはじめとした関連職種にも，この点を十分に教育する必要がある．適応と禁忌の判断，慎重な検査の施行，問題発生時の速やかな対処が求められる．

5）誤用・過用症候群

Hirschbergは，使わないことによって生じる廃用症候群に対して，不適切な使用や使いすぎによって生じる病態を誤用（misuse）症候群，過用（overuse）症候群と名付けた[17]．誤用症候群の中には，急激な伸張運動（ストレッチング）による骨折，不適切な運動による麻痺肢の関節の損傷などがある．また異所性骨化をきたすこともある（図5-33）．腕神経叢炎や脳卒中片麻痺のある肩関節に対して，過度の関節可動域運動を行って麻痺性有痛肩が生じる．大腿四頭筋の筋力低下があると，膝前方を通過する身体重心は膝過伸展モーメントに作用するために反張膝になってしまう．また外傷後や先天的な，あるいは幼少時からの外反膝変形に

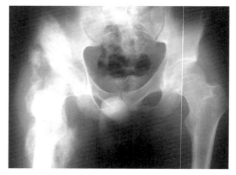

図5-33 異所性骨化
脊髄損傷対麻痺患者の右股関節の周囲に骨化が認められる．

表5-19 誤用・過用症候群

誤用症候群	病態	過用症候群	病態／病名
麻痺性有痛肩	腕神経叢炎など	ポリオ後症候群	過用性筋力低下
反張膝	大腿四頭筋の筋力低下	ランナー膝	腸脛靭帯炎
変形性膝関節症	外反膝	ジャンパー膝	膝蓋靭帯炎
リウマチ性関節症	手／手指関節変形		大腿四頭筋腱付着部炎
		テニス肘	上腕骨外側上顆炎
		ゴルフ肘	上腕骨内側上顆炎
		少年野球肘	上腕骨内側上顆骨軟骨障害／上腕骨小頭の離断性骨軟骨炎など
		手関節狭窄性腱鞘炎	de Quervain 病
		ばね指	過用性腱鞘炎
		アキレス腱周囲炎	
		踵骨滑液包炎	
		踵骨棘	
		疲労骨折	行軍骨折（中足骨骨折）
			脛骨骨折

よって，変形性膝関節症をきたしやすくなる．リウマチ性関節症がある場合，瓶の蓋の開閉や，日常生活の無理な手指使用によって手や手指関節変形は増悪する．過用症候群の中には，健側肢の代償的な使いすぎによる変形性関節症の悪化，腱鞘炎，手根管症候群などがある．これによって訓練やADLが制限される（表5-19）．

しかしこれらの2つの病態は，必ずしも対峙する概念ではなく，むしろ表裏の関係にあるものが多い．反張膝は，尖足があったり，大腿四頭筋の筋力低下がある場合に，過用によって生じるものである．異所性骨化も麻痺関節の過度な可動域運動による微小外傷によって発生することもある．

6）多剤耐性菌と感染予防

感染症に対して強力な抗生剤投与によって，常在菌（健常者の鼻腔，咽頭，皮膚などから検出される菌）あるいは病原性のほとんどない細菌が，抗生剤の効かない耐性菌として，免疫力が低下している患者に日和見感染（宿主側の抵抗力が低い場合に感染する）を引き起こしたり，さらに抗生剤が効かないために院内感染として拡がったりすることがある．

多剤耐性アシネトバクターによる院内感染が最近話題になっている．その他に，メチシリン耐性黄色ブドウ球菌，バンコマイシン耐性黄色ブドウ球菌，バンコマイシン耐性腸球

➡ MEMO 5-2：球麻痺と仮性球麻痺

球麻痺というのは延髄にある舌咽，迷走，舌下運動神経や核の下位運動ニューロン損傷によって生じ，嚥下や構音障害が出現する．これに対して，これらの延髄核より上のレベルで核上性＝上位運動ニューロンが両側性に障害された場合，球麻痺と同じ症状が出現する．これを仮性球麻痺（pseudobulbar palsy）と呼んでいる．大脳における小さな病変が繰り返して起こる多発性ラクナ梗塞によって発生することが多い．

➡ **MEMO 5-3：ポリオ後症候群**

ポリオ後症候群とはポリオに罹患して30～40年経過後に筋力低下がいっそう増悪して，広範囲に及ぶ状態である．症例によってはこれまでどうにか歩いていたのができなくなり車椅子を使わざるを得なくなってしまう．1990年代になり，1940～1960年代にポリオに罹患した人々の間に筋力低下の増悪が起こった．同じ前角細胞が侵される致死的なALSに罹患したのではないかと推測され，患者は恐怖に陥った．確かに針筋電図検査を行うとALSの1つの診断基準になっている下位運動ニューロン徴候の脱神経の進行性および再生所見も検出されることもある．しかしこのポリオ後症候群の病態は，加齢に伴って筋力低下がいっそう顕在化したものである（図）．

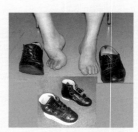

図 ポリオによる両足変形
通常の靴では歩行が困難になり靴型装具を作製した．

表5-20 感染予防（＊は具体策）

	対策	概要
発生予防	抗菌剤の選択・使用の管理	耐性菌が増えないように考慮して抗菌剤を選択・使用する．
蔓延の予防・管理	感染源対策	感染源を特定して，有効な対策を急ぐ．
	標準予防策	あらゆる患者に対して適用する．
		＊患者との接触後，手をよく洗う．
		＊血液・分泌物・体液・排泄物およびそれらにより汚染されたものに触れるときには，ゴム手袋を着用する．
		＊血液・分泌物・体液・排泄物が飛散したり噴霧状になりそうなときには，マスクおよび目を保護するゴーグル，または顔面を保護するフェイスシールド（face shield：保護面）などを着用する．
		＊使用済みの医療器具，リネン類などについては，人々や物品の病原微生物による汚染を防止する方法で，取り扱う．
		「標準予防策」が順守されていないことがしばしばある．
	接触による感染予防策	上記「標準予防策」に付加して適用する．
		＊病室からの患者の移動を制限する．
		＊病室入室時にガウンを着用する．
		＊病室入室時にゴム手袋を着用する．病原体に汚染されるような接触後はゴム手袋を新しいものに交換する．
		＊聴診器など他の患者にも使われる可能性のある医療器具については，一人の患者専用にする．あるいは，同じ病原体による患者の間のみで使う．他の患者に使わざるを得ないときには，適切な消毒をしてからにする．
		＊患者の接触する部分をいつも清潔にする．
	環境の清潔保持・消毒	集団発生時には環境の広範な汚染がしばしば報告されている．
	患者のコホーティング（cohorting：集団隔離）	耐性菌をもつ患者を限定した病棟あるいは部屋に集め，耐性菌をもたない患者から隔離する．
	医療スタッフのコホーティング（隔離患者への対応スタッフの限定）	耐性菌をもつ患者に限定しての医療スタッフを決める．耐性菌をもつ患者から耐性菌をもたない患者へと医療スタッフが耐性菌を運ぶ可能性を減らす．
	病棟閉鎖	蔓延をくい止め，環境の徹底的な消毒をする．
	監視（サーベランス）	監視（サーベランス）体制の整備・充実により耐性菌をもつ患者を早期に特定することで，早期に有効な対策を実施する．

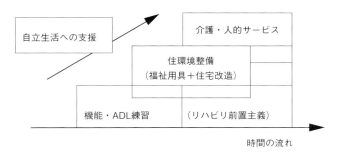

図5-34 リハビリテーション前置主義
自立支援として，まず機能・ADL練習を行い，次に住環境整備を行う．
最後に介護および人的サービスを行う．

菌，多剤耐性緑膿菌などが報告されている．いったん発症すると治療が困難であることから，感染を拡大させないことが重要になる．リハビリテーションスタッフが感染症を媒介しないように留意し，訓練室を通じて拡大することのないようにする．標準予防策に基づく感染予防管理が必要である（表5-20）[18]．

9 リハビリテーションの流れと目標

　医学の進歩とともに感染症などの急性疾患，がんの治癒率は向上している．この反面，寝たきりの高齢者は増加の一途をたどっている．医療，保健，福祉の分野の従事者は，できるだけ最良の介護ケアを支援したいと願っている．

1）リハビリテーション前置主義

　介護ケアを行うにあたり，医学的リハビリテーションによって障害は改善する可能性はないのか，まず評価をする必要がある．「もう寝たきりだから」「認知症が進行しているから」とすぐに福祉による介護保険を利用すればよいのではない[19]．
　医学的リハビリテーションなどの介入によって，障害は軽減できないのか，あるいは認知症は改善しないのか，などの評価と治療をすることを"リハビリテーション前置主義"といっている（図5-34）．

2）リハビリテーションの流れ

　病気の発症あるいは外傷受傷で急性期病院に入院する．この急性期病棟での目標は廃用症候群の予防あるいは周術期リハビリテーションである．全身状態が落ち着いたら，可及的速やかに回復期リハビリテーション病棟のある病院に転院する（表5-21）．ここでは基本動作やADLの動作練習を行い，ADL自立あるいは拡大を目指す．退院に際しては，自宅の環境整備を行ってから，自宅へ帰るか，施設への入所を検討する．家族の支援を得られず，ADL自立困難で独居ができない場合，施設入所を選択せざるを得ない（表5-22）．
　在宅や施設での生活（維持）期リハビリテーションでは，社会的孤立を予防することが目標であり，「障害とともに新しい生活」を送ることになる．介護施設には3種類あり，

表5-21 回復期リハビリテーション病棟の適応

傷病名	入院までの期間	入院期間の上限
脳血管疾患，脊髄損傷，頭部外傷，くも膜下出血のシャント術後，脳腫瘍，脳炎，急性脳症，脊髄炎，多発性神経炎，多発性硬化症など	発症または手術後2カ月以内	150日以内
高次脳機能障害を伴った重症脳血管障害，重度の頸髄損傷，および頭部外傷を含む多発外傷		180日以内
大腿骨，骨盤，脊椎，股関節，膝関節の骨折		90日以内
外科手術または肺炎などの治療時の安静による廃用症候群		
股関節／膝関節の関節置換術後	術後1カ月以内	
大腿骨，骨盤，脊椎，股関節，膝関節の神経・筋または靱帯損傷後	発症または手術後1カ月以内	60日以内

表5-22 3つの介護施設

施設名		機能	対象者	費用の支払い	1人あたり面積	100床あたり従業者数	平均在院日数	退所者（平成22年）	1人あたり費用額	平均利用料（平成19年）
介護老人福祉施設（特別養護老人ホーム）52万床		介護	常時介護が必要で在宅生活が困難な寝たきり高齢者など	介護保険	10.65㎡以上	医師（非常勤可）1人，看護師3人，介護職員31人	1,475日	5,155人（63.7%死亡，28.9%医療機関）	約27.6万円	55,535円
介護老人保健施設35万床		家庭復帰	病状安定期で，入院治療の必要はないがリハビリ，看護・介護を必要とする寝たきり高齢者など	介護保険	8㎡以上	医師1人，看護師10人，介護職員24人	329日	15,759人（48.9%医療機関，23.8%家庭）	約30.5万円	80,094円
		療養								
介護療養型医療施設	介護保険適用7万床	療養の必要な治療	要介護認定を受けた長期療養患者	介護保険	6.4㎡以上	医師3人，（うち常勤1人）看護師18～20人，介護職員18～20人	412日	3,411人（医療機関34.7%，死亡33.0%）	39.8万/53万円	89,116円
	医療保険適用27万床		長期療養患者のうち密度の高い医学的管理，治療の必要な人	医療保険						

療養病床の平均費用が介護施設と比べると高くなっている．なお2008（平成20年）5月に介護療養型老人保健施設が創設された．約7,000床あり，1人あたりの費用は療養型で約36.2万円，療養強化型38.3万円で，看護職員が従来型に比べて看護職員18人，介護職員は18人になっている．（平成26年の厚生労働省の統計から）

①介護老人福祉施設（特別養護老人ホーム：特養），②介護老人保健施設（老健），③介護療養型医療施設（老人病院，療養病床）がある．特養の問題点は，終身利用が可能なため在所日数が4年と長く，死亡退所が多いことである．このために入所待ちが多く，希望しても新規入所は困難である．また施設の定員が30人未満の施設は地域密着型介護老人福祉施設と呼ばれている．老健は理学・作業療法士，言語聴覚士いずれか1名以上常勤で，在宅復帰を目標にしていることから，2012（平成24）年の介護報酬改定で従来の通常型の他に，在宅強化型（在宅復帰率50%以上，ベッド回転率10%以上）と在宅支援加算型（在宅復帰率30%以上，ベッド回転率5%以上）を設けた．原則的に3カ月の入所期間のし

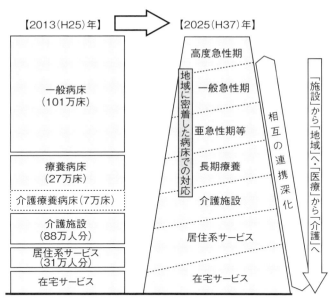

図5-35 高齢者の医療・介護サービス再編の方向性
2013（平成25）年には，医療療養病床27万床，介護療養病床7万床があった．今後，地域に密着した病床対応によって長期療養病床と介護施設に再編される．（平成23年10月3日中医協総会資料「入院・外来・在宅医療について」：http://www.mhlw.go.jp/stf/shingi/2r9852000001qd1o-att/2r9852000001qd6n.pdfより改変）

ばりがあるために老健と在宅を交互に繰り返す往復型利用によって在宅生活を継続していることが多い．介護療養型医療施設は，厚生労働省の医療費削減の観点から病床削減の対象になっている（図5-35）．しかし特養利用待機者が多数おり，また看護師不足の現状での老健の医療行為の負担増などからも，十分な介護を受けることができない高齢者（介護難民）が増加している．

　比較的料金が安い特別養護老人ホームへの入所待ちが，2013（平成25）年度は52万人に達した．2014（平成26）年6月に成立した医療介護総合確保推進法で厚生労働省は2015（平成27）年4月以降，入所者を要介護3以上に限定することにした．しかし例外規定を設け，①日常生活に支障をきたす認知症や知的障害・精神障害などがある，②自宅での生活が困難，③家族などによる深刻な虐待で心身の安全・安心の確保が困難，④単身世帯で家族や地域による支援が不十分，の各要件にあてはまる人は特例の対象としている．

　高齢者の住まいには，自宅，3種類の介護施設の他に，①サービス付き高齢者向け住宅，②有料老人ホーム，③養護老人ホーム，④軽費老人ホーム，⑤認知症高齢者グループホームがある．有料老人ホームの数は増えているが，介護施設と他の高齢者の住まいの数や定員は必ずしも十分な数ではない．

　終末期リハビリテーションとは，残念ながら障害をもち加齢とともに寝たきり状態になった場合のリハビリテーション対応である．「人間らしい対応」が求められ，清潔保持，

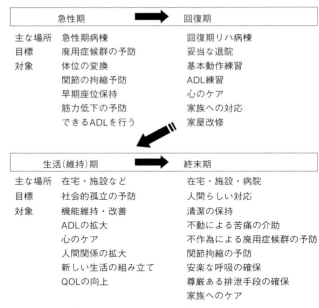

図5-36 リハビリテーションのステージと流れ

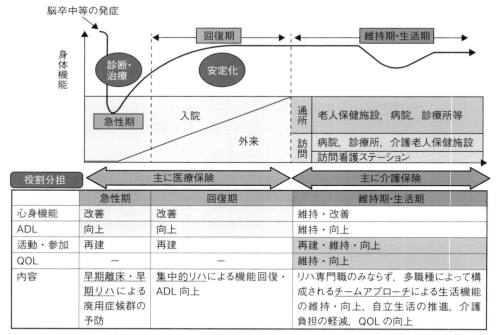

図5-37 リハビリテーションの役割分担
（日本リハビリテーション病院・施設協会「高齢者リハビリテーション医療のグランドデザイン」（青海社）より厚生労働省老人保健課において作成）

関節拘縮予防，尊厳ある排泄手段の確保が大切になる（**図 5-36**）[20]．

　図 5-37 にリハビリテーションの役割分担を示す．急性期，回復期は主に医療保険がカバーし，維持期あるいは生活期は介護保険がカバーすることになる．このなかには 2 つの通所と訪問サービスの提供施設がある．

引用文献

1. 小此木啓吾：リハビリテーションにおける心理的アプローチ―精神医学の立場から―．総合リハ **14**（12）：951-954，1986．
2. 永井昌夫：リハビリテーションにおける心理的アプローチ．総合リハ **12**（10）：763-767，1984．
3. キューブラー＝ロス（著）川口正吉（訳）：死ぬ瞬間 死にゆく人々との対話（On Death and Dying）．読売新聞社，1971．
4. 古牧節子：障害受容の過程と援助法．理学療法と作業療法 **11**：721-726，1977．
5. 山口　潔：認知症の心理療法：非薬物療法としてのケア．臨床リハ **18**（3）：212-219，2009．
6. 廣瀬和彦：筋電図判読テキスト．文光堂，p27，1992．
7. Moritani T, Muro M：Motor unit activity and surface electrogram power spectrum during increasing force of contraction. *Eur J Appl Physiol* **56**：260-265, 1987.
8. Borg GA：Psycophysical bases of perceived exertion. *Med Sci Exerc* **14**：377-381, 1982.
9. Klein-Vogelbach S：Functional Kinetics：Observing, Analyzing, and Teaching Human Movement, Springer-Verlag, 1990.
10. Carriere B, Tanzberger R：The Swiss Ball：Theory, Basic Exercises and Clinical Application, Springer, 1998.
11. Deaver GG：Abnormal gait pattern-Etiology, pathology, diagnosis and methods of treatment-Crutches, braces, canes and walkers.
12. 児玉俊夫（監修）：異常歩行と装具．医学書院，1967．
13. 渡辺英夫：ペルテス病．新編装具治療マニュアル（加倉井周一・他編）．医歯薬出版，pp292-300，2000．
14. 服部一郎ほか：リハビリテーション技術全書　第 2 版．医学書院，p406，1984．
15. 栢森良二：脳卒中．新編装具治療マニュアル（加倉井周一・他編），医歯薬出版，pp43-86，2000．
16. Ebskov LB：Level of lower limb amputation in relation to etiology：an epidemiological study. *Prosthet Orthot Int* **16**（3）：163-167, 1992.
17. 栢森良二：義足．最新整形外科学大系（里宇明元編）．中山書店，pp300-307, 2008．
18. Hirschberg GG, Lewis L, Vaughan P：A manual for the care of the disabled and elderly. Rehabilitation, 2nd ed, JB Lippincott Company, Philadelphia, 1976.
19. 横浜市衛生研究所：アシネトバクアター感染症について（http：//www.city.yokohama.jp/me/kenkou/eiken/idsc/disease/acinetobacter1.html）
20. 伊藤利之：地域リハビリテーション活動の展望―市行政の立場から―．総合リハ **28**：93-97，2000．
21. 大田仁史：終末期リハビリテーション．荘道社，p57，2002．

参考文献

1. 三上真弘（編）：下腿切断者リハビリテーション．医歯薬出版，1995．

第6章 ライフステージにおける障害特性

学習の目標

1. ライフサイクルとは何か.
2. 乳児期において獲得される課題は何か.
3. 障害児の特性にはどのようなものがあるか.
4. 障害児に対するアプローチの原則は何か.
5. 被虐待児の多い年代はいつか.
6. 成人病と生活習慣病の相違は何か.
7. メタボリック・シンドロームの診断基準は何か.
8. 認知症にはどのような種類があるか.
9. 高齢者のリハビリテーションの原則は何か.
10. 寝たきりの原因で頻度が高いのは何か.

　医学的リハビリテーションは，障害による生活上の困難，不自由，不利益をできるだけ軽減することが目標である．これに対してリハビリテーション心理学は，心理的な不利益をできるだけ軽減し，充実した満足のいく生活や人生を送ることができるように援助することが目標である．

　障害を体験する年齢によってその後のライフスタイルは変化を余儀なくされ，身体障害に適応していかなければならない．乳児，児童，青年，成人，老人の各発達段階，つまり人生のどの年代において障害をもつに至ったかにより，その意味や影響は異なってくる．それに伴って，リハビリテーションの意味，方法論や効果はさまざまに異なる．

　障害はそれを受け容れる患者の主観的意味付けによって，障害に対する適応やリハビリテーションの成否が決定される．障害によって「私の人生はもうだめだ」と考えて，否認の世界に閉じこもるのか，あるいは残存能力を使って積極的に新たな生活に適応し，立ち直っていくのかによって，リハビリテーションの帰結が異なる．

1 ライフサイクル

　人間が誕生して死ぬまでに至る一生は，各個人がそれぞれの年代で生じる生物学的，心理学的，社会的変化に適応し，身体の成熟と人格の統合を重ねていく過程と捉えることが

表6-1 ライフサイクルと心理社会的危機の基本テーマ

	発達段階	年齢区分	獲得される課題	陥る危険
1	乳児期	0〜1歳	基本的信頼	基本的不信
2	幼児前期	1〜2歳	自律性	恥・疑惑
3	幼児後（遊戯）期	2〜6歳	積極性	罪悪感
4	学童（児童）期	6〜13歳	勤勉性	劣等感
5	青年期	13〜21歳	同一性	役割混乱
6	前成人期	22〜35歳	親密性	孤独
7	成人期	35〜65歳	生殖期	停滞期
8	老年（成熟）期	65歳以上	統合・完成	絶望

できる．これを個人のライフサイクル（life cycle）と呼び，その個々の年代をライフステージ（life stage）と名付けている．それぞれのステージにおける障害は，それ以降の心理社会的適応に影響を及ぼすことになる．

精神分析，特に自我心理学の理論家である Erikson EH（1902〜1994年）は「人間の一生は，乳児期から青年期にかけての人格の発達とそのバリエーションである」とする Freud S の精神分析学の考え方を継承的に発展させ（Freud の口唇期，肛門期，男根期，潜在期，性器期は，Erikson の乳児期，幼児前期，幼児後期，学童期，青年期とほぼ一致している），成人期と老人期を加えて人間の一生にわたる人格発達の過程を8段階に分けている．それぞれの段階の課題に対して適応して解決した場合と，適応できず解決できなかった場合の危機の対概念を呈示している（表6-1）．

このライフサイクルの対概念の示すところは，たとえば，乳児期に直面するテーマは基本的信頼であり，この時期に主に獲得されるもので，この時期を除いて身につかないことを示している．つまり獲得されなければ，他人に対して基本的不信を抱くことになる．幼児後期あるいは遊戯期では，積極性が身につき，この時期にこれをうまく実現できないと，罪悪感を強くもつ気性あるいは性格が形成されることを示している*．

個人の気性あるいはパーソナリティは，とりわけ乳児期，乳幼児期の課題をうまく解決したか，あるいはできなかったかを反映していることになる．リハビリテーション医学において障害学を取り扱うときに，このようなライフステージの特性を考慮したアプローチが必要である[1]．

2 | 障害児の特性

1）正常発達

小児の発育とともに各臓器の生理的機能は発達する．身体調整能力を総括している脳の成熟は，乳幼児期に行われる．140億個の脳細胞がある大脳皮質は乳児期に急速に発達する．脳の重量は350gで成人（男性：1,300〜1,500g，女性：1,200〜1,400g）の25%，3歳で80%，6歳で90%に達する．成熟化とは神経回路の髄鞘化である．各皮質細胞間の

---

* ここでは「気質」を主に遺伝で規定された人格や個性，「性格」を友人，学校や社会生活で形成される行動や思考の傾向として「気性」を乳幼児期の環境の影響で形成された人格と定義している．

表6-2 障害児の特性

発達途上にある	障害をもちながら，障害児なりに少しずつ発達する
乳幼児期の発達	後年の情緒や社会適応に決定的な影響を及ぼす
親への依存	障害が重く，未熟であれば，親への依存がより大きい
発達の順序性	身体的には定頸→座位→立位→歩行へ
	心理社会的にはどの時期の課題，危機に止まっているか？
	時期を考慮したアプローチが必要
早期発見と療育	中枢神経系の発達の著しい時期を逃さない
	親の不安や葛藤の時期を短くし，療育姿勢を早く安定させる

表6-3 障害児に対するアプローチの原則

課題	アプローチ
身体障害によって経験の機会が乏しい	適切な養育によって経験の場を与える
知的精神的発達の遅れ	発達段階をふまえたアプローチ
心身の発達の遅れ	栄養，運動によって身体的成長を促す
生存は親に依存している	母親の理解度や意欲を高める
親のショックと日常の心身負担	親に対する支援

連絡が飛躍的に高速になる．同時に出生時体重3kg，身長50cmでは，3カ月後に6kg，60cm，1歳時では9kg，75cmと成長する．乳幼児では身体発達と精神発達とは密接な関係にある．両者の関係は小児の月年齢が低ければ低いほど密接である．

2)障害児の特性

視覚・聴覚障害があった場合には，視覚や聴覚による情報を獲得することが困難である．物を認識することは，その過程において対応する言語を獲得することである．言い換えれば，正確な言語獲得によって物の認識も適切に行われることになる．言語やコミュニケーションは2～3歳で急速に発達することから，発達段階に応じて徐々に代償的感覚入力によって，物の存在を認識させ，言語獲得を図ることが必要である．

健常児も未知の体験を通して学習し，言語やコミュニケーションを獲得する．肢体不自由児や知的障害児でも同様に，発達段階に応じて走る，泳ぐも体験する必要がある．

障害児の特性にはいくつかあり（表6-2），またそれに対するアプローチの知識も必要である（表6-3）．

①障害児も発達途上にあり，その子なりに少しずつ発達していく．どのような治療アプローチを行うかは，知的および身体的な発達段階をふまえて考慮する．

②乳児期では親による子守を通じて基本的信頼関係が確立される．幼児期では遊びやしつけを通じて自律性，積極性を学び自我が形成される．学童期では，就学し学習しつつ友人関係の中で勤勉性を獲得し，社会的適応性の基礎が培われる．この乳幼児期・学童期の発達は，「三つ子の魂百まで」（幼い頃の性格は年をとっても変わらない）といわれるように，後年の情緒や社会的な発達に決定的な影響を及ぼすことになる．

③視覚障害や聴覚障害を含めた身体障害によって，適切な学習や経験の機会が乏しくなり，性格形成に影響を及ぼし，発達が遅延する．ライフステージあるいはパーソナリティに基づいて，適切な療育によって経験の場を与えることが原則である．

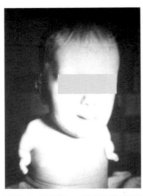

図6-1 サリドマイド胎芽症による上肢低形成
先天性上肢機能障害は下肢および足趾によって代償されている．

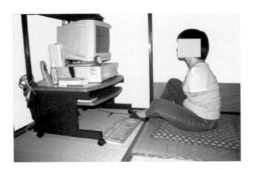

図6-2 サリドマイド胎芽症者によるコンピューター操作
ほとんどのADLは下肢を使い自立している．

④障害児の生存は，ほぼ絶対的に親に依存している．特に母子関係を軸とする家族関係の要因の影響力が大きい．障害が重度であれば生物学的に未熟で，母親への依存度合いも強く，依存期間も長くなる．つまり治療の成否は，特に母親の理解度や意欲に大きく左右される．母子関係を介した刺激や体験が質的にも量的にも，障害児の発達体験の決定的な部分を占める．

⑤心身の発達は密接に関連している．低出生体重児では，身体的発達と同時に知的発達も遅延する傾向がある．

⑥発達には順序性がある．定頸があり次に座位，立位，次に歩行へ発達していく．したがって座位ができない場合，歩行練習ではなく，座位確立の練習が必要になる．心理社会的発達に関しても同様であり，どの時期の課題に止まっているのか，あるいはどの時期の危機に陥っているのか考慮する必要がある．

⑦小児期における脳の可塑性は大きい．発達障害を早期発見し，療育を開始することは，機能の回復力や発達への可能性の豊かな時期を逃さないだけでなく，親の療育姿勢を早く安定させ，不要な不安や葛藤の時期を短くすることにもつながる．

3）先天性障害の特徴

先天的な視覚・聴覚障害者，四肢低形成児，サリドマイド胎芽症による上肢低形成児など先天性身体障害者では，健康体験や喪失感などはほとんど感じない．しかしライフステージにおける課題の解決が難しいこともあり，できるだけ健常者と一緒に就学することによって，経験を共有することが好ましい．心理的なショックや否認は最初は少ないが，就学や就職によって健常者と比べる際に障害の受容を迫られ，苦悩に陥ることがある（図6-1，6-2)[2]．

4）被虐待児症候群

1．児童虐待

児童虐待（child abuse）は児童相談所からの報告で年々増加の一途をたどっており，社

➡**MEMO 6-1**：サリドマイド胎芽症

　サリドマイド胎芽症（thalidomide embryopathy）は，妊婦が最終月経 35～50 日にかつて精神安定剤として使われたサリドマイドを服用した場合，子に上肢・下肢低形成や聴器低形成を特徴とする障害が生じる病態である．しかし現在，サリドマイドは福音の薬として多発性骨髄腫やハンセン病の治療薬として認可されている．その他に免疫機序が関与している神経難病，移植片対宿主病（graft versus host disease：GVHD），がん末期の悪液質の有効薬として世界各国で使用されている．

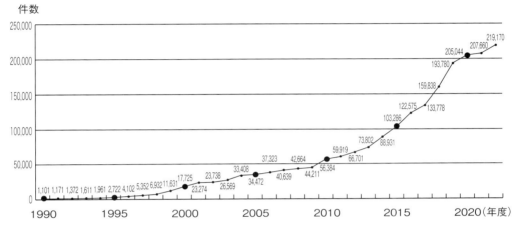

図6-3 児童虐待の件数

会問題化している．2022（令和4）年度の報告では[3]，統計を取り始めた 1990（平成2）年度の 1,101 件から 219,170 件と約 200 倍に増加した（図6-3）.

　児童虐待防止法が成立・施行された 2000（平成12）年度の医療機関からの 558 件の報告をまとめた調査では[4]，0 歳児 168 件，1 歳児 83 件，2 歳児

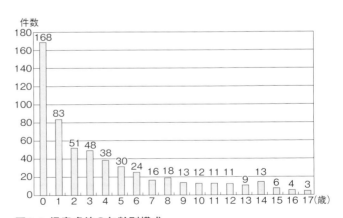

図6-4 児童虐待の年齢別構成

51 件，3 歳児 48 件であった（図6-4）．0～3 歳児を合計すると 350 件で，約 63％を占めている．さらに 0 歳児のうち月齢の記載がはっきりしている 54 件を分析すると，3 カ月未満児が 18 件，3～5 カ月 25 件で，合計すると 6 カ月未満児が 54 件中 43 件（79.6％）であり，その 8 割を占めている．また低出生体重児，障害児など育児困難児の割合が多い[5,6]．

2018（平成 30）年度の厚生労働省の報告では 2003 ～ 2016（平成 15 ～ 28）年の児童虐待死のうち 0 歳児は 345 人になっている．なお 2023 年度まで虐待による死亡事例は年間 50 件を超えている．

2．虐待の種類別構成

前述の医療機関からの 570 件（複数回答含む）の報告[4] では，身体的虐待（physical abuse）：377 件（66.1％），ネグレクト（neglect：親が育児を放棄することで，食事を与えない，予防接種を行わず，病気になっても病院に連れて行かない，通園通学に無関心，愛情をもって接しない，などのカテゴリがある）：148 件（26.0％），心理的虐待（psychological abuse）：24 件（4.2％），性的虐待（sexual abuse）：21 件（3.7％）であった．被虐待児症候群（battered child syndrome）といった場合，通常，身体的虐待をさしている．0 歳時の虐待内容分類では身体的虐待が 77.8％，ネグレクトが 22.2％であった．しかし 2014 年以降は，心理的虐待の方が身体的虐待を大きく上回っており，約 2 倍となっている．

2022 年度の全国児童相談所が受けた相談は 21.9 万件で，「心理的虐待」が最多で 59.1％（12.9 万件），次いで「身体的虐待」が 23.6％（5.1 万件），「ネグレクト（育児放棄）」16.2％（3.5 万件），「性的虐待」が 1.1％（2.4 千件）であった．

また，前述の報告[4] では，全 558 症例のうち身体的虐待が 373 症例（66.8％）で，①打撲・あざ：165 件（36.6％），②頭部損傷：131 件（29.0％），③骨折：62 件（13.7％），④熱傷：40 件（8.9％）であった．頭部損傷の中で特異的な損傷として，乳幼児揺さぶられ症候群（shaking baby/whiplash shaken infant syndrome）がある．乳幼児を両手でつかんで上下，前後に激しく揺さぶることによって捻れの外力が加わり頭蓋内損傷，特に架橋静脈破綻による急性硬膜下血腫，網膜出血が発生する[7, 8]．なお児童虐待防止法では，児童虐待を受けたと思われる児童を発見した者は，速やかにこれを市区町村，都道府県の福祉事務所あるいは児童相談所に通告しなければならない．

3．虐待者は誰か

虐待を加える者として，前述の報告[4] では実母が 314 件（53.7％），実父が 166 件（28.4％）で，実の両親が 480 件（82.1％）を占めていた．その背景をみると，その両親自身が子どもの頃に，親や周囲の大人から愛情を受けずに育ったり，虐待を受けたりしていた．あるいは人格・性格の問題があるなどの背景がある．

結局，乳児期の基本的信頼を得ることができなかった親が，またその子どもに基本的不信をつくり上げてしまい，さらにまたその子どもも同様の傾向になり，虐待の連鎖ができあがることになる．また高齢者虐待では，子と親の人間関係の要因があり，基本的信頼を獲得できなかった子どもが後年，高齢になった親，特に母親を虐待することに結びつきやすい．

5）母親への支援

子どもは自分の欲求や苦痛を解消してくれるように母親に働きかける．母親はその子どもの気持ちをよく理解し，敏感にその反応を読みとり，その子に合った応答の仕方を工夫しなければならない．しかし母親自身が自分の子どもが障害児であるというショックを克服できず，悲嘆に暮れていたのでは，子どもはいっそう途方に暮れてしまう．わが子の障

害の現実に対して母親が受けるショックの克服と，日常の心身の負担の多い困難な養育には支援が必要である[9]．

3 青年期

Erikson 分類 6 ～ 12 歳の学童期の課題は積極性で，同年代の同性との密接な関係を構築する時期である．なお Freud の性器期 12 ～ 17 歳は思春期にあたり，第 2 次性徴への戸惑いの時期である．さらに Erikson 分類では青年期は，13 ～ 21 歳までの年齢区分である．第 2 次性徴の出現とともに異性に目覚め，両親に対する依存と独立の葛藤の中で，自分は何者であり，何をなすべきかの自己同一性（アイデンティティ：identity）を試行錯誤しながら徐々に確立し，自分の生き方，価値観，人生観をもち，自己の社会的役割を獲得する．

この時期の障害は，中学，高校，大学への就学あるいは就職が難しくなり，自分の希望を断念せざるを得ないことが多い．同一性拡散あるいは役割混乱が起こり，社会への関係をもつことが難しくなり孤独を経験することになる．この時期では，パーソナリティ障害の傾向の出現に伴い自傷行為のリストカット（wrist-cut）による手指屈筋腱断裂，正中神経や尺骨神経の切断，飛び降り（自殺企図）による多発骨折，血気胸，馬尾脊髄損傷，さらにオートバイ事故による腕神経叢損傷に遭遇することが少なくない．なお自殺は男性で20 ～ 44 歳，女性で 15 ～ 34 歳で，死因の第 1 位になっている．男女とも自殺死亡の年齢は 25 ～ 29 歳が最も高くなっている．30 ～ 60 歳の自殺率では男性が女性より多くなっている．

4 成人期

22 ～ 35 歳までの前成人期では自己同一性を確立し，他人との親密な相互関係をもつことができる．異性と仲良くなり，性を通じて今までに経験したことのない親密さを体験することになる．

次の，生殖性（生産性）のステージ*では，結婚して，子育てとともに職業的に自立し生産的な仕事に従事する．しかし家庭や職場での対人関係で葛藤が起こりやすく停滞期に陥りやすい．この時期の，とりわけ脊髄損傷による対麻痺と直腸膀胱障害者では，生殖性に関するカウンセリングや治療が重要で，車椅子での就業が目標になる．

1)成人病から生活習慣病へ

以前，40 歳以降に発生頻度が高いことから「成人病」と呼ばれていた．しかしこれに代わる概念として，1996（平成 8）年 12 月，旧厚生省は「生活習慣病（life-style related disease）」の概念を提唱した．成人病が「加齢」を軸とした捉え方であったのに対して，これは「生活習慣」に視点を移した疾患概念である．生活習慣病は「食習慣，運動習慣，休養，喫煙，飲食などの生活習慣が，その発症・進行に関与する疾患群」と定義されてい

---

* 次の世代を育てていくことに関心をもつこと．Erikson EH の心理社会的発達理論で提案された．

る．いわゆる成人病はすでに小児期，学童期からの食生活や運動習慣に起因しうることから，「成人病」とするのは不適切である．

生活習慣の改善あるいは健康的な生活習慣の確立によって，40～60歳頃に発症する狭心症，脳血管障害，閉塞性動脈硬化症など全身血管の動脈硬化症，あるいは糖尿病性網膜症，末梢神経障害，腎症を予防することができるのである．

2）予防医学の3つのレベル

「一次予防」とは健康を増進し発病を予防することであり，すなわち一人ひとりが健康的な生活習慣を自分で確立することが基本となる．「二次予防」は疾患を早期に発見し早期に治療する，すなわち健康診査（診断）の普及・確立が中心となる．「三次予防」は疾患にかかった後の対応としての，治療・機能回復・機能維持というリハビリテーションが中心となる．しかし糖尿病に関する予防については，21世紀における国民健康づくり運動の通称「健康日本21」，これまでの2013～2023年「健康日本21（第二次）」では，第三次予防は重症化予防あるいは「合併症」の予防となっていることに留意する必要がある．

このように予防には3つのレベルがある．従来の「成人病」は，検診体制による早期発見および治療，すなわち二次予防であった．これに対して，「生活習慣病」では健康的な生活習慣を確立することによって発病を予防するものであり，一次予防である．「成人病」から「生活習慣病」へのパラダイムの変更は，二次予防から一次予防への，より積極的アプローチである．なお2024（令和6）年より「健康日本21（第三次）」が始まり，2035（令和17）年度までの12年間の予定である．生活習慣病の第一，二，三次予防によって「健康寿命の延伸と健康格差の縮小」を目標にしている[10]．

3）メタボリック・シンドローム

メタボリック・シンドローム（代謝症候群：metabolic syndrome）は，高血圧，糖尿病（あるいは高血糖症），脂質異常症，肥満（特に内臓脂肪の蓄積）のうち2つ以上を合併した状態である．各種の診断基準があるが，日本では日本動脈硬化学会，日本肥満学会など8学会で作成された以下の基準がよく用いられている．

・腹囲：男性85cm，女性90cm以上が必須．

・かつ血圧：130/85mmHg以上，高トリグリセリド血症：150mg/dl以上または低HDLコレステロール：40mg/dl未満，空腹時高血糖：110mg/dl以上の3項目中2項目以上[11]（図6-5）．

これらは「死の四重奏（カルテット）（deadly quartet）」あるいは「沈黙の殺人者（silent killers）」と呼ばれる疾患で，全身血管の動脈硬化をきたす危険因子である．そして悪性新生物（がん）に次ぐ第2，4番目の死亡原因である心疾患や脳血管障害を発症させる基礎疾患である（図6-6）[12]．

4）死因年次推移

2023（令和5）年の厚生労働省の報告では（https://www.mhlw.go.jp/toukei/saikin/hw/jinkou/geppo/nengai23/index.html），死亡者は157万5,936人であった．死因別にみると，死亡順位の第1位は悪性新生物38.2万人，第2位は心疾患（高血圧性を除く）23.1万人，第3位は老衰18.9万人となっている（図6-6，6-7）．死因別にみると，悪性新生物は

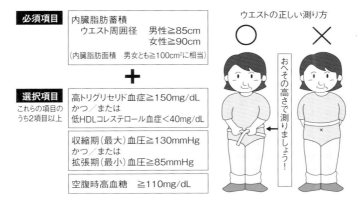

図6-5 メタボリック・シンドロームの診断基準

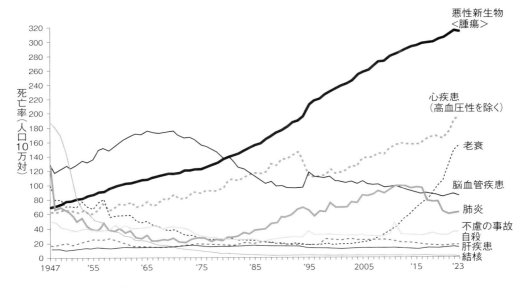

図6-6 死亡率の年次推移

一貫して上昇を続け，1981（昭和56）年以降第1位となり，2023（令和5）年の全死亡者に占める割合は24.3％となっている．心疾患は1985（昭和60）年に脳血管障害にかわり第2位になり，2012（平成24）年には全死亡者の14.7％となっている．脳血管疾患は1951（昭和26）年に結核にかわって第1位になったが，1970（昭和

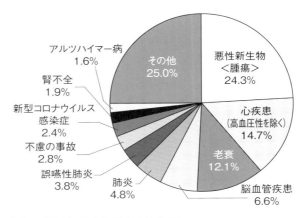

図6-7 死亡原因と比率（2023年度）

45) 年をピークに低下しはじめ，1979（昭和56）年には悪性新生物にかわり第2位となった．1985（昭和60）年には心疾患にかわって第3位になり，その後も死亡数・死亡率ともに低下傾向であり，2011（平成23）年には肺炎にかわり第4位となった．

5 老年期

2022（令和4）年10月1日現在，日本の人口は1億2,495万人，65歳以上人口は3,624万人で高齢化率29.0％になっている．さらに65～74歳人口は1,687万人，総人口に占める割合は13.5％で，75歳以上の人口は1,936万人，総人口に占める割合は15.5％となり，65～74歳人口を上回った．15歳以上65歳未満の生産者人口は7,421万人であるので，生産人口約2人で1人の高齢者の年金下支えをしなければならない．

このような状況で，定年が70～75歳に延長が叫ばれる一方で，加齢に伴うサルコペニア，フレイル，老年症候群による要支援や要介護者が増加している．

心理社会的側面であるEriksonのライフサイクルでは老年期の獲得される課題は，「統合・完成」であり，陥る危険は「絶望」である．課題を阻害する3つの要因があり，要支援や要介護，認知症，高齢者虐待である．これに対する促進要因は，体力低下に適応して，日常生活を維持し，社会生活に参加することである．

1）加齢と老化の相違

人の一生は，誕生から始まり，時間の経過とともに成長と発達を続けて成熟期を迎える．その後に，衰退が始まり，最後に死を迎える．この過程は加齢であり，老化といった場合には衰退期をさしている．

2）老年期の特性

1. 生物学的側面

身体の恒常性（homeostasis：外部環境の変化にかかわらず，生体内部環境を一定に保つ作用）維持の低下が生じる．この中には，①身体臓器の予備力，②感染症やストレスに対する防衛力，③種々の環境変化に対する適応力，④病気や怪我からの回復力の低下，⑤多臓器疾患の多さ，⑦症状が非特異的で青・壮年と異なる，または非典型的，⑧高齢者に特有な病態である老年症候群（認知症，転倒，失禁など），がある．このような複合因子によって広範な生活機能障害に容易に陥ってしまう．

2. 心理社会的な側面

子育てが終わり，子どもたちが家を巣立ち，憂うつで不安に陥る「空（から）の巣症候群」や，閉じこもりがちになる，社会交流の減少，認知機能低下，意欲や判断力の低下などがある．これらは，高齢者の生活の質，および予後は社会的要因により大きく影響を受ける．また，個々人によってこれまでの生物学的・心理社会的環境が異なっていることから，個人差が大きくなっている．

3）エイジズム

年齢による偏見や差別のことであるが，狭い意味では高齢者に対する差別である．肺炎などの治療にあたって，「年齢から判断すると，何もせず経過をみるのがいいでしょう」

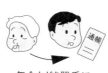
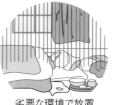

殴る蹴るなどの暴力
身体

高齢者を叱りつける
・無視する
心理

年金などを勝手に
使ってしまう
経済

劣悪な環境で放置
放棄・放任

図6-8 高齢者虐待の種類
（東京都福祉保健局 www.fukushihoken.metro.tokyo.jp/zaishien/gyakutai/about/ から引用）

などのようなことが典型といわれている．

4）高齢者虐待

自分の人生を自分で決め，周囲からその意思を尊重されること，つまり人生に自尊心（self esteem）をもって過ごすことは，介護の必要の有無にかかわらず誰もが望むことである．しかし，現実には家族や親族などによる高齢者虐待が問題になっている．2005（平成17）年に成立した高齢者虐待防止法に基づく厚生労働省の年次推移では，緩やかながら養介護施設従業者および家庭内養護者からの虐待件数は増加傾向にある[13]．虐待の種類には身体的，心理的，経済的，介護等放棄，性的虐待などがある（図6-8）．

被虐待者は女性が3/4を占めており，さらに75歳以上が4/5を占めている．これに対して，虐待者は息子，配偶者，娘，嫁の順になっており，かつて3番目であった嫁による虐待件数は減少している．施設および家庭内での虐待種類の頻度は，身体的，心理的，介護等放棄，経済的虐待の順になっている．心理的虐待を受けている人の割合は，介護度・認知症程度が低い人が多くなっている．これに対して，介護の放棄などの身体的虐待は介助度・認知症の程度が高い人の割合が多くなっている．

虐待の発生要因

東京都福祉保健局の資料では，①虐待者の要因として，介護が長期化している場合，介護疲れによるストレスの増大，②高齢者の要因として，認知症によって自分の意思を伝えられない，障害に伴う身体的自立度の低下，③社会環境の要因として，都市部などでは近隣との付き合いが少ない，軽微な虐待の早期発見が難しい，他の家族や親戚などの介護への関心が低く，介護者が問題を抱え込み，孤立してしまう，④人間関係の要因として，虐待者と高齢者の人格や性格，折り合いの悪さ，精神的・経済的依存関係のバランスが崩れること，を挙げている．最も重要な因子は，小さい頃に親にどのくらい可愛がられたかという信頼関係が基本にある．親子の信頼関係が強固であれば，虐待には至らない．

6 ライフステージにおける障害アプローチ

乳児，児童，青年，成人，老人の各発達段階の，どの段階において障害をもつに至った

表6-4 ライフステージにおける障害アプローチ

	小児	青年	成人	老人
ライフステージ	信頼，自律，積極，勤勉性	同一性，親密性	生殖・生産性	統合・完成
身体的特徴	成長期	心身発達の解離	成熟	退縮／老化
心理的特徴	自我の形成	生き方の模索	対人関係を作る	人間的円熟と平安の達成
陥る危険	発達障害	無関心	人格の停滞	絶望
目標	生活習慣病の予防	運動と勉学	メタボやうつ病予防	認知症予防とがん早期発見
障害に対するアプローチ	適切な経験をさせる	挫折を回避する	社会復帰する	自尊心，生き甲斐をもたせる

かによって，その意味や影響は異なってくる．それに伴って，リハビリテーションの意味や方法論，効果はさまざまに異なる．**表6-4**に，障害に対するアプローチをまとめた．

引用文献

1. 風祭　元：ヒトのライフステージの分類と心理学的特徴．*Clin Neurosci* **16**：14-15, 1998.
2. 栢森良二：サリドマイド物語，医歯薬出版，1997.
3. こども家庭庁：令和4年度 児童相談所における児童虐待相談対応件数（速報値）．
4. 雪下國雄：児童虐待の早期発見と防止マニュアル，医師のために．日医会誌 **128**（付録）：3-31, 2002.
5. 高橋義男：Battered Child Syndrome による頭部外傷．臨床リハ **14**（10）：922-929, 2005.
6. Klein M, Stern L：Low birth weight and the battered child syndrome. *Am J Dis Child* **122**：5-18, 1971.
7. Duhaime AC et al：Long-term outcome in infants with the shaking-impact syndrome. *Pediatr Neurosurg* **24**：292-298, 1996.
8. Bonnier C, Nassogne MEP：Outcome and prognosis of whiplash shaken infant syndrome：late consequence after a symptom-free interval. *Dev Med Child Neurol* **37**：943-956, 1995.
9. 渡辺久子：リハビリテーション患者と家族：小児における精神医学的諸問題．総合リハ **9**（8）：605-610, 1981.
10. 厚生労働省：健康日本（第三次）の概要（https://www.mhlw.go.jp/content/10904750/001158810.pdf）
11. メタボリックシンドローム診断基準検討委員会：メタボリックシンドロームの定義と診断基準．日内会誌 **94**（4）：794-809, 2005
12. 厚生労働省：令和5年（2023）人口動態統計月報年計（概数）の概況（https://www.mhlw.go.jp/toukei/saikin/hw/jinkou/geppo/nengai23/index.html）
13. 厚生労働省：令和2年度「高齢者虐待の防止，高齢者の養護者に対する支援等に関する法律」に基づく対応状況等に関する調査結果（https://www.mhlw.go.jp/stf/houdou/0000196989_00008.html）

参考文献

1. こども家庭審議会児童虐待防止対策部会：こども虐待による死亡事例等の検証結果等について 第19次報告（https://www.cfa.go.jp/councils/shingikai/gyakutai_boush/hogojirei/19-houkoku）

高齢者のリハビリテーション

> 学習の目標
> 1. 健康寿命とは何か.
> 2. サルコペニアとフレイルの意味は何か.
> 3. 老年症候群で，身体的，心理・精神面の特徴を理解する.
> 4. 認知症の危険因子は何か.
> 5. 4大認知症にはどんなものがあるか.
> 6. 高齢者のリハビリテーションの原則を記述できる.

1 平均寿命と健康寿命

2000年WHOの勧告を受けて，厚生労働省はわが国における平均寿命とともに，健康寿命を発表した．健康寿命は「健康上の問題で日常生活が制限されることなく生活できる期間」と定義されている．平均寿命は男性で80歳前半，女性では80歳後半で，過去最高を更新しているものの，健康寿命は男性で70歳前半，女性はようやく75歳を超えそうなところである．この差は男性で9歳，女性で12歳ほどである（図7-1）[1]．平均寿命が毎年延びても，健康寿命が延びなければ，生活あるいは人生の質は改善されない．その差が大きい分は要介護の割合が多いことを意味する．よって今日的課題は，いかにして健康寿命

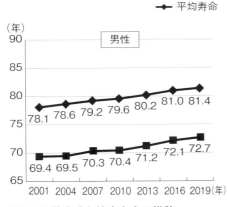
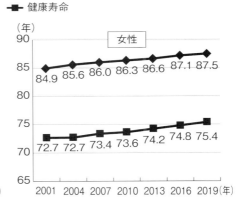

図7-1 平均寿命と健康寿命の推移

を延ばしていくかである．

平均寿命は毎年作成される「簡易生命表」と5年に1度作成される「完全生命表」の2種類がある．簡易生命表は推計値で完全生命表は確定値である．また健康寿命は，3年に一度都道府県ごとに統計結果を出している．国民生活基礎調査で「健康上の問題で日常生活に影響がない」と答えた人の割合や年齢別の人口などから算出している．

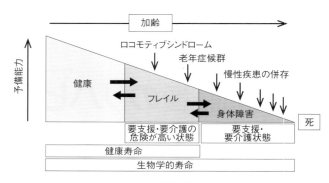

図7-2 フレイルと要支援・要介護状態
葛谷雅文．日老医誌；46（4）：279-285, 2009より引用改変

2 │ サルコペニアとフレイル

高齢者において生理的食欲低下や肉類などのタンパク質摂取低下によって，体重減少ととりわけ下肢の筋量減少が生じることをサルコペニア（sarcopenia）と呼ぶ．また運動不足のために，体力低下，活動量低下あるいは虚弱状態に容易に陥ることをフレイル（frality）と呼んでいる．日本整形外科学会は骨，関節，筋などの運動器の加齢に伴い機能低下をきたし，日常生活の自立度が低下した状態をロコモティブシンドローム（locomotive syndrome：運動器症候群）と提唱している．フレイルまでが健康寿命となり，虚弱状態が加齢や老年症候群の累加によって要支援や要介護状態に至ることになり，さらに2018（平成30）年以降急増している老衰死亡の原因になっている（図7-2）[2]．

3 │ 老年症候群

加齢により身体面では視力障害，難聴，低栄養，体重減少，貧血，易転倒性，摂食嚥下機能低下などの症状がみられ，心理精神面では認知機能低下，意欲・判断力低下，抑うつ傾向がみられる．また社会面では閉じこもりがちになり，社会的交流も減少する．同時に全身諸臓器の機能が低下し，免疫力低下，易感染状態となる（第6章5．「老年期」参照）．さらに高血圧，心疾患，糖尿病，呼吸器疾患，脳血管障害などの生活習慣病や，悪性腫瘍の併存が加わった場合，容易に日常生活機能が障害され，要支援や要介護状態に陥る．

生活習慣病，悪性腫瘍，加齢に伴う機能低下などの評価に基づいて社会復帰ができるのか，あるいは寝たきりになるのかという機能予後の診断はできる．高齢者の疾患による障害を例にとると，下部構造によって予後は第一義的に決定される．二次的障害である上部構造は予防可能である．リハビリテーションにおいては上部構造の廃用症候群予防，心理的支援，社会資源の利用などによって二次的障害を予防軽減することが重要な課題になる（図7-3）．

4 要支援と要介護の原因疾患

日本人の死因は，この10年以上第1，2位が悪性新生物と心疾患なのは変わらない．2011（平成23）年以降肺炎が第3位であったのが，2017（平成29）年に脳血管障害が3位に戻り，次いで老衰が第4位に上がり，肺炎は第5位になった．2023（令和5）年には，老衰が3位に，脳血管疾患が4位，肺炎は5位である（**図6-6参照**）．なお国民生活基礎調査は，全国の世帯及び世帯員を対象に，厚生労働行政の企画及び運営に必要な基礎資料を得ることを目的にして，1986（昭和61）年を初年として3年ごとに大規模な調査を実施し，中間の各年は簡易な調査を実施している．2013（平成25）年の調査では要支援1，2とも最も頻度が高い原因疾患は，関節疾患であり，要介護では脳卒中であったが，2022（令和4）年の調査では要支援1は高齢による衰弱で，要支援2は関節疾患になっており，さらに要介護の最大の原因は認知症になっている．要支援と要介護をまとめた介護が必要になった原因では第1位認知症，第2位脳卒中，第3位骨折・転倒になっている．主な介護者は配偶者，子，子の配偶者の順になっており，男女の割合は1：3になっている[3]．

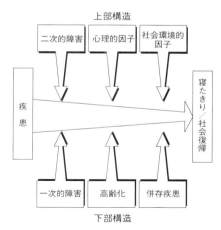

図7-3 老年症候群の予後因子

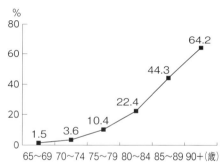

図7-4 1万人コホート年齢階級別の認知症有病率

5 認知症

認知症は「脳の器質的障害によって，いったん正常に発達した知的（認知）機能が，慢性的に減退し，日常生活や社会生活に支障をきたしている状態」である．後天的原因により生じる知能の障害であるので，知的障害（精神遅滞）とは異なっている．加齢とともに認知症の有病率は高くなっている（**図7-4**）[4]（**第4章10.「認知症の評価」参照**）．

認知症の種類としてはアルツハイマー（Alzheimer）型，レビー小体（Lewy body）型，血管性認知症（vascular dementia），ピック（Pick）病と呼ばれてきた前頭側頭型（frontotemporal）が四大認知症とされている．次いで多いのが，可逆性認知症の正常圧水頭症（normal pressure hydrocephalus）である．文献によって発生頻度は異なるが，ある程度の目安となる頻度を2012年NHKスペシャル「認知症を治せ」の統計を記載する（**図7-5**）[5]．

また4大認知症の鑑別を（**表7-1**）に示す．

表7-1 4大認知症の鑑別

	Alzheimer型認知症	Lewy小体型認知症	血管性認知症	前頭側頭葉変性症
脳の変化	老人斑や神経原線維変化が，海馬を中心に脳の広範に出現する．脳の神経細胞が死滅していく	レビー小体の形成によって，神経細胞が死滅する	脳梗塞，脳出血などが原因で，脳の血行不全で，脳の一部が壊死に陥る	前頭葉・側頭葉が萎縮する
初期症状	物忘れ	幻視，妄想，うつ状態 パーキンソン症状	物忘れ	身だしなみに無頓着になる．常同行動
特徴的な症状	物忘れ 物盗られ妄想 徘徊 取り繕い	注意力・視覚認知障害 認知の変動．幻視・妄想 パーキンソン症候群 睡眠時の異常言語 自律神経症状	まだら認知 手足のしびれ・麻痺 感情のコントロールがうまくいかない（感情失禁）	コンビニなどよく行く店で，品物を持ち去る．仕事，家族，趣味などに興味を示さなくなる
経過	記憶障害からはじまり，徐々に進行する	調子の良いときと，悪いときを繰り返しながら進行する．ときに急速に進行する	比較的急速に発症し，段階的に進行する	進行はゆっくりで年単位で進行する

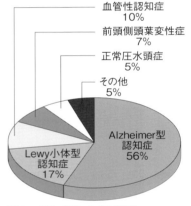

図7-5 認知症タイプの頻度

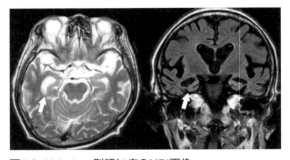

図7-6 Alzheimer型認知症のMRI画像
側頭葉，海馬の著明な萎縮が特徴的である．なお脳室周囲低吸収域（periventricular licency：PVL）も認められる．

認知症の種類

1. Alzheimer型認知症

　病初期から，最近経験した出来事を忘れるという記憶障害と，物事を段取りよく計画的に行うことができない遂行障害が出現する特徴があり，緩徐進行性である．海馬や後帯状回，頭頂葉内部楔前部に血流あるいは代謝低下が認められる（図7-6）．2023年12月に疾患責任物質である脳のアミロイドβを除去する治療薬「レカネマブ」の製造販売が承認された．これに続き抗アミロイド抗体医薬「ドナネマブ」が，2023年7月に米国FDA，同9月に日本の厚生労働省に承認申請が提出されており，2024年内に可否の判断が下される予定である．

2. Lewy小体型認知症

　病初期では記憶障害は目立たない．通常，パーキンソン症候群の症状を呈し，幻視が特徴的である．眠りの浅いレム睡眠期に寝ぼけや幻視が出現する[7]．後帯状回，楔前部，頭頂葉，後頭葉に血流低下が認められる．

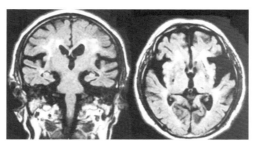

図7-7 Alzheimer型認知症＋血管性認知症の合併症
Alzheimer型認知症や脳血管障害の発生頻度は高い．そのためにAlzheimer型認知症（AD）＋血管性認知症（VaD）の合併症例もある．

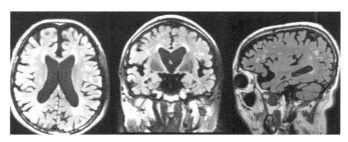

図7-8 血管性認知症のMRI
MRI-FLAIR（水抑制：フレアー）画像で水平断，冠状断，矢状断で多数の小さい高信号域がみられ，多発性脳梗塞病変と一致する．脳室拡大と脳室周囲低吸収域（PVL）を認める．

3. 血管性認知症

すべての脳血管障害に起因して生じる認知症の総称である．多発性脳梗塞，視床病変性，白質性（Binswanger病），ラクナ型のタイプがある．症状は，突然まるで別人のような言動をすることが挙げられ，初期には自覚がある．部分的で「まだら認知症」を呈する．悪化は脳卒中（脳血管障害：CVD）の発作のたびに階段状に進行する．心理的には，意欲や自発性が低下し抑うつ的である．感情を抑えられず，泣いたり，怒ったり感情失禁がある．従来の人格は比較的保たれている．身体的には，小刻み歩行，上下肢の麻痺，呂律障害，尿失禁や頻尿などを合併している．認知症があり，CTやMRIで多発性ラクナ梗塞あるいは無症候性脳梗塞があったり，片麻痺，構音障害，嚥下障害を合併していると，従来血管性認知症と診断してきた．しかしAlzheimer型認知症にCVDを合併している症例が混在していることが少なくない（図7-7）．認知症と脳卒中との間に関連がある場合に診断すべきで，突然のCVD発症と認知障害が出現していることや，再発とともに階段状，突発的に増悪することなどが特徴である（図7-8）．

4. 前頭側頭葉変性症

病初期から行動や品行異常が出現する．清潔さと整容，社会性に対する無関心，脱抑制的行為，精神面での柔軟性の欠落，衝動的行動，注意力散漫，病識欠如が特徴である．

前頭側頭型認知症（frontotemporal dementia：FTD），進行性非流暢性失語症（progresive non-fluent aphasia：PA），意味性認知症（semantic dementia：SD）の3つのタイプに分類される[8]．各名称は解剖学的部位での脳萎縮部位を示唆している（図4-25参照）．

5. 正常圧水頭症

認知症，歩行障害，尿失禁の3大症状があり，画像診断で著明な脳室拡大があるにもかかわらず，腰椎穿刺による脳脊髄圧は200mmH$_2$O以下と正常範囲である．髄液短絡（シャント）術を行うと症状が改善する症例を正常圧水頭症（normal pressure hydrocephalus：NPH）と呼んでいる（図7-9）．いわゆる治療可能な可逆性認知症である．くも膜下出血，脳外傷，髄膜炎の後に発生する症例を続発性NPHと呼んでいる．これに対して，原因不明なものを特発性NPHと呼んでいる．

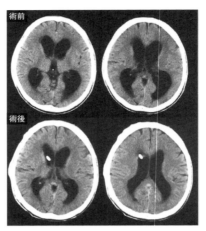

図7-9 NPHの術前後のCT

6 | 高齢者のリハビリテーションの原則

老化は加齢に伴う進行性，不可逆性，有害な生理的および形態的な衰退現象である．老化には生理的な予備能の低下，慢性疾患や体力低下状態が加わるために身体的な機能障害や活動制限，参加制約を合併することが多い．精神機能低下や心理社会の要因も加わり，家に閉じこもりがちになりやすい．風邪から脱水になり，寝たきりになることが多い．

治療原則は，侵襲をできるだけ回避する，入院や訓練期間を限定する，現実的な目標設定をする，よいQOLを求めることである．Ruskの言葉で，Krusenの後継者であるKottkeがわかりやすく表現した英語のフレーズがある[9]．"As modern medicine adds years to life, rehabilitation becomes increasingly necessary to add life to these years"，現代医学は生命の延長に成功してきた，リハビリテーションではこれらの年月によりよい生命を与えることが重要である，と表現している．

引用文献

1. 内閣府：令和5年版高齢社会白書（全体版）．
2. 葛谷雅文：日老医誌 46（4）：279-285, 2009．
3. 厚生労働省：2022（令和4）年国民生活基礎調査の概況より（https://www.mhlw.go.jp/toukei/saikin/hw/k-tyosa/k-tyosa22/dl/14.pdf）
4. 厚生労働省老健局：認知症施策の総合的な推進について（https://www.mhlw.go.jp/content/12300000/000519619.pdf）
5. NHKスペシャル「認知症を治せ」2012年11月3日（オンデマンド）
6. 朝田 隆：リハ患者の認知症マネジメント，オーバービュー：認知症マネジメントに必要な知識．臨床リハ

18（3）：198-203, 2009.

7. Mckeith IG, Dickson DW et al：Diagnosis and management of dementia with Lewy bodies（DLB）. *Neurology* **65**（12）：863-1872, 2005.

8. 鷲見幸彦：認知症の診断と薬物療法. 臨床リハ**18**（3）：204-211, 2009.

9. Kottke FJ：Philosophic considerations of quality of life for the disabled. *Arch Phys Med Rehabil* **63**：60-62, 1982.

脳損傷のリハビリテーション
脳卒中，脳外傷，低酸素脳症との比較

学習の目標
1. 脳血管障害の4つの病態は何か．
2. 脳梗塞の3つのタイプを挙げられる．
3. 脳血管障害の左と右大脳半球病変で特徴的な高次脳機能障害は何か．
4. 慢性硬膜下血腫の症状を説明できる．
5. 脳外傷の障害特徴は何か．
6. 低酸素後脳症で特徴的な症候を説明できる．

　脳損傷には脳血管障害，脳外傷（外傷性脳損傷），低酸素脳症の3つの大きなカテゴリがある．それぞれ特徴的な障害があるために，ここでは3つについて簡単に記述する．

1 脳血管障害

　高齢者では軽微な頭部打撲によって数週間後に軽い片麻痺，呂律が回らないなどの症状を呈する慢性硬膜下血腫（chronic subdural hematoma：CSDH）の頻度が高いために，これを脳卒中（脳出血，脳梗塞，くも膜下出血）に加えて脳血管障害（cerebral vascular disease/accident：CVD/CVA）と呼んでいる．

1）脳卒中

　ラテン語で apoplexia，英語では stroke で，その意味は"ガーンと殴られる．卒然と中（あた）る"という意味で，その後遺症は「中風（風にあたる）」，「中気（気にあたる）」と呼ばれている．

1. 脳出血

　脳の細い血管が破れて出血し，神経細胞が死んでしまう病態である．高血圧，加齢に伴って脳の血管は弱くなる．高血圧性脳出血の発生部位は，［被殻＞視床＞皮質下＞橋＞小脳］の順に発生頻度が高い．被殻を支配しているレンズ核線条体動脈は，かつて脳出血動脈と別名が付いていた（図8-1）．これは高血圧によって破裂しやすいためである（図8-2）．脳卒中死亡の10％強を占めている．

　左の被殻出血（内包の外側で起こることから，外側出血とも呼ばれる）では，血腫が外

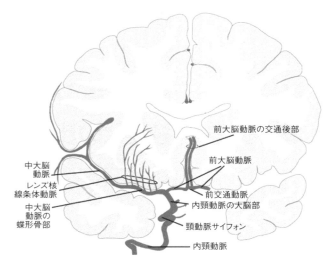

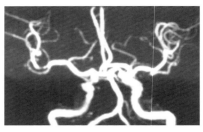

MRA (magnetic resonance angiography) は磁気共鳴血管画像のことで，MRIと一緒に撮影され，脳血管の状態をみるものである．

図8-1 レンズ核線条体動脈の解剖とMRA

側に進展するとブローカ領域が侵され運動性失語が出現する．一方，視床出血（内側型出血）では，出血量が少ない場合は，血腫は視床内に限定して，感覚障害を呈する．多いと血腫は容易に第3脳室や側脳室に穿破する．内側と外側出血が混在して起こる混合型も少なくない．内包が侵され片麻痺，視床症状の感覚障害と意識障害が出現し，予後は不良になる．

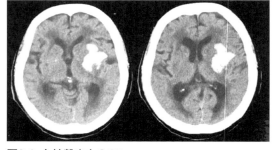

図8-2 左被殻出血のCT
外側に血腫が進展するとブローカ失語になり，内側に進展すると内包の錐体路があるために痙性片麻痺が出現する．

皮質下出血では，大脳皮質細胞の近傍のために痙攣が起こりやすく，病変部位に対応した高次脳機能障害が出現するが，無症候であることも少なくない．

橋出血では病変が大きいと意識障害，四肢麻痺，Locked-in（閉じ込め）症候群，病変側の顔面神経や外転神経麻痺と対側片麻痺が生じる．一般的に脳幹病変では，病変同側の脳神経麻痺と錐体路が侵されるために対側片麻痺を呈する交代性片麻痺が特徴である．

小脳出血では，錐体外路系の中枢であることから，めまい，嘔気・嘔吐，眼振，構音障害，バランス障害が出現する．第4脳室が閉塞されると水頭症，意識障害が出現するために，減圧開頭術が必要になる．

2. 脳梗塞

脳の血管が閉塞するもので，3つのタイプがある．
①アテローム血栓性脳梗塞：脳の太い血管の内側にコレステロールの塊であるアテローム

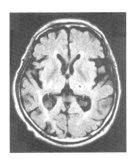
図8-3 左視床の陳旧性梗塞
MRI-FLAIR画像である．右手の巧緻動作が障害されている．

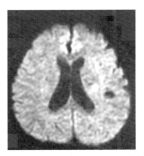
図8-4 左放線冠における新鮮梗塞
MRI-diffusion（拡散強調）画像で発症から3時間経過している．高信号病変として検出されている．

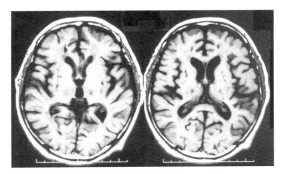
図8-5 多発性ラクナ梗塞（MRI-T1強調画像）

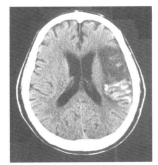
図8-6 左中大脳動脈の塞栓症（CT画像）
心房細動により出血性梗塞になっている．ブローカ失語症と中心前回の運動野が侵されているために右片麻痺がある．白い部分が高吸収域で出血を，黒い部分が低吸収域で梗塞部を表している．

（粥腫）ができ，そこに血小板が集まり血栓が形成され動脈が狭くなったり，閉塞してしまう．内頸動脈，中大脳動脈，脳底動脈などで起こりやすい．これらの部位から血栓が剝がれて，さらに細い末梢動脈が閉塞することが多い（図8-3, 8-4）．通常24時間以内で症状が消失する一過性脳虚血（transient ischemic attack：TIA）の原因になる．内頸動脈系TIAでは，片麻痺，感覚障害，失語，一過性黒内障，同名半盲などの症状が出現する．一方，脳底動脈系TIAでは構音・嚥下障害，複視，運動失調などが出現する．TIAはこれから脳梗塞が起こる可能性が高い危険徴候であることから，アスピリンなど抗血小板薬の投与が必要である．

②ラクナ梗塞：直径15mm以下の細い血管に動脈硬化が起こり詰まるもので，高血圧や糖尿病などが基礎疾患にあり両側大脳半球に複数回起こり，仮性球麻痺による構音，嚥下障害をきたすことが多い（図8-5）．

③心原性脳塞栓症：心臓でできた血栓が流れてきて血管をふさぐもので，心房細動があり心臓からの血栓が流れ込み，中大脳動脈の基部で閉塞が起こる場合が多い．梗塞に伴う血管壁の脆弱化などで出血が起こりやすく出血性梗塞を引き起こすことがある（図8-6）．

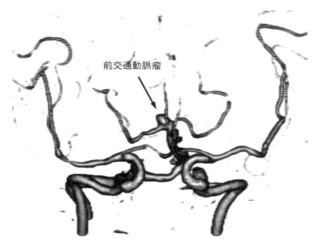

図8-7 3D-CTによる脳動脈瘤の診断
前交通動脈瘤破裂が確認される.

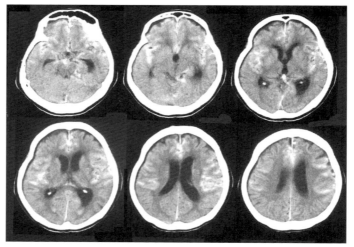

図8-8 くも膜下出血
前交通動脈瘤破裂によるくも膜下出血で,コイル塞栓術を実施した.CT画像で白い高吸収域は出血を表している.

大脳皮質を含めた病変が生じるために,高次脳機能障害を合併する.

3. くも膜下出血

くも膜と脳表の軟膜の間にあるくも膜下腔への出血で,最も頻度が高い外傷性くも膜下出血を除くと,その多くが脳動脈瘤破裂(約80%)であり(図8-7,8-8),そのほかに若者の発症では脳動静脈奇形の破裂が最も多い.前大脳−前交通動脈分岐の動脈瘤破裂の頻度が高い.50〜60歳で好発し,男性より女性が2倍多いとされ,一度起こると再出血しやすく,特に24時間後,あるいは1〜2週後が多い.このために破裂出血後,早期に開頭

クリッピング術あるいはコイル塞栓術が必要である. また発症2週間以内に遅発性血管攣縮による梗塞が起こりやすく, 通常の脳梗塞より予後は不良である. 前交通動脈分岐部の動脈瘤クリッピング後に血管攣縮が起こった場合, 前頭葉障害として自発性低下, 記銘力障害, 注意障害などが出現する. さらに正常圧水頭症が合併症として起こることもある. 全脳卒中の8%を占め, 脳卒中死亡の10%強であり, 突然死の6.6%がこれに該当するといわれている. 中大脳動脈深部の動脈瘤破裂では, 脳内血腫を生じるために意識障害, 片麻痺, 高次脳機能障害が重度になる.

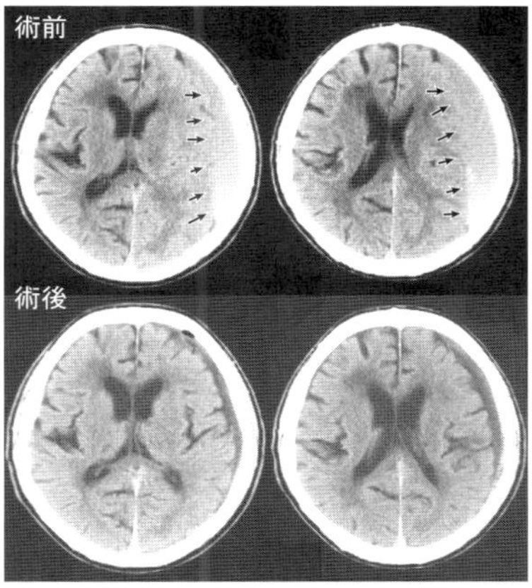

図8-9 左慢性硬膜下血腫の術前後CT
矢印で覆っている部分が硬膜下血腫である. 術後は髄液による空間ができている.

2)慢性硬膜下血腫

軽微な頭部外傷などによって, 大脳と硬膜をつなぐ架橋静脈が破綻して, 硬膜下に髄液との混合血性液が徐々に貯留して血腫を形成する (図8-9). 数週間後に, 軽い片麻痺, 呂律が回らない, 歩くときにふらつく, 認知症などの症状が出現する.

3)血栓溶解療法

rt-PA (遺伝子組み換え組織型プラスミノーゲン・アクチベータ, recombinant tissue plasminogen activator：アルテプラーゼ) 療法と呼ばれている. 脳梗塞では, フィブリン血栓によって血管が閉塞する. これを溶かすのがプラスミンという酵素で, rt-PAはプラスミンを活性化する. この血栓溶解療法は脳梗塞の症状を著明に改善する一方, 諸刃の剣であり, 使用基準を遵守しない場合, 症候性脳出血の危険性が著しく増大する. 発症から4.5時間以内であること, さらに禁忌症例 (頭蓋内出血の既往, 出血傾向や出血の合併, 収縮期血圧185mmHg以上, 拡張期血圧110mmHg以上など) には投与しないことである. これに対して, 急性心筋梗塞の冠動脈血栓溶解では発症6時間以内が適応になっている.

4)機能障害

運動障害として痙性片麻痺, 感覚障害, 意識障害, 仮性球麻痺による構音・嚥下障害, 高次脳機能障害などがある. 比較的軽度の上肢麻痺に対して, CI療法 (constraint-induced movement therapy) が行われることがある. これは健側上肢を拘束し, 麻痺上肢を強制的に使わせることによって機能回復を図るものである.

1. ワーレンベルグ症候群

延髄外側を支配する後下小脳動脈 (PICA) の閉塞でワーレンベルグ (Wallenberg) 症候群が生じる. 延髄外側を走行している神経路が損傷される交代性麻痺である. 患側には口蓋咽喉頭麻痺, 耳鳴り, ホルネル (Horner) 症候群, 小脳性失調症, 顔面温痛覚障害がみられ, 対側には四肢・体幹温痛覚低下が出現する.

2. 高次脳機能障害

左大脳半球の病変では, 失語症, ゲルストマン (Gerstmann) 症候群〔ブロードマン

➡**MEMO 8-1**：画像診断について
　X線単純，CT，MRI（核磁気共鳴画像法：magnetic resonance imaging）撮影は，解剖学的形態を診断する手段である．
MRIでは，
① T1強調画像では水＝髄液は低信号域に，脂肪，造影剤は高信号域で現れる．
② T2強調画像では水＝髄液，関節液は高信号域になり，急性期の出血は低信号域になる．
③ FLAIR（フレアー）法（fluid attenuated inversion recovery）はT2強調画像で髄液と区別しにくい高信号病変，くも膜下出血の診断など，髄液あるいは脳室に接する病変を検出しやすい．
④ 拡散強調画像（diffusion weighted image）は急性期脳梗塞病変の検出に優れている．
　またCT（コンピュータ断層撮影：computed tomography）は最近の画像処理技術の向上によって，短時間で少ないX線被曝で3次元グラフィックスなどの撮影ができるようになっている．
　なお画像を見る場合，向かって左が体の右側を，向かって右が左側を示している．

➡**MEMO 8-2**：SPECTについて
　単一光子放射断層撮影〔Single photon emission computed tomography：SPECT（スペクト）〕は，シンチグラフィの応用で，体内に投与した放射性同位体から放出されるγ線を検出して，その分布を断層画像にしたものである．骨，脳，心筋，腫瘍などの生体の機能の観察に用いられる．脳3次元SPECTでは，大脳皮質の神経活動を血流量の減少として，あるいは脳内の活動状態を青，赤，白などの色づけして脳機能イメージングとして神経精神医学的診断に応用している．

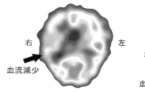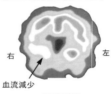

大脳水平断　　　　　大脳冠状断

39領野の角回の損傷によって，失書，失算，手指失認，左右失認の4つの症候が出現する〔第4章 図4-25参照〕．右大脳半球の病変では，視空間失認，着衣失行などが出現する．視空間失認による左半側空間無視に対して，度なし眼鏡に物が右にずれて見えるようにフレネル膜プリズムを貼ったプリズム適応療法が行われる．これにより無視していた左の物に注意を向けられるという効果がある．

5）活動制限
　歩行を含めたADLの障害である．アプローチは，残存機能の強化を図り，補装具など代償的アプローチを行う．移乗動作では，健側から先に動作をする（図8-10）．入浴時には，感覚障害による熱傷を予防するために健側足から入る．「"健側first"の原理」があるが，例外は階段を降りるときなどの場合で，その際は患側足から降りる．

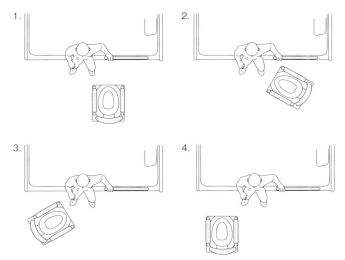

図8-10 右片麻痺患者の移乗動作
ベッドからポータブルトイレへの移動において，ポータブルトイレの適切な位置はどれか．2．が正しい位置である．重心移動が容易な健側で，移動が最短になる位置に設置する．

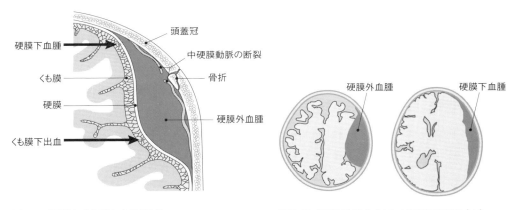

図8-11 硬膜とくも膜と血腫部位　　図8-12 硬膜外出血（左）と硬膜下出血（右）のCT画像

2 脳外傷

　脳は毛髪，頭皮，皮下組織，頭蓋骨，硬膜，くも膜，軟膜，さらに髄液によって保護されている．外傷性脳損傷（traumatic brain injury：TBI）あるいは脳外傷（brain injury）はこれらの保護組織が破壊されて脳挫傷をきたす症例である．

　硬膜外出血は，頭蓋骨の骨折を伴う中硬膜動脈の断裂で，縫合線を越えない凸型血腫である．一方，硬膜下出血は架橋静脈の破綻で，縫合線を越え，テントに沿って拡がっている三日月状の大きな血腫である．またくも膜下出血はくも膜下腔に出血が拡がっている（図8-11，8-12）．

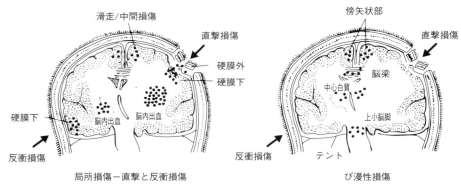

図8-13 脳外傷の損傷メカニズム

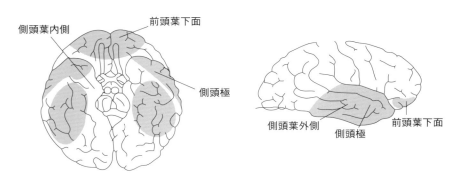

図8-14 脳外傷の好発部位（文献1より引用）
前・中頭蓋底の凸凹や篩骨や蝶形骨の突起骨によって前頭眼窩部，側頭極，側頭葉下面などが反衝損傷を受けやすい．

①局所損傷：強力な局所外力（＝低速外力）が加わった場合，打撲部位に直撃損傷が生じ，これに対して堅固な頭蓋骨に脳が衝突するために対側非対称性に反衝損傷が生じる（図8-13〜8-15）．

②び漫性軸索損傷：さらに高速外力であると，髄液の中でボールのように回転力が作用し，捻れの剪断力（shearing force）が脳中心部に加わり，び漫性軸索損傷が起こる．MRIで神経細胞の軸索の断裂を伴う微小出血を確認する（図8-13，8-14，8-16，8-17）．

1）機能障害

頭部打撲がどこであろうと，反衝損傷として頭蓋骨内側底面凸部に接した，中心部から離れて回転加速度が大きくなる前頭葉眼窩回と側頭葉内底部が損傷されやすい．前頭前野や海馬，扁桃体の損傷を反映した認知障害（記憶，注意，遂行機能障害など）や行動異常が出現する（図8-18）（第4章8.「高次脳機能障害」参照）．

前頭葉の行動異常を含む認知系と，側頭葉の情動系は2つの回路によって結びつけられている．

Papez（パペッツ）回路は，［海馬－脳弓－乳頭体－視床前核－帯状回－海馬］の閉回路である．Papez回路は現在，情動よりむしろ記憶回路と考えられている．

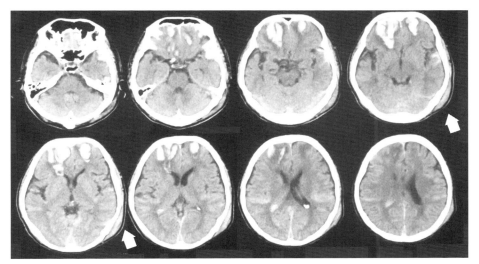

図8-15 局所損傷の所見
左側頭部を打撲し（頭皮血腫：たんこぶ）があり，これに対して主に右前頭部が反衝損傷になっている．左右非対称的に損傷されている．

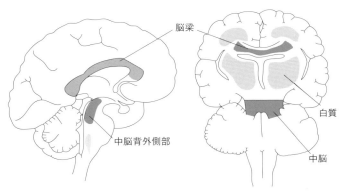

図8-16 び漫性軸索損傷の好発部位（文献1より引用）
脳の正中部が捻れの剪断力によって生じる．

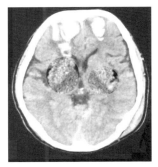

図8-17 び漫性軸索損傷の所見
大脳正中部に神経細胞軸索の断裂に伴う微小出血が確認される．

もう1つのYakovlev（ヤコブレフ）回路は，［扁桃体－視床背内側核－前頭葉眼窩皮質－鉤状束－側頭葉前部皮質－扁桃体］の閉回路であり，情動回路と考えられている．

2）活動制限

一般に身体障害は軽度で，身の回り動作などのADLは自立することが多い．しかし記銘力，注意，遂行機能障害などがあり，手段的ADLを含めて復学・復職は難しい．

3）機能予後

運動，認知，行動障害の予後は脳損傷の重症度と相関している．これらの評価にはグラスゴー昏睡スケール（Glasgow Coma Scale：GCS）（第4章 表4-8参照），PTA持続時間，ガルベストン見当識記憶テスト（Galveston orientation & amnesia test：GOAT）などが用いられている（表8-1）．GOATでは脳外傷回復過程における見当識（時間，人，場所）と記憶

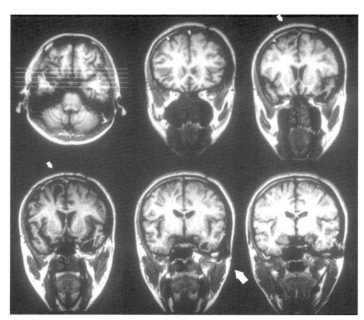

図8-18 脳外傷による左海馬や扁桃体病変
左側頭葉の海馬と右傍正中部に低吸収域があり，それぞれ記憶障害と左下肢の軽い麻痺の症候と一致している．

表8-1 ガルベストン見当識記憶テスト

	項目	失点
1	名前は？(2)，出生地は？(4)，住所は？(4)	
2	ここはどこですか？　町，市？(5)，病院？(5)	
3	入院日は？(5) どのように入院したか？(5)	
4	受傷後，最初に思い出すことは何か？(5) 日付，時間，友人などを詳しく述べることができるか？(5)	
5	受傷前，最後に覚えていることは何か？(5) 日付，時間，友人などについて詳しく述べることができるか？(5)	
6	いま何時か？（正確な時間より30分違っているごとに1点，最大5点）	
7	何曜日か？（正しい曜日より1日ずれるごとに1点，最大5点）	
8	何日か？（正しい日付より1日ずれるごとに1点，最大5点）	
9	何月か？（正しい月より1ヵ月ずれるごとに5点，最大15点）	
10	何年か？（1年ずれるごとに10点，最大30点）	

総失点　　　　　　　　　　　　　　　　　　　　　　　　　　　　　　　／100
総点数＝（100 －総失点）
－8～100点が付けられる．
76～100点：正常，66～75点：境界，66点未満：異常

（前向性健忘，逆行性健忘）を量的に評価している[2]．行動異常は受傷前因子や病変部位と関連している[3]．

4）アプローチ

行動異常特性によって治療アプローチは異なる．反応性，身体性，認知性，人格性など，

第8章 脳損傷のリハビリテーション 脳卒中，脳外傷，低酸素脳症との比較

表8-2 行動異常特性に対する基本的アプローチ

反応性	カウンセリング，心理療法，抗不安薬，抗精神病薬，社会資源の利用
身体的	てんかんに対しては薬物療法
認知性	認知アプローチ：学習，代償，向精神薬の減量，適切な抗てんかん薬の選択
人格性	人間関係や作業療法の環境調整，向精神薬

向精神薬は脳に作用する薬剤をすべて指している．この中で抗精神病薬とは主に統合失調症に対する薬のことである．

表8-3 認知性行動異常に対するアプローチ

1	チームアプローチによる障害特性の把握
2	障害特性やゴールに対応したアプローチ
3	リアルフィードバックと代償行動の獲得
4	対人コミュニケーション技術の獲得
5	就業現場で訓練する
6	家族支援―家族も支援者に
7	環境設定―環境整備
8	長期的な支援体制の確立

その特性によってアプローチが異なる（表8-2）．人格異常は解決が難しく，環境調整や薬物治療が行われる．リハビリテーションの効果が最も期待できるのは，認知障害に基づく行動異常である[4]．

認知性行動異常の治療の原則は，表8-3に示すとおりである．

家族の参加が重要であるのは，家族が表面的な問題行動に振り回されることなく，障害を正しく理解できるようになってもらう側面と，実際の生活の場である家庭での訓練が不可欠であり，リハビリテーション支援者の一員でなければならないからである．

リアルフィードバックとは，認知障害に対して問題が生じたその場で，事実を直接障害者自身に示して，認知のズレを指摘し，行動修正を指示したり有効な行動を示唆したりするもので，有効であるとされている．また現実見当識訓練（reality orientation therapy）をグループ訓練に取り入れ，「自分自身の障害には気づかないが，他人の障害は気づくものである」という原則を利用して，自分の障害は何か，能力はどれくらいか，何をすべきかなど認識させるようにする．

3 ｜ 低酸素脳症

低酸素脳症（hypoxic encephalopathy）とは，心循環系や肺呼吸系の障害による脳への酸素欠乏によって生じる病態である．救急救命センターに搬送される患者の中に低酸素脳症の患者は少なくない．窒息（縊死，溺水，吐物誤嚥，気管閉塞），火災現場や自殺企図によるCO中毒，呼吸不全（喘息重積，胸部外傷，間質性肺炎，高位頸髄損傷やギラン・バレー症候群などによる呼吸筋麻痺），心不全（心筋梗塞，重度不整脈，ショックなど），麻酔中の合併症（心停止，気道閉塞，気胸など）などの原因がある．

脳卒中では脳血管支配領域が損傷され，痙性片麻痺という運動障害が特徴的である．脳外傷では前頭–側頭葉が損傷され認知障害や行動異常などの器質性精神障害が後遺症として残る．これに対して，低酸素脳症では脳血管分水嶺領域が損傷される．

1）低酸素脳症の重症度

酸素の途絶の程度と持続時間によって低酸素脳症の重症度が決まる．そのほかに複合因子と蘇生術によって脳組織の損傷程度が修飾される（図8-19）．複合因子の中には，高齢者で好発している，①心肺機能低下による脳血流の減少，②内頸動脈狭窄症など動脈硬化症，③加齢に伴う脳組織の可塑性低下，などが挙げられる．

163

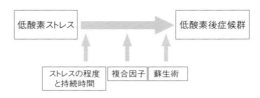

図8-19 低酸素後症候群の予後因子

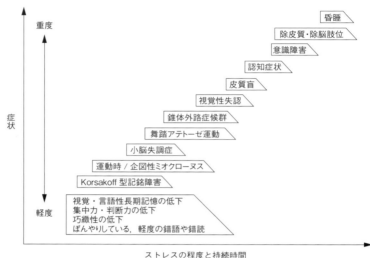

図8-20 低酸素後症候群の徴候

　小児での冬期の溺水で予後が比較的良好なのは，低体温による脳代謝低下による損傷抵抗性が関与している．

2) 低酸素後症候群

　低酸素によって後遺症が残った場合，低酸素後症候群（posthypoxic syndrome）といわれる症候が出現する（図8-20）．これらのなかには，特徴的な運動時／企図性ミオクローヌス，記銘力障害，痙攣発作，錐体外路症候群であるパーキンソン症候群，除脳肢位を伴った失外套症候群（apallic syndrome）などがある．これらの症候の純粋型は少なく，むしろ種々重なり合っていることが多い．

　1つの特徴的な症状経過として，意識障害を含めて神経症状が急速にほぼ正常に近い状態にいったん改善している時期に，突然，発症から2～3週間後に遅発性の神経症状の増悪をきたすことがある．特にCO中毒の症例でこのような機転をとることがある[5]．

3) 補助診断

1. 脳波

　脳血管障害や脳外傷では，病変部位や拡がりの同定が必要なために画像診断が不可欠である．これに対して低酸素脳症の診断には脳波が必須である．これは基本的には脳の全般性損傷に基づいているからである．意識障害の重症度分類や機能予後の診断に必要である．

➡ MEMO 8-3：除脳と除皮質肢位

除脳肢位（decerebrate posture）は，中脳レベルでの損傷で上下肢は伸展位をとり，頸部や背部の筋緊張が強くなると後弓（弓なり）反張肢位をとる．なお破傷風のときでもこの肢位は出現する．これに対して，間脳レベル（中脳より上部で，視床下部や視床を含んでいる）での脳損傷によって，上肢屈曲，下肢伸展位の除皮質肢位（decorticate posture）をとる．

表8-4 Hockadayらの重症度分類

Grade Ⅰ	正常	a：α波律動 b：α波優位，θ波わずか	a	b
Grade Ⅱ	軽度異常	a：θ波優位，α波わずか b：θ波優位，δ波わずか	a	b
Grade Ⅲ	中等度異常	a：δ＋θ波優位，α波わずか b：δ波のみ	a	b
Grade Ⅳ	重度異常	a：広汎δ波，平坦波わずか b：平坦波，わずかにδ波	a	b
Grade Ⅴ	極重度異常	a：ほぼ平坦波 b：平坦波	a	b

平坦波＝脳の電気的活動がない

低酸素脳症では脳波の低振幅化が特徴で，重度になると電気的活動は低下して振幅低下，極重度になると平坦化する．

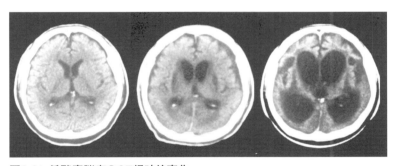

図8-21 低酸素脳症のCT経時的変化
急性腹症術後，麻酔から覚醒しなかった．遷延性意識障害をきたし，発症1カ月後（左），3カ月後（中），3年後（右）のCTでは，脳室拡大と基底核低吸収域を呈している．

代謝性脳症の特徴を反映しており，基礎律動の徐波化の程度と臨床症状は，ある程度一致している（表8-4）[6]．

2．画像診断

遷延性意識障害の症例では，CT画像で脳室の進行性拡大，中心溝拡大，基底核の低吸収域が認められる（図8-21）．しかし脳室の拡大化は発症3カ月後でないと明確にならない

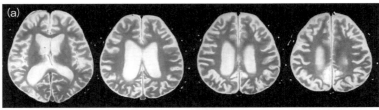
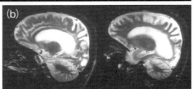

図8-22 低酸素脳症のMRI-T2強調画像
WPW症候群による低酸素脳症で皮質盲を呈した．水平断（a）では脳室拡大と皮質溝底部が高信号域を呈している．矢状断（b）では頭頂葉や後頭葉に高信号域が認められる．

ことに留意する必要がある．大脳，小脳，基底核にある脳細胞が低酸素によって侵されるもので，その程度の軽重が症候に現れ，障害の重症度が決まる．

病理学的特徴である大脳皮質の選択的な層状壊死が，皮質溝底部までMRI-T2強調画像で高信号域として反映される（図8-22）．

遷延性昏睡を呈する症例は，大脳皮質の広範な壊死が責任病変である．これに対して，遅発性神経症状増悪の経過をとる症例は，白質の脱髄が病態であると考えられている．

引用文献

1. Whyte J et al: Rehabilitation of the patient with traumatic brain injury. In：DeLisa JA, Gans BM（eds）：Rehabilitation Medicine: Principles and Practice, 3rd ed, Lippincott-Raven Publishers, Philadelphia, 1998.
2. Levin HS, O'Donnell VM, Grossman RG：The Galseston orientation and amnesia test：A practice to assess cognition after head injury. *J Nerv Ment Dis* **167**：675-684, 979.
3. 栢森良二：リハビリテーションに役立つ予後予測—頭部外傷における予後予測．臨床リハ **7**（4）：357-368, 1998.
4. 栢森良二：頭部外傷リハビリテーション Update —行動・人格異常．臨床リハ **7**（2）：145-150, 1998.
5. Ginsberg MD：Delayed neurological deterioration following hypoxia. *Adv Neurol* **26**：2-44, 1979.
6. Hockaday JM et al：Electroencephalographic changes in acute cerebral anoxia from cardiac or respiratory arrest. *Electroencephal Clin Neurophysiol* **18**：575-586, 1965.

脊髄損傷の
リハビリテーション

学習の目標
1. 外傷性脊髄損傷の発生年齢は何歳頃に多いか．
2. 外傷性脊髄損傷で，どのレベルが損傷されやすいか．
3. 頸髄損傷の2つの受傷機転を説明できる．
4. 脊髄半側症候群の症候を説明できる．
5. 脊髄損傷の機能障害にはどのようなものがあるか．
6. 自律性過反射について説明できる．
7. 普通型車椅子の操作ができる頸髄損傷レベルはどこか．
8. C6頸髄損傷の殿部除圧の工夫はどのようにするか．
9. ASIAにおける完全麻痺の定義は何か．

1 外傷性脊髄損傷の疫学

1) 発生頻度

　日本パラプレジア医学会（現・日本脊髄障害医学会）の1990～1992年の全国調査では[1]，外傷性脊髄損傷の発生頻度は年間100万人あたり52.0人であった．年齢分布では20歳と59歳の二峰性分布を呈していた．頸髄損傷が胸腰髄損傷より多く，女性より男性に多く，不全損傷より完全損傷が多くなっている．受傷原因は交通事故44％，高所転落29％，転落13％であった．これに対して，2018年の調査では4,603人の登録人数で女性1,170人，男性3,403人で発生率は年間100万人あたり49人であった．年齢分布では平均66.5歳であり，発生年齢ピークは70歳代であった（図9-1）．受傷原因は転倒38.6％，交通事故20.1％，低所転落13.7％，高所転落10.2％であった[4]．

2) 損傷部位と程度

　脊柱管における脊髄の占める割合は頸髄92％，上部胸髄90％，下部胸髄80％，腰髄30％で，空間は少なく，しかも可動性が大きい頸椎で外傷性頸髄損傷が発生しやすいことになる．2018年の調査では頸髄損傷が圧倒的に多いが，損傷程度はFrankel分類のCあるいはDの不全損傷が多数を占めている（表9-1）．また，頸髄損傷のなかで骨傷のないタイプが多くなっている（図9-2）．

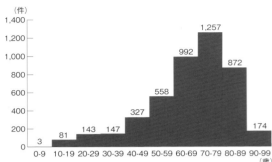

図9-1 脊髄損傷の発生頻度と年齢分布

表9-1 脊髄損傷の部位と重症度

	頸髄損傷	胸腰髄損傷
年齢(歳)	70.0 (58.0〜79.0)	66.0 (44.0〜76.0)
女/男(人数)	975:2,969=3,944	144:307=451
Frakel A	377	94
B	375	51
C	1,309	160
D	1,887	148

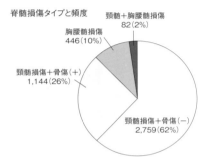

図9-2 脊髄損傷の骨傷の有無

表9-2 脊髄損傷の原因

外傷性	交通事故	
	スポーツ	
	転倒や転落	
	労災	
非外傷性	機械的要因	後縦靱帯骨化症
		椎間板ヘルニア
		脊髄腫瘍
	非機械的要因	脊髄血管障害
		脱髄疾患　ALS，MS
		変性疾患　亜急性脊髄連合変性症
		脊髄空洞症
		炎症　　　脊髄炎，サルコイドーシス

ALS：amyotrophic lateral sclerosis，筋萎縮性側索硬化症
MS：multiple sclerosis，多発性硬化症

2 脊髄損傷の原因

　外傷性脊髄損傷の頻度が高いが，その他に非外傷性によるものもある（表9-2）．近年，がんの脊椎転移による脊髄圧迫に対して「骨転移は直接生命予後に影響しない」観点から，骨吸収抑制剤，抗がん剤，放射線療法のほかに，積極的に転移病巣切除と椎体固定術を行い運動療法を含めたリハビリテーションが行われてきている．

3 脊髄の機能解剖

1) 脊髄節と神経根

　脊柱管の中の脊髄は脊柱管と比べて短くなっており，損傷椎体の高位と脊髄節とは一致しない．脊髄はL1椎体レベルで終了しているために，これ以降の椎体骨折では脊髄損傷でなく神経根である馬尾損傷になる（図9-3）．また7個の頸椎からは8本の頸髄神経（神経根）が出ていることから，頸椎から出る頸髄神経は椎体番号に「1」を加えたレベルになる．さらに椎体番号に「2」を加えるとそのレベルの髄節になる（図9-4）．

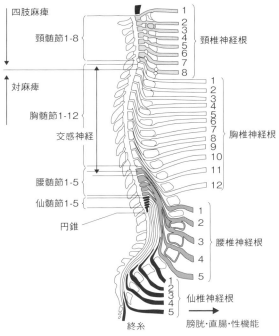

図9-3 脊髄節と神経根

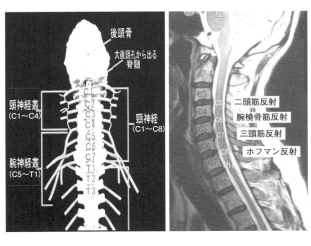

図9-4 頸椎体と頸髄神経と髄節レベルの関係

頸髄神経は同一番号の椎体より1つ上から出ており、さらに髄節は2つ上のレベルになっている。上腕二頭筋反射はC5，腕橈骨筋反射はC6，上腕三頭筋反射はC7，ホフマン反射はC8髄節が介在している。

2) 脊髄横断面の機能解剖

　脊髄損傷の症候を理解するためには脊髄横断面の2つの機能解剖を理解する必要がある．1つは，錐体路（皮質脊髄路），脊髄視床路（温痛覚経路），後索路（識別性触覚，振動位置覚）の3つの経路の位置関係である．もう1つは層状構造であり，中心部内側から外側に向かって［頸部→胸部→腰部］の層状構造を形成していることである（図9-5）．

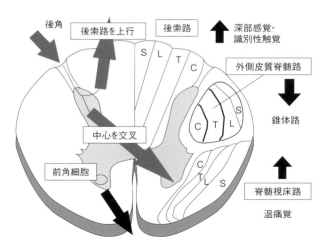

図9-5 脊髄における上下行路と層状構造
後角から入ってくる体性感覚のうち，温痛覚は中心部を交叉して反対側の脊髄視床路を上行する．深部感覚や，触れている部位や物体の性状がわかる精密な識別性触覚は同側の後索路を上行して視床に入る．一方，錐体路である外側皮質脊髄路は側索を下行している．[C（頸髄）→T（胸髄）→L（腰髄）→S（仙髄）]の順に内から外側に層状構造を形成している．

表9-3 腱反射と表在反射の反射経路

腱反射の支配レベル	下顎反射	三叉 V3
	上腕二頭筋反射	C5 ―筋皮
	腕橈骨筋反射	C5-6 ―橈骨
	上腕三頭筋反射	C7 ―橈骨
	ホフマン（手指屈筋）反射	C8-Th1 ―正中尺骨
	膝蓋腱反射	L2-4 ―大腿
	アキレス腱反射	S1-2 ―坐骨脛骨
表在反射の支配レベル	肛門表在	S4-5 ―肛門括約筋
	腹壁表在反射	Th9-11 ―腹筋（中部）
	足底反射	S1 ―母趾伸展
	角膜反射	三叉 V1 ―眼輪筋
	睾挙筋反射	S3 ―肛門括約筋
	眼輪筋反射	三叉 V1 ―眼輪筋
	軟口蓋	三叉―迷走
	咽頭	舌咽―迷走

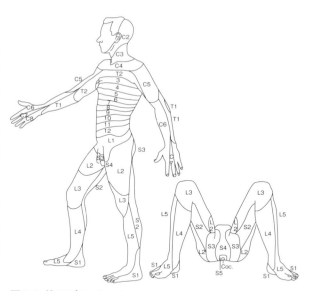

図9-6 体のデルマトーム
デルマトーム（dermatome）とは皮膚の脊髄神経（神経根）支配のことである．

3)反射と感覚の支配レベル

　脊髄損傷レベルは深部反射（腱反射）や表在反射（表9-3），さらに感覚障害レベル（図9-6）を検査して診断をする．末梢性障害では深部反射のみならず表在反射も減弱または

表9-4 脊髄損傷の臨床症候群

1	横断性完全損傷
2	脊髄半側障害：Brown-Séquard 症候群
3	脊髄中心性障害…外傷
4	前脊髄動脈障害…塞栓
5	後索障害…連合性変性
6	前角障害…ALS，ポリオ
7	錐体路障害…MS，サルコイドーシス
8	円錐障害…腫瘍
9	馬尾症候群…外傷

表9-5 2つの受傷機転

受傷機転	過伸展損傷	過屈曲損傷
打撲部位	前頭部	後頭部
損傷高位	C3-4	C5-6
メカニズム	C3 後方偏位	脊髄伸張，ヘルニアで圧迫
安定性	脱臼に至らない	不安定

消失する．一方，錐体路障害では，深部反射は上位中枢からの抑制がとれて亢進するのに対し，表在反射は減弱または消失する．錐体路障害では深部反射と表在反射の解離がみられる（第4章「表在反射」参照）．

4 損傷タイプと病態

いくつかの臨床症候群がある（表9-4）．

1）脊髄ショック

脊髄が急性の横断性病変に侵されたときに生ずる，病変部以下の脊髄機能の全般的な消失をいう．脊髄の伝導機能が失われた状態となり，自律神経，運動神経，感覚神経の機能および反射がすべて消失することになる．下位脊髄は通常24〜72時間以内に脊髄ショックから回復する．脊髄損傷の機能回復判定は，足趾の運動，肛門周囲の感覚，球海綿体反射，肛門反射から行う．脊髄ショックを脱出した72時間以降も，肛門括約筋の収縮がなく，肛門周囲の感覚脱出があれば，脊髄完全損傷と診断する．

2）頸髄損傷の受傷機転

頻度が最も高く，障害も重度になることから頸髄損傷の受傷機転は重要である（表9-5）．

過伸展損傷では，むち打ち損傷や前頭部を打撲して頸部が過伸展してC3-4に病変が認められることが多いが，通常骨傷はない．保存的療法で治療を行うが，巧緻動作が障害されることが多い．

これに対して，水中飛び込みなどで頭頂・後頭部を打撲した場合には頸部の過屈曲が生じ，椎間関節が脱臼し，後方の椎間靱帯は断裂するために頸椎は前方脱臼骨折が起こり，しかも脊髄は伸張される．MRIではC5-6に病変が認められることが多い．外科的整後固定術を要することが多い（図9-7，9-8）．

3）中心性頸髄損傷

高齢者で転倒による頸部過伸展損傷によって生じる．脊髄の中心が主に侵されることから，上肢，特に手指に麻痺が生じ，巧緻動作が障害される（表9-6，図9-9）．

4）脊髄半側障害

Brown-Séquard（ブラウン・セカール）症候群の別名がある．たとえば，右Th7レベ

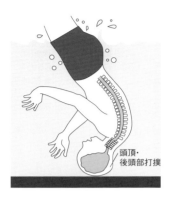

図9-7 過屈曲損傷の発生機序

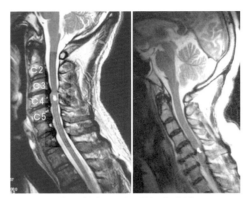

図9-8 過伸展(左)と過屈曲損傷(右)のMRI

表9-6 中心性頸髄損傷の特徴

受傷機転	転倒
発生年齢	高齢者
病態	脊柱管狭窄症
	脊柱過伸展
	骨傷脱臼を合併しない
症状	上肢優位
治療	副腎皮質ホルモン大量療法
	頸椎安静

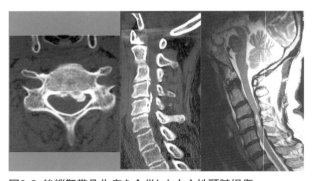

図9-9 後縦靱帯骨化症を合併した中心性頸髄損傷
CT水平断(左)で脊柱腔内に後縦靱帯骨化が飛び出ている．矢状断(中)でもC4-5に骨化像が見える．MRI(右)ではC4椎体レベルで高信号域病変が認められる．

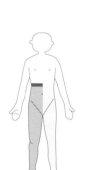

図9-10 右Th7レベルの脊髄半側損傷

表9-7 脊髄半側障害の症候

Brown-Séquard 症候群	
損傷部	髄節部の弛緩性麻痺と全感覚障害
患側	痙性麻痺
	深部感覚障害
健側	温痛覚障害

ルの脊髄半側が侵されると，損傷部の髄節の運動感覚障害が生じる（図9-10）．右患側は外側脊髄路と後索路が損傷されるために痙性片麻痺と深部感覚障害が出現し，左健側は中心部を交叉する脊髄視床路への線維が侵されるために温痛覚障害が出現する（表9-7）．

5) 脊髄血管障害

　脊髄動静脈奇形，あるいは，くも膜下出血や静脈瘤による脊髄圧迫，盗血現象（胸腹部大動脈瘤の術中や術後に大前根動脈あるいは前脊髄動脈への血流が減少する）などによる脊髄の慢性虚血で症状が出現する．脊髄動脈奇形は，胸髄，腰髄，頸髄の順に頻度が高い．

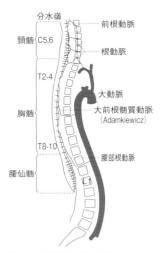

図9-11 脊髄血管支配

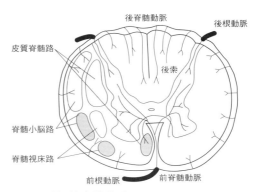

図9-12 前・後脊髄動脈
前脊髄動脈は脊髄前方2/3を支配している．主に前角細胞などが侵される．

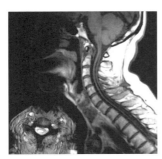

図9-13 脊髄空洞症のMRI所見
脊髄T1強調矢状断で，C2〜C7まで空洞が認められる．小脳扁桃の大後頭孔からのヘルニアを生じるキアリⅠ型奇形を合併することが多い．脊髄T2強調横断面では，脊髄空洞部が高信号域になっている．

これに対して，心房細動からの塞栓症，胸部大動脈瘤術中，あるいは腸間膜動脈血栓症と合併して，脊髄動脈とりわけ大前根髄質（アダムキューヴィッツ：Adamkiewicz）動脈に塞栓症が生じることがある（図9-11）．この動脈は脊髄下部1/3の血液を供給しており，前脊髄動脈症候群を生じる（図9-12）．

6）脊髄空洞症

空洞の部位と拡がりによって症候は異なっている（図9-13）．

片側性上肢に限局するタイプや，いわゆる「宙づり型」の解離性感覚障害を呈する症例が多い（図9-14）．脊髄の中心が侵されることから交叉性温痛覚線維が侵されて，深部感覚は温存される．痛みを感じないために無理な力によって関節が壊れるいわゆる，シャルコー（Charcot）関節（神経障害性関節症）になることがある（図9-15）．

5 機能障害

脊髄病変の部位によって運動麻痺，感覚障害，直腸膀胱障害，性機能障害，自律神経症

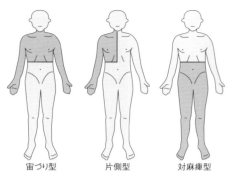
図9-14 脊髄空洞症の感覚障害分布
宙づり型　片側型　対麻痺型

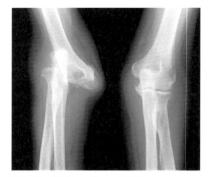
図9-15 右肘シャルコー関節

表9-8 脊髄損傷の機能障害

呼吸機能低下
神経因性膀胱
褥瘡
関節拘縮
消化管機能低下
疼痛
自律神経過反射
静脈血栓症
性機能障害

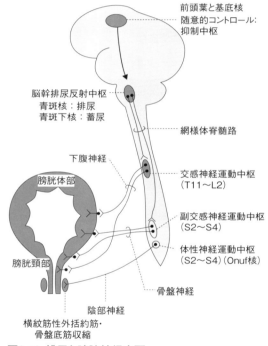
図9-16 排尿と膀胱神経支配

状，呼吸機能低下，静脈血栓症，褥瘡，関節拘縮，消化管機能低下，疼痛などが出現する（表9-8）．

1）排尿障害

脊髄損傷では排尿障害あるいは神経因性膀胱が必発である．これは，通常は脳から「尿をしてはいけない」という尿禁制（continence）の命令が常に働いているが，これを伝える脊髄が損傷されることによって失禁（incontinence）が起こるためである．なお排便も同じ機序である．

排尿の仕組みは，大脳からの尿禁制命令が解除され，陰部神経支配の随意横紋筋の外尿

道括約筋を弛緩させ，副交感神経が作用し膀胱括約筋は収縮し，同時に内尿道括約筋は弛緩し，排尿が起こる（図9-16）．

膀胱に150～200m*l*尿がたまると尿意を感じ始める．さらに300～500m*l*で尿意を強く感じる．膀胱容量は約500m*l*である．交感神経中枢はTh11～L2が蓄尿中枢で，下腹神経によって膀胱排尿筋は弛緩，内尿道括約筋は収縮している．一方，副交感神経はS2～S4が排尿中枢で，骨盤神経によって膀胱排尿筋は収縮，内尿道括約筋は弛緩している．

頸髄損傷では，手が使えないために，膀胱瘻，留置カテーテル，オム

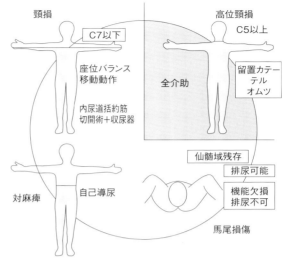

図9-17 ADL能力と排尿管理

ツ，あるいは内尿道括約筋切開術により，ある程度垂れ流し状態で収尿器を使用する．対麻痺で手が使える場合には自己導尿を行う（図9-17）．

仙髄S1より上位の損傷では核上性で排尿反応があり，従来自動性膀胱と呼ばれており，無抑制，痙性，あるいは反射性膀胱になる．

これに対して，S2～4の馬尾損傷では核下性で，排尿反射のない自律膀胱になる．正常尿意はなく，残尿が多い．従来行っていた怒責，バルサルバ手技（図5-10参照），用手的Crede（クレーデ）による膀胱圧迫は高圧蓄尿や膀胱変形が進行し，上部尿路に圧を伝播させ膀胱尿管逆流による水腎症など上部尿路障害を起こすリスクが高くなる．腹圧上昇による鼠径ヘルニアや骨盤臓器脱，痔疾の発症，循環器系の負担増加などから，現在は禁忌になっている．飲水量を多くし，間欠的導尿の回数を増やし，夜間留置カテーテルの処置をとるなどが望ましい．

2）自律神経過反射

末梢神経系は体性神経系と自律神経系の2つに大別される．「体」の神経系という意味で体性神経と呼ばれ，運動神経と感覚神経からなっている．これに対して，「内臓」を反射的あるいは不随意的に支配している神経が自律神経である．脊髄損傷では体性神経と自律神経の両方が侵される．内臓を支配している自律神経には交感神経と副交感神経から構成されている（図9-18）．交感神経は「戦うか逃げるか：fight or flight」の反応であり，同時に生体の恒常性を維持している．一方，副交感神経はゆったりしている「安静と食事：rest and digest」のときに働いている．

脊髄から交感神経が分枝する上限のT6以上の高位脊髄損傷では，導尿を忘れて膀胱が充満したり，頑固な便秘などが引き金になり交感神経系の亢進状態が起きる．これを自律神経過反射と呼んでいる．交感神経過興奮であるために血圧200mmHg程の上昇，顔面

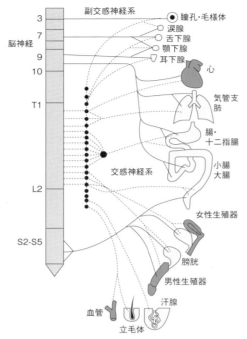

図9-18 内臓の自律神経支配
（実線：副交感神経，点線：交感神経）

表9-9 自律神経と自律神経過反射の症候

自律神経症状	自律神経過反射
うつ熱	血圧上昇
起立性低血圧	顔面紅潮
排尿排便障害	頭痛
自律神経過反射	発汗
	鼻閉
	徐脈

自律神経過反射では交感神経系優位の症状が出現する．心臓は副交感系が優位で徐脈になることが特徴である．

表9-10 フランケル分類

A	完全損傷	運動・感覚ともに完全麻痺
B	不全重度損傷	運動は完全麻痺，感覚は残存
C	不全中等度損傷	運動は不全麻痺であるが非実用的
D	不全軽度損傷	運動は不全麻痺であり実用的
E	脱落症状なし	運動・感覚障害はない

紅潮，頭痛，損傷レベルより高位の発汗亢進と立毛による鳥肌現象，鼻閉などをきたす．しかし心臓は交感神経優位ではなく，延髄迷走神経から副交感神経支配を受けていることから頻脈ではなく，徐脈になる．生命を脅かす高血圧クリーゼを予防する観点から，誘因頻度が高い尿閉や便秘などによる腸の膨張などに対して，至急に導尿や浣腸を行う（表9-9）．

3）ASIAの機能障害尺度

従来「フランケル（Frankel）分類」が用いられてきた（表9-10）．

米国脊髄損傷協会（American Spinal Cord Injury Association：ASIA）は，2009年以降数回の改訂を重ねており，2019年の改訂版である「脊髄損傷の神経学的分類の国際基準（International standards for neurological classification of spinal cord injury：ISNCSCI）」が今日広く使われている（図9-19a, b）．この図9-19bに評価方法が記載されている．下段の神経学的損傷レベル決定のための1〜6項目を評価する．第1項目の感覚レベルで左右の皮膚髄節28領域の「主要／標準点」で触覚と痛覚を調べる．判定は消失0，鈍麻1，正常2点になっており，触覚・痛覚がともに2点（正常）である最下位の髄節を記入する．第2項目は運動スコアと運動レベルである．「標準筋（キーマッスル，Key muscles）」上肢5筋と下肢5筋を背臥位でMMTを用い筋力を調べる．運動レベルは筋力が［3］以上ある最下位の髄節になる．なお直上のキーマッスルの筋力は［5］でなければならない．第3項目は神経学的損傷レベルで，第1，2項の左右感覚，運動の4つのレ

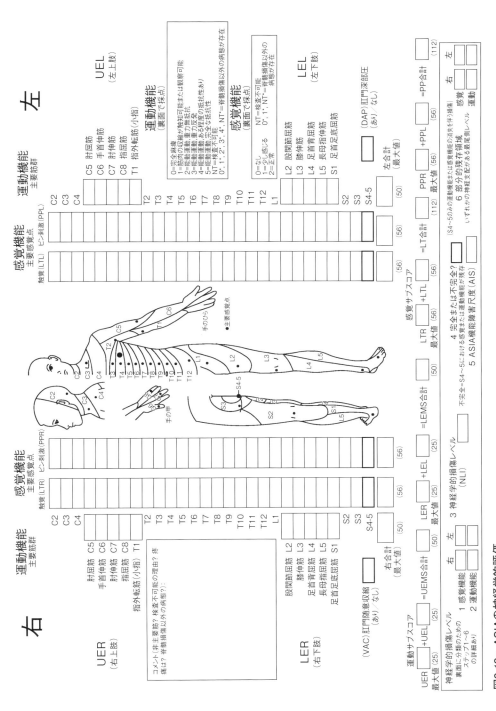

図9-19a ASIAの神経学的評価

筋機能評価

0＝完全麻痺
1＝筋肉の収縮が触知可能または観察可能
2＝重力負荷がなければ全可動域（ROM）の能動運動可能
3＝重力負荷に逆らって全可動域（ROM）の能動運動可能
4＝重力負荷に逆らい、また特定位置で中程度の抵抗負荷がある状態でも全可動域（ROM）の能動運動可能
5＝（正常）重力負荷に逆らい、また完全な抵抗負荷がある状態でも、他に障害がないいずれかの筋肉の機能の特定位置で全可動域（ROM）の能動運動可能
NT＝テスト不能（すなわち、固定、患者の重度が判定できないほどの重症度のため）

感覚の評価

0＝なし、1＝少し感じる、感覚低下／感覚障害または過敏、2＝正常、NT＝テスト不能
0*、1*、2*、3*、4*、NT*＝脊髄損傷以外の病態が存在*
＊記述：異常な運動および感覚スコアは、脊髄損傷以外の病態によるものであるため、[*]の印を付けける必要があります（少なくとも正常／異常の分類）。

非主要筋肉をテストする場合：

AISで明らかにB分類の患者では、損傷を最も正確に分類する（AISでBとCを区別する）ために、両側の運動レベルより3以上のレベルを超えて低い非主要筋機能を検査する必要があります。

運動	ルートレベル
肩：屈曲、伸展、外転、内転、内旋および外旋	
肘：屈曲	C5
肘：回外	
肘：回内	C6
手首：屈曲	
指：近位指骨の屈曲、伸展	C7
親指：屈曲、伸展、外転	
指：MCP関節の屈曲	C8
親指：手のひらに垂直な対立、外転、手のひらに垂直	
指：人差し指の外転	T1
股：屈曲	L2
膝：伸展	L3
足首：背屈	L4
股：外転、外旋、内旋	
足首：底屈	
足指：内転および外旋	L5
母趾：MP及びIP伸展	
つま先：親指先：DIPとPIPの屈曲及び外転	
母趾：内転	S1

分類のステップ

SCI患者の分類を決定するには、以下の順序が推奨される。

1 左右の感覚レベルを測定する。
感覚レベルは、どこまで刺痛覚及び触痛覚が正常に残存している、最も尾側の皮膚分節である。

2 左右の運動レベルを測定する。
背臥位検査で最も低い（グレード3でも、それ以上の分節の主要な筋機能が無傷（グレード5）と判断される）の側の筋機能を含む分節を含む（S4～5の触覚またはにピン刺激、もしくは深部肛門圧迫で判定）、かつ体のいずれかの側に運動機能が残存しない状態。注：運動レベルが判定できない領域では、それ以上の運動機能が正常であれば運動レベルは感覚レベルと同じであると推定される。

3 神経学的損傷レベル（NLI）を決定する。
尾側、正常な（完全な）運動機能および感覚機能がそれぞれ切吻側にある、患者は感覚不全麻痺の基準を満たし、LT、PPまたはDAPによって、最も尾側仙骨部分節S4～5の大半で感覚機能が残存する、かつ体のいずれかの側で、同側運動レベルより3レベルを超えて低い運動機能が一部残存する状態。
NLIは、ステップ1と2で決定される、最も頭側の知覚と運動レベルです。

4 損傷が完全か不全かを判定する。
（すなわち、仙骨温存の有無）
随意肛門収縮＝なし、かつ全てのS4～5感覚スコア0そして深部肛門圧圧＝なし、であれば損傷は完全である。それ以外の場合、損傷は不全である。

5 ASIA機能障害尺度（AIS）のグレードを判定する。
損傷は完全麻痺ですか？［はい］であれば、AIS=A
　いいえ↓
損傷は運動完全麻痺ですか？［はい］であれば、AIS=B
　いいえ↓（いいえ＝患者が知覚不全麻痺と分類されている場合は随意肛門収縮または運動機能が当体幹側、運動レベルより3レベルを超えて低い）

神経学的損傷レベルより下位の主要筋群の少なくとも半分（半分以上）がグレード3か、それよりも良好ですか？
　いいえ↓　　　　　　　　はい↓
　AIS=C　　　　　　　　AIS=D

E＝正常。ISNCSCIを用いて検査した感覚、運動機能が全項目で正常と評価され、患者に以前は欠陥があった場合、AISグレードはEです。当初に障害がない個人にはASIA機能障害尺度は適用されません。

NDの使用：感覚、運動及びNLIレベル、ASIA機能障害尺度（AIS）、及び／又は部分的保存領域（ZPP）が検査結果について決定できない場合に記録する。

6 部分的残存領域（ZPP）を決定する。
ZPPは、最も下部の仙骨分節S4～5に運動機能（VACなし）または感覚機能（DAPなし、LTなし、およびPP感覚なし）損傷のみ使用します。注記AIS SCIが確認された最初の検査で障害が認められなければ、患者は神経学的に正常であり、ASIA機能障害尺度は適用されない。部分的に神経支配が残存する感覚及び運動の尾側皮膚分節及び筋節を指します。仙節のブロックでNAが記録される、感覚ZPPは適用されない、このため、ワークシートのブロックでNAが記録される。したがって、VACが存在する場合、運動ZPPは適用されず、［NA］と表記される。

ASIA機能障害尺度（AIS）

A＝完全麻痺。仙骨分節S4～5に感覚または運動機能が残存していない状態。

B＝感覚不全麻痺。運動機能は麻痺しているが、感覚は神経学的レベルより下位に刺激、S4～5の仙骨分節を含む（S4～5の触覚またはにピン刺激に反応する）、かつ体のいずれかの側に運動機能が残存しない状態。深部肛門圧迫（DAP）を含むが、神経学的レベルより3レベルを超えて低い運動機能が残存しない状態。

C＝運動不全麻痺。随意肛門収縮（VAC）のある場合、または、患者は感覚不全麻痺の基準を満たし、最も尾側仙骨部分節S4～5の大半で感覚機能が残存する、かつ体のいずれかの側で、同側運動レベルより3レベルを超えて低い運動機能が残存する状態。*
（これに含む最も主要または非主要筋機能により、運動不全麻痺の場合、単一神経学的レベルより下位の主要筋機能の半分未満がグレード3以上。

D＝運動不全麻痺。上で定義した単一神経学的レベル下位の主要な筋機能の少なくとも半分（半分以上）がグレード3以上の主要筋機能を有する運動不全麻痺状態。

E＝正常。ISNCSCIを用いて検査した感覚、運動機能が全項目で正常と評価され、患者に以前は欠陥があった場合、AISグレードはEです。当初に障害がない個人にはASIA機能障害尺度は適用されません。

NDの使用：感覚、運動及びNLIレベル、ASIA機能障害尺度（AIS）、及び／又は部分的保存領域（ZPP）が検査結果について決定できない場合に記録する。

図9-19b　神経学的評価表の分類ステップと機能障害尺度

表9-11 ASIA機能障害尺度

A	完全損傷	S4, 5仙髄節の運動と感覚機能の消失
B	不全損傷	S4, 5仙髄節の運動は消失, 感覚は残存
C	不全損傷	損傷以下のキーマッスルの半分以上は筋力 [3] 未満である
D	不全損傷	損傷以下のキーマッスルの半分以上は筋力 [3] 以上である
E	正常	運動・感覚障害はない

表9-12 Zancolli分類

グループ	髄節下限	基本筋	サブグループ	分類
1. 肘屈曲	C5	上腕二頭筋 上腕筋	A. 腕橈骨筋×	C5A
			B. 腕橈骨筋○	C5B
2. 手関節背屈	C6	長橈側手根伸筋 短橈側手根伸筋	A. 手関節背屈力弱い	C6A
			B. 手関節背屈力強い	C6B
			1. 円回内筋×, 橈側手根屈筋×, 上腕三頭筋×	C6B1
			2. 円回内筋○, 橈側手根屈筋×, 上腕三頭筋×	C6B2
			3. 円回内筋○, 橈側手根屈筋○, 上腕三頭筋○	C6B3
3. 手指伸展	C7	総指伸筋 小指伸筋 尺側手根伸筋	A. 尺側指伸展可能	C7A
			B. 全指伸展可能, 母指伸展が弱い	C7B
4. 手指屈曲と母指伸展	C8	深指屈筋 長母指屈筋 示指伸筋 尺側手根屈筋	A. 尺側指完全屈曲可能	C8A
			B. 全指完全屈曲可能, 母指屈曲が弱い, 手内在筋×	C8B
			1. 浅指屈筋機能×	C8B1
			2. 浅指屈筋機能○	C8B2

ベルの中で最上位（頭側）髄節が機能残存レベルになる. 第4項目は完全か不全損傷の評価になる. S4-5支配の肛門随意収縮（voluntary anal contraction：VAC）と肛門深部圧（deep anal pressure）がいずれもなければ完全麻痺になる. いずれかあるいは両方が陽性であれば不全麻痺になる. 第5項目はASIA機能障害尺度（ASIA impairment scale：AIS）になり, A, B, C, D, Eに分類される（表9-11）. 第6項目は部分的残存領域（zone of partial preservation：ZPP）の記入である. 感覚あるいは運動レベルの損傷部尾側にある皮節と筋節の神経機能が残っている中で最下部の左右の感覚と運動機能髄節を記入する. この項目は神経学的回復の最も重要な予測因子の1つである. 2011年の改訂と異なり,

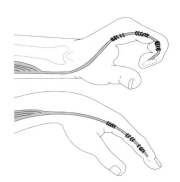

図9-20 腱固定効果の原理
手関節の能動的背屈によって, 伸筋腱は緩み, 手指屈筋腱が伸張されるために手指は受動的に屈曲される.

AIS-Aの完全麻痺ばかりでなく, AIS重症度に関係なく記入することになっている. しかし不全損傷の場合, 感覚ZPPは必ずしも適応できないこともあり「該当なしNA：not applicable」と記入する.

4) Zancolli分類：腱移行術と装具

日本ではアルゼンチンの手外科医Zancolli, EAの分類として知られている（表9-12）. 四肢麻痺患者で最も重要な機能は手関節背屈機能であり, これにより腱固定（tenodesis）効果で母指と手指との間で把持動作が可能になる（図9-20）. C6A, Bの患者に対して, 腕

表9-13 頸髄損傷レベルとADL能力

ADL 能力	C4	C5		C6		C7	
		A	B	A	B	A	B
起き上がり			△	○	○		
トランスファー			△	○	○		
車椅子駆動	電動顎	電動	ノブ付き	ゴム巻き	○	○	
除圧			△		○	○	
食事：食べる		○	○	○	○		
整容：歯磨き		○	○	○	○		
更衣				△	○	○	
排泄動作				△	○		
入浴動作				△	○		

Zancolli 分類に基づくもので，C5A，B の相違は腕橈骨筋の機能残存の有無である．C6A，B は手関節背屈が強いかどうかである．C7A は尺側指完全伸展，橈側指と母指伸展麻痺，C7B は全手指の完全伸展，母指の弱い伸展である．

橈骨筋腱を長橈側手根伸筋に移行させ手関節背屈機能を獲得できる．また肘伸展機能がつくり出せたら ADL が向上する．1つは三角筋から上腕三頭筋腱への移行術と，上腕筋や腕橈骨筋が効いている症例で，上腕二頭筋から上腕三頭筋腱への移行術である．外科的治療の代わりに，腱固定副子（tenodesis splint）を使っても手指把持動作は可能になる．また C5 患者に対しては食事動作，コンピュータのキー入力の介助軽減のために BFO（balanced forearm orthosis）あるいは MAS（mobile arm support）が用いられる．C6 患者に対して腱固定副子が使われる（図9-21）．なお，C8 髄節レベルで母指伸展と手指の屈曲が可能になり，橈側-手掌握りも可能になる．しかし C8A では浅指屈筋は効いておらず，C8B2 で手指屈曲力は十分になる．さらに T1 レベルでは小指外転筋ばかりでなく手内在筋の骨間筋や虫様筋が効いてくるので，指尖つまみが可能になる．

5）C6問題

頸髄損傷が C7（残存）レベルであれば ADL はほぼ自立する（表9-12，9-13）．C6 レベルの患者は食事動作，移乗動作，褥瘡予防のプッシュアップ（除圧），車椅子の駆動，排泄，入浴など ADL 訓練が難渋することになる．腱固定副子の使用，車椅子前方からの移乗動作，顎の重心移動による移動，トイレや浴室の工夫が必要になる（図9-22，9-23）．これらの動作のためには，手関節背屈筋や C6 支配筋の筋力強化はもちろん，頸部筋，僧帽筋，三角筋，肘屈筋の筋力強化もきわめて重要になる．また車椅子からベッドへの前方移乗では，股関節の 90° 以上の可動域があることが前提条件である．

6 活動制限

歩行が難しい場合，車椅子が必要である．また仙骨部の褥瘡予防のためにプッシュアップを行い，殿部除圧を 2 時間おきに実施することが大切である．脊髄損傷レベルの機能予後のもう 1 つの重要な側面は，呼吸機能と車椅子の操作である．その関連を表9-14 に示す．また対麻痺レベルと機能予後については，二分脊椎の移動能力との関連を示す Sharrard 分類を用いる（表14-10 参照）．

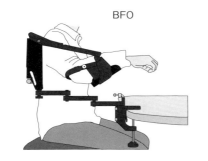
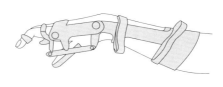

図9-21 BFOと腱固定副子

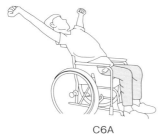
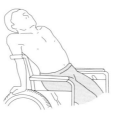
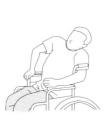
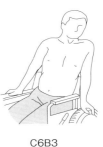

　　C6A　　　　　C6A　　　　　C6B2　　　　　C6B3

図9-22 C6患者の除圧あるいはプッシュアップ

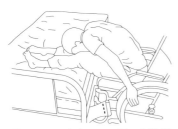

図9-23 C6患者のベッドへの移乗動作

表9-14 機能レベルと移動手段

	呼吸様式/ADL	呼吸筋/背筋
C4	呼吸器離脱可能	横隔膜 C3-5
Th5以下	座位が徐々に安定	C8-L5 後枝支配の固有背筋、特に脊柱起立筋
Th10	胸郭運動可能、キャスター上げ可能	内外肋間筋 T1〜12
Th12	十分な咳嗽力、車椅子登坂可、平行棒内長下肢装具で大振り歩行	腹直筋 T7〜12

7 アプローチ

　急性期，亜急性期，慢性期に分けられている（図9-24）．急性期では心理的サポート，表9-8の機能障害あるいは合併症に留意する．亜急性期では自己導尿を含めた排尿訓練，装具・車椅子，ADL訓練が必要である．慢性期に自宅改造，環境整備，職業復帰などが含まれている[3]．

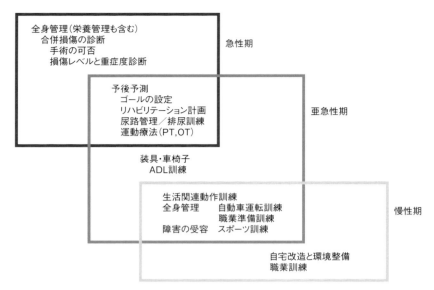

図9-24 脊髄損傷のアプローチ

引用文献

1. 新宮彦助：日本における脊髄損傷疫学調査（1990〜1992）第3報．日パラプレジア医会誌 **8**：26-27, 1995.
2. 米国脊髄損傷医学会：（http://www.asia-spinalinjury.org/）
3. 初山泰弘：脊髄損傷．加倉井周一・他（編）：新編装具治療マニュアル．医歯薬出版, pp113-123, 2000.
4. Miyakoshi N et al: A nationwide survey on the incidence and characteristics of traumatic spinal cord injury in Japan in 2018. *Spinal Cord* **59**（6）626-634, 2021.

第10章 神経筋疾患のリハビリテーション

学習の目標

1. パーキンソン病の四大徴候は何か.
2. ヤール分類について説明できる.
3. 症候性パーキンソン症候群の原因は何か.
4. パーキンソン病の訓練にはどのようなものがあるか.
5. 脊髄小脳変性症の機能障害にはどのようなものがあるか.
6. 筋萎縮性側索硬化症で侵されにくい機能はどれか.
7. 脊髄性筋萎縮症にはどんなタイプがあるか.
8. 多発性硬化症のUhthoff徴候とは何か.
9. 重症筋無力症と筋無力症候群の病態を理解している.
10. ギラン・バレー症候群の2つの病態を説明せよ.
11. 末梢神経障害の症状について説明できる.
12. 末梢神経障害のアプローチにはどのようなものがあるか.
13. 自律神経の神経伝達物質を説明できる.
14. 脳の主な神経伝達物質を挙げることができる.

　神経筋疾患には，その部位によって中枢神経系，末梢神経系，神経筋接合部，さらに筋の疾患がある．原因不詳，治療法未確立で，後遺症を残す恐れがある難病のことが多い．さらに難病では，経過が慢性にわたり，単に経済的な問題のみならず介護など身体的および精神的に家族の負担は大きい．2018年に施行された障害者総合支援法によって，難病患者は他の障害児者と同じような支援を受けることができるようになった．

1 パーキンソン病

　黒色線条体ドパミン神経系の進行性変性疾患であり，シナプス伝達物質ドパミンの欠乏によって症状が出現する．発病年齢は40歳以上が多く，20歳代など若年性はまれで，40歳以下の症例は若年性パーキンソン（Parkinson）病と呼ばれている．100人/10万人の頻度で，男女比は10：7といわれている．

表10-1 パーキンソン病の症候

四大徴候				その他	
振戦	筋強剛	寡動	姿勢保持障害	自律神経症状	精神症状
	鉛管現象 歯車現象 書字障害	仮面様顔貌 言語障害 嚥下障害 巧緻動作障害	前傾姿勢 四肢屈曲肢位 すくみ足歩行 小刻み歩行 突進現象 加速歩行 立ち直り反射障害	起立性低血圧 便秘 脂顔 ホルネル（Horner）症候群 四肢循環障害	抑うつ 認知症状

表10-2 ヤール（Hoehn and Yahr）の分類

3度（あるいはステージ3）以上で医療費の補助が受けられる.

1度	症状は片側性で，日常生活の障害は極めて軽微.
2度	症状は両側性にみられる．歩行を含めて日常生活動作の障害は軽微である.
3度	症状は両側性で，前屈姿勢，小刻み歩行がみられる．日常生活は自立しているが，職種の変更などかなりの制約を受ける.
4度	両側性に強い症状があり，歩行には少しの介助が必要である．日常生活でもかなりの介助を要する.
5度	ベッドまたは車椅子の生活で，ほとんど寝たきり．全介助を要する.

1)症候

　四大徴候として，手の振戦，筋強剛，寡動，姿勢保持障害がある（表10-1).

2)薬物治療

　ドパミン補充療法，すなわちレボドパ（L-dopa）とドパミンアゴニスト*の投与である. レボドパは脳内でドパミンに代謝される．特に高齢者には，発症初期から第1選択薬として用いられる．しかしレボドパ長期投与によって，wearing-off現象（薬効が短時間に消失する），on-off現象**の日内変動，不随意運動（ジスキネジア）などが出現する.

3)臨床経過

　初発症状は振戦が多く，次いで動作緩慢，歩行障害と続いている．片側上肢から始まり，同側下肢，対側へ進展する．進行経過と重症度は「Hoehn and Yahr分類」（通常「ヤール分類」と呼ばれている）[2]が用いられる（表10-2, 図10-1)[3].

4)パーキンソン症候群

　パーキンソン病以外で振戦，筋強剛，寡動などパーキンソン徴候を示す疾患をパーキンソン症候群（パーキンソニズム：parkinsonism）という（表10-3)．ドパミンをつくっている神経細胞の数が減ることにより発症し，神経細胞にαシヌクレインという蛋白質が蓄積することが原因であると考えられている．この中には，パーキンソン病関連疾患として進行性核上性麻痺，大脳皮質基底核変性症，さらに多系統萎縮症の線条体黒質変性症，オリーブ橋小脳萎縮症，シャイ・ドレーガー（Shy-Drager）症候群がある．頻度が高いのは多

---

* ドパミンアゴニスト＝作動薬は，ドパミンそのものではないが，ドパミンを受けとる次の神経細胞の受容体の働きを活発にしてドパミン伝達を促進する．これにより足りなくなったドパミンの代わりをする薬剤である．レボドパ製剤と比べて効き始めるまでに少し時間がかかるが，効果が安定している．ドパミンアゴニストを一緒に服薬することで，レボドパ製剤を長期間飲み続けると起こる副作用を抑えたり遅らせたりすることが期待される．麦角系のブロモクリプチンメシル酸塩（パーロデル），カベルゴリン（カバザール）や非麦角系のタリペキソール塩酸塩（ドミン）などがある.

** 薬効のある時期となくなる時期が交互に起こり，一日に何回も繰り返す．off現象では無動，筋緊張低下，不安感が起こり2～3時間持続し，消失する．on現象では不随運動を伴うことが多い.

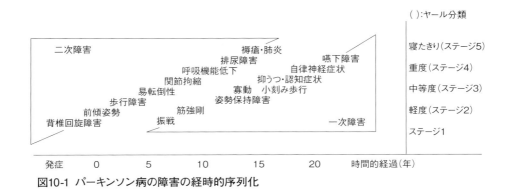

図10-1 パーキンソン病の障害の経時的序列化

発性脳血管障害，薬剤性，正常圧水頭症，一酸化炭素中毒脳症後，脳炎後などである．

5) アプローチ

PT, OT, ST による包括的アプローチが必要である（表10-4）．またステージに合った訓練内容があり，ヤール分類3,4度では，歩行あるいは移動能力を維持し，転倒を予防することが主な目標である．5度では，在宅による介護保険の利用による訪問看護，訪問リハビリテーションによる排痰介助，上下肢および胸郭可動域運動が必要である（表10-5）．

表10-3 パーキンソン症候群の分類

1	家族性	
2	他の神経変性疾患	線条体黒質変性症 シャイ・ドレーガー症候群 オリーブ橋小脳萎縮症 進行性核上性麻痺 大脳皮質基底核変性症 レビー小体病
3	症候性	
	脳血管性	
	薬剤性	向精神薬など
	中毒性	一酸化炭素中毒 マンガン中毒
	脳炎後	
	脳外傷後	
	その他	正常脳圧水頭症 代謝性疾患：Wilson 病など

パーキンソン病はリズムの障害であるという一面があり，寡動時（意図的随意運動は障害されている）にある種の刺激を与えると反射的に自動運動を行うという kinésie paradoxale（仏語：矛盾運動）を利用して歩行訓練を行う．連続した動作については，次の合図（cue/cueing）を出すことが有効である．聴覚的合図として，1Hz のメトロノームを使ったり，手拍子を打ったりする．あるいは視覚的合図として，床に歩幅に合わせた線を引き，リズムを取るようにする．

2 脊髄小脳変性症

進行性の小脳性運動失調を主徴とする変性疾患の総称である．小脳萎縮による運動失調のみを呈する病型（純粋小脳失調型）と，それ以外に脳幹の萎縮を伴いパーキンソン症候群や自律神経症状を呈する病型（多系統障害型）がある．

また遺伝性と弧発性（非遺伝性）に分類できる．分子遺伝学的研究が進歩し，1993年に脊髄小脳失調症1型（spinocerebellar ataxia type 1：SCA1）の原因遺伝子が同定され

表10-4 パーキンソン病に対する包括的アプローチ

理学療法	作業療法	言語療法	心理療法	看護上の留意点
全身リラクセーション	上肢巧緻動作練習	腹式呼吸の練習	心理的支持	硬いベッドで拘縮予防（寝返りを容易にする）
関節可動域練習	上肢交互運動	嚥下評価	患者・家族に対するカウンセリング	装具の点検
不良姿勢の改善	書字練習	構音障害の練習	認知評価	食事の工夫
歩行練習	ADL 評価と練習	会話前に深呼吸をする	グループ練習	排痰・呼吸介助
呼吸機能練習	環境整備	顔面・口腔・舌筋練習		便秘の予防
家庭指導と練習プログラム	家庭指導と練習プログラム			瞬目減少に対する人工涙
				性機能評価
				過剰唾液分泌に対する投薬

表10-5 障害ステージによる練習内容

ステージ	柔軟体操	散歩	歩行練習	身の回り動作	深呼吸,胸郭 ROM	グループ練習	カウンセリング	在宅維持療法
1度	◎	◎					○	
2度	◎	◎				◎	○	
3度	◎	○	○	◎	○	○	○	○
4度		○	○	◎	◎	○	○	○
5度				○	◎	○	○	○

て以来，種々の病型と遺伝子変異が解明されている．しかし小脳あるいは関連した神経細胞群が選択的に死滅する理由はまだわかっていない．

1990 年の統計では，わが国の発生頻度は 7 ～ 10 人 /10 万人である．従来オリーブ橋小脳萎縮症あるいはメンツェル（Menzel）型遺伝性運動失調症*が多いといわれていたが，遺伝子診断からびっくり眼（bulging eyes）が特徴的であるマシャド・ジョセフ（Machado-Joseph）病**が最も多いことがわかってきた（図10-2）．

1）診断

①小脳性ないしは後索性の運動失調が主要症候である．

②徐々に発病し，経過は緩徐進行性である．

③病型によっては遺伝性を示し，常染色体顕性（優性）遺伝性であることが多いが，常染色体潜性（劣性）遺伝性の場合もある．

④その他の症候として，錐体路徴候，錐体外路徴候，自律神経症状，末梢神経症状，高次脳機能障害などを示すものもある（表 10-6）．

⑤頭部の MRI や CT 画像で小脳や脳幹の萎縮を認める（図10-3）．

⑥脳血管障害，炎症，腫瘍，多発性硬化症，薬物中毒，甲状腺機能低下症など，二次性の運動失調症を否定できる（表10-7）．

---

* 常染色体顕性（優性）遺伝．小脳性運動失調の他，眼球運動障害，パーキンソン症状，自律神経症状，錐体路症状，後索症状，筋萎縮などを伴う．

**常染色体顕性（優性）遺伝，第 14 番染色体長腕（14q24.3-32.1）に遺伝子座．小脳性運動失調，ジストニア，錐体路徴候，眼球運動障害，びっくり眼，筋萎縮などを伴う．

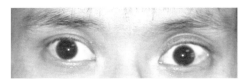

図10-2 マシャド・ジョセフ病のびっくり眼

表10-6 脊髄小脳変性症の機能障害

眼球運動障害	緩徐眼球運動障害／持続性注視方向性眼振
構音・嚥下障害	爆発性／断綴性（呂律が回らない），誤嚥
四肢失調	測定障害／企図振戦／反復拮抗運動不能*（動作時振戦がでるため書字困難）
歩行障害	開脚（wide-based）歩行（足を左右に広げる），体幹動揺性
大脳基底核障害	パーキンソン症候群
錐体路障害	痙縮／腱反射亢進
感覚障害	深部感覚障害でRomberg徴候陽性（閉眼によって倒れる）
自律神経障害	起立性低血圧／排尿機能障害
末梢神経障害	感覚障害／筋力低下／腱反射低下

*反復拮抗運動不能（adiadochokinesis）とは前腕の回内・回外運動を素早くできない状態である．

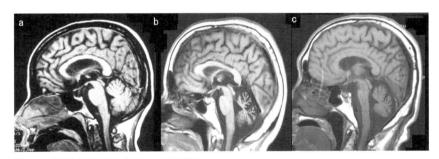

図10-3 脊髄小脳変性症のMRI冠状断
a：正常コントロール，b：小脳皮質萎縮症（小脳のみ萎縮），c：オリーブ橋小脳萎縮症（脳幹と小脳が萎縮している）．

2）運動療法

抵抗負荷が少ない反復練習が有効である．Frankel運動（フレンケル運動：視覚情報を使いながら，ゆっくりと協調動作を繰り返し実施する），脊髄小脳路を賦活する重錘負荷，四肢体幹への弾性包帯装着法などが用いられる．監視介助歩行，歩行車を用いた歩行の練習によって，できるだけ歩行能力を保ち自立維持を目指す．

3 筋萎縮性側索硬化症

筋萎縮性側索硬化症（amyotrophic lateral sclerosis：ALS）は中年以降に発症し，上位運動ニューロンと下位運動ニューロンが選択的にかつ進行性に変性・消失していく原因不明の疾患である．症状は筋萎縮と筋力低下が主体で，進行すると上肢の機能障害，歩行障害，構音障害，嚥下障害，呼吸障害などが生じる．通常，大脳の認知機能障害，感覚障害

表10-7 脊髄小脳変性症の臨床調査個人票

初 発 症 状	1.起立・歩行障害　　2.上肢運動機能障害　　3.言語障害　　4.自律神経障害　　5.その他（　　　　　　　）
発 病 様 式	1.緩徐　　　　2.亜急性　　　　3.急性　　　4.その他（　　　　　　　　　　　　）
経　　　　過	1.進行性　　　2.進行後停止　　3.軽快　　　4.その他（　　　　　　　　　　　）

診　断（AからEのどれか1つを選択しその中の数字を1つ選択する）

□A．孤発性脊髄小脳変性症　　【多系統萎縮症（オリーブ橋小脳萎縮症OPCA）は「多系統萎縮症」の個人票を用いること】
　　　1.皮質性小脳萎縮症　2.その他（　　　　　　　　　　　　　　　　　　　　　　　　）

遺伝性脊髄小脳変性症
　　本人の遺伝子診断　　1.施行　　2.未施行（未施行の場合、家族の遺伝子診断：1.施行 2.未施行）
　　本人の遺伝子診断が未施行であっても臨床的に強く疑われる場合は、その病型を記入
□B．常染色体優性遺伝性
　　　1.MJD（SCA3）　　2.SCA6　　3.DRPLA　4.SCA1　　5.SCA2　　6.SCA7
　　　7.その他（1.純粋小脳失調型 2.その他（　　　　　　　　　　　））
□C．常染色体劣性遺伝性
　　　1.ビタミンE単独欠乏性失調症　　2.アプラタキシン欠損症（眼球運動失行・低アルブミン血症を伴う早発型失調症）
　　　3.Friedreich 失調症　　　　　　4.その他（　　　　　　　　　　　）
□D．その他の遺伝性（　　　　　　　　　　　　　　　　　　　　　　　　　　　　）

□E．痙性対麻痺　1.孤発性 2.常染色体優性 3.常染色体劣性 4.その他
　　　付帯所見：（　　　　　　　　　　　　　　　　　　　）

神経学的所見（各項目で該当する番号を1つ選択）

認知症状	1.あり　2.なし		四肢の腱反射	1.亢進　2.低下　3.正常
小脳性構音障害	1.あり　2.なし　3.評価不能		バビンスキー徴候	1.あり　2.なし
失調性歩行	1.あり　2.なし　3.評価不能		核上性垂直眼球運動麻痺	1.あり　2.なし　3.評価不能
四肢の失調	1.あり　2.なし　3.評価不能		持続性注視方向性眼振	1.あり　2.なし　3.評価不能
Romberg 徴候	1.あり　2.なし　3.評価不能		緩徐眼球運動障害	1.あり　2.なし　3.評価不能
			パーキンソニズム	1.あり　2.なし

A．歩行能力
　　1.正常
　　2.つぎ足歩行のみ不可
　　3.異常であるが支持なしで自立歩行可
　　4.支持なしで自立歩行可であるが、方向転換困難
　　5.つたい歩きで10m歩行可
　　6.一本杖で歩行可
　　7.二本杖か歩行器で歩行可
　　8.介助のみで歩行可
　　9.歩行不能

B．開眼時立位能力
　　支持なしで立位可能な場合
　　1.両足で片足立ちが10秒以上可能
　　2.足をそろえて立位可能
　　3.マンテストの肢位で立位保持不能
　　4.開脚すれば立位可能（動揺なし）
　　5.開脚すれば立位可能（動揺あり）

　　自力立位不可能な場合
　　1.上肢を支えれば支え立ち可能
　　2.支え立ち不可

C．閉眼閉脚立位（Romberg 試験開眼）時の体の動揺
　　1.正常
　　2.わずかに動揺
　　3.頭部10cm未満の動揺
　　4.頭部10cm以上の動揺
　　5.すぐに転倒（立位不可）

D．指-鼻試験（左右で症状の強い方の所見を記入）
　　1.正常
　　2.軽い動揺を認める
　　3.2相性の運動もしくは中等度の測定障害
　　4.3相性以上の運動もしくは著明な測定障害
　　5.鼻に到達しない、又は不能

E．踵-膝試験（左右で症状の強い方の所見を記入）
　　※仰臥位で視覚補正が可能にして行う、40cmの高さまであげて
　　　最低3回繰り返し判定する。症状の重い方の所見を記載。
　　　踵につけてから踵を脛骨前面を滑らせる（運動分解、企図振戦）
　　1.正常
　　2.運動分解を認める
　　3.軸方向にジャーク様運動を認める
　　4.側方にジャーク様運動を認める
　　5.強い側方へのジャーク様運動を伴う又は不能

画像所見	1.MRI（昭和・平成　　年　　月　　日施行）　2.CT（昭和・平成　　年　　月　　日施行）　3.未施行
異常	1.あり（1.小脳萎縮　　2.大脳白質病変　3.脳幹萎縮　　4.大脳萎縮 　　　　　5.その他（　　　　　　　　　　　　　　　　　　　　　　　　）） 2.なし

生活状況

食事	1.自立　2.部分介助　3.不能	排泄	1.自立　2.部分介助　3.不能
入浴	1.自立　2.部分介助　3.不能	移動（50m以上）	1.自立　2.部分介助　3.車椅子使用　4.不能
整容	1.自立　2.部分介助　3.不能	階段昇降	1.自立　2.部分介助　3.不能
更衣	1.自立　2.部分介助　3.不能		

主治医は毎年調査票を保健所に提出する．この調査表は病型を詳細に検討することができる．

第10章　神経筋疾患のリハビリテーション

表10-8　上位と下位運動ニューロン徴候と検出部位

	a. 脳神経領域	b. 頸部・上肢領域	c. 体幹領域（胸髄領域）	d. 腰部・下肢領域
上位運動ニューロン徴候	下顎反射亢進	上肢腱反射亢進	腹壁皮膚反射消失	下肢腱反射亢進
	口尖らし反射亢進	ホフマン反射亢進	体幹部腱反射亢進	下肢痙縮
	仮性球麻痺	上肢痙縮		バビンスキー徴候
	強制泣き・笑い	萎縮筋の腱反射残存		萎縮筋の腱反射残存
下位運動ニューロン徴候	顎，顔面，舌，咽・喉頭筋の異常	頸部，上肢帯，上腕筋の異常	胸腹部，背部筋の異常	腰帯，大腿，下腿，足筋の異常

や排尿障害，眼球運動障害はみられないが，まれに人工呼吸器による長期生存例などで認められることもある．宇宙物理学者の Stephen Hawking 博士は 21 歳で発症したが 76 歳まで大活躍した．病勢の進展は比較的速く，人工呼吸器を用いなければ通常は 2 ～ 4 年で死亡することが多い．全世界に 17 万人近く，国内では 1 万人の患者の 2％を占める SOD1 遺伝子変異のある ALS の治療薬「トフェルセン」が 2023 年に米国で「迅速承認」された．2024 年 5 月にわが国でも承認申請が行われ，希望の光りが見えてきている．

1）診断

身体を，[a. 脳神経領域，b. 頸部・上肢領域，c. 体幹領域（胸髄領域），d. 腰部・下肢領域] の 4 領域に分け，1 カ所以上の領域に上位運動ニューロン徴候があり，かつ 2 カ所以上の領域に下位運動ニューロン徴候があることが診断基準である（**表 10-8**）.

下位運動ニューロン徴候の診断には，通常，針筋電図を用いて，①進行性脱神経所見：線維自発電位，陽性鋭波など，②慢性脱神経所見：長持続時間，多相性電位，高振幅の運動単位電位，などを検出する（**図 4-29 参照**）.

2）機能障害

発症様式には，上肢筋萎縮から始まるタイプ，構音・嚥下障害から始まる球麻痺タイプ，下肢弛緩性麻痺タイプなどがあるが，最終的にすべての筋が侵される．残るのは，思考する大脳の機能である．ルネ・デカルト（René Descartes：1596 ～ 1650 年）の "Je pense, donc je suis"（我思う，ゆえに我あり．ラテン語で "cogito, ergo sum"）の言葉のように，cogito（思惟する我）は身体のない存在であるが，ergo sum（我あり）の状態を支援することがリハビリテーションの目標である．

呼吸筋麻痺に対して人工呼吸器，摂食嚥下障害に対して内視鏡による胃瘻造設（percutaneous endoscopic gastrostomy：PEG），排痰障害に対して吸引装置，さらに構音コミュニケーション障害に対してパソコンやコミュニケーションエイドあるいは意志伝達装置などがある．キーボード操作が不可能の場合にはスイッチの工夫が必要で，瞬きの利用，前額部の皮膚の動きなどを利用する．「伝の心（でんのしん）」として商品化もされている．また完全閉じ込め症候群に陥った場合には，大脳活動時血流量によるオン・オフの信号を利用した「心語り」が実用化されている．

4 ｜ 脊髄性筋萎縮症

脊髄性筋萎縮症（spinal muscular atrophy：SMA）は，遺伝的に前角細胞が変性する

189

表10-9 脊髄性筋萎縮症の分類

タイプ		発症年齢	生存期間	座位能力	血清 CK
Ⅰ	乳児型	9 カ月未満	4 年以下	なし	正常
Ⅱ	中間型	3 〜 18 カ月	4 年以上	なし / あり	正常
Ⅲ	若年型	2 歳以降	成人まで	あり	上昇
Ⅳ	成人型	30 歳以降	50 年以上	あり	上昇

疾患で，ALS と異なり，錐体路障害を伴わず，むしろ近位筋が侵される疾患である．4 つのタイプに分けられている（**表10-9**）．多くは常染色体潜性（劣性）遺伝で，染色体 5q13 上の生存運動ニューロン遺伝子（*SMN1*）の欠失がみられる．Ⅰ型：生後数カ月で発症し，急速進行性で Werdnig-Hoffmann 病である．罹患児の 1/3 は出生時に，胎動低下あるいは先天性関節拘縮症をもっている．1 歳の誕生日を待たずに肺炎で死亡することが多い．進行性筋力低下，体幹と四肢筋萎縮，筋緊張低下，摂食障害がある．筋弛緩性のために無動で仰臥位で両上下肢を外転位にしたフロッピーインファント（floppy infant）の特徴でカエル肢位をとっている．Ⅲ型：2 歳以降に発症する Kugelberg-Welander 病である．劣性遺伝と優性遺伝の症例があり，後者では近位筋優位性が不明瞭である．5 〜 15 歳で最も多発しており，初発症状は，股あるいは膝伸筋が最初に侵され，次いで肩甲帯筋が続いている．加齢に伴って筋力低下が著明になる．腹部突出に伴う脊柱前弯症，膝過伸展位，下腿筋肥大の特徴的姿態を呈する．Ⅱ型：Ⅰ型とⅢ型との中間で，生後 18 カ月までに発症する．Ⅳ型：30 歳以降に発症している．2017 年以降薬物治療が可能になった．2021 年に承認された遺伝子治療薬のリスジプラムは，従来の髄注，点滴静注の薬剤と異なり，さらに 2 歳以上の患者にも経口投与が可能になっている．

5 多発性硬化症

多発性硬化症（multiple sclerosis：MS）は，中枢神経系（脳と脊髄）の慢性炎症性脱髄疾患であり，時間的，空間的に病変が多発するのが特徴である．MS は若年成人に発病することが最も多く，平均発病年齢は 30 歳前後である．MS は女性に少し多く，男女比は 1：2 〜 3 程度である．再発と寛解を繰り返し徐々に増悪するタイプ，若い頃に一度改善して，年を取ってから再発するタイプなどがあり，さまざまな時期に症候が出現する時間的多発性がある．中枢神経系に複数の病変があることを空間的多発性と呼んでいる．視神経炎による視力障害で初発することがあり，視神経脊髄炎に限定する病型もある．大脳半球，小脳，脳幹，脊髄など病変部位を反映した症状が出現する．痙縮に伴う有痛性筋痙攣や，体温上昇（入浴，シャワー，運動など）で症状が悪化する Uhthoff（ウートフ）徴候が特徴的である．温熱療法や筋力増強運動は禁忌になる．従来，神経生理学的な体性感覚誘発電位，視覚誘発電位，聴性脳幹誘発電位が中枢病変の推定に使われていたが，MRI 画像診断の進歩によって脱髄病変の検出は容易になった．指定難病 13 である．

第10章　神経筋疾患のリハビリテーション

6 | 重症筋無力症と筋無力症候群

1）重症筋無力症

　重症筋無力症（myasthenia gravis：MG）は，神経筋接合（伝達）部におけるアセチルコリン（ACh）受容体が自己抗体によって破壊され少なくなる疾患で，アレルギーⅡ型自己免疫疾患である．全身の筋力低下，易疲労性が出現し，特に眼瞼下垂，複視などの眼の症状を起こしやすいことが特徴である．症状の日内変動があり，疲れる夕方になると増悪する．構音障害，嚥下障害が出現したり，重症化すると呼吸筋の麻痺を起こし，呼吸困難をきたすこともある．特に感染症，外傷，ストレスなどが誘因となり呼吸困難，全身の筋の麻痺が起こることがある．これをクリーゼ（crisis：英語，Krise：ドイツ語）と呼んでいる．胸腺腫や抗 ACh 受容体抗体を認めることが多い．抗 ACh 受容体抗体陰性の患者の中で筋特異的受容体チロシン・キナーゼ（muscle-specific tyrosine kinase：MuSK）抗体が 20 〜 40％陽性となることもある．速効性，可逆性抗 ACh エステラーゼのエドロホニウム（Edrophonium）であるテンシロンあるいはアンチレクス静脈注射（商品名）で，ACh 濃度が高くなることにより症状の改善がみられた際には MG の可能性が高くなる．神経の反復刺激による疲労試験で，支配筋からの複合筋活動電位振幅の漸減現象がみられる（図 4-31 参照）．

2）ランバート・イートン筋無力症候群

　ランバート・イートン筋無力症候群（Lambert-Eaton myasthenic syndrome：LEMS）は，運動神経終末や副交感神経における電位依存性 Ca^{2+} チャネルに対する自己免疫機序による ACh 素量（量子）放出異常であり，近位筋の筋力低下，腱反射減弱や自律神経症状が出現する．しばしば小細胞肺がんを合併するが，特に小脳失調を伴う症例ではほぼ必ず小細胞肺がんを伴う傍腫瘍症例群である．MG がシナプス後異常なのに対して，LEMS はシナプス前異常である．したがって神経反復刺激や運動を行うことによって，ACh 放出量が増えて活動電位は大きくなる．冷却によって神経終末からの Ca^{2+} 除去を減少させることによって症状軽減効果は持続する．

7 | 末梢神経障害

　末梢神経は視神経，嗅神経を除いて，脊髄や脳幹の軟膜の外側にある神経構造である．末梢の感覚情報を中枢神経系に伝える求心性線維と，中枢神経系から運動情報を末梢の組織や器官に伝える遠心性線維の 2 つに分かれる．

　いずれの線維も体性と内臓性の要素をもっている．体性とは骨格筋の制御，あるいは骨格筋，腱，関節からの感覚情報に関することである．内臓性とは循環，呼吸，消化器，腺などの機能制御，あるいは内臓器官からの感覚情報に関することで，自律神経が介在している．末梢神経障害には，体性運動および感覚による障害と自律神経障害の 3 つの要素が含まれる．

表10-10 末梢神経障害の主な原因

1	中毒性	金属
		有機物
		薬物
2	物理的因子	外傷，圧迫など
		絞扼性
		放射線，熱傷
3	代謝障害	慢性アルコール中毒
		糖尿病
		腎不全
4	非特異的炎症	多発神経炎
		Guillain-Barré 症候群
		CIDP
5	血管性	結節性多発動脈炎
		その他の膠原病
6	家族性多発ニューロパチー	シャルコー・マリー・トゥース病

1)原因

　各種の原因によって末梢神経が侵され末梢神経障害が生じたもので，ニューロパチー（neuropathy）とも呼ばれている（**表10-10**）.

　多発ニューロパチーの臨床的特徴の原則は，手袋靴下型感覚障害，遠位筋の筋力強化，腱反射低下の3徴候である．さらに感覚や運動症状に加えて，軽度の自律神経障害を合併している．しかし例外も多く，腱反射正常や近位筋の筋力低下を呈することもある．末梢神経障害の分類法には，臨床的病勢による急性期，亜急性期，慢性期による分類，主に侵されている神経要素に基づいた神経細胞性，軸索性，髄鞘性の組織学的分類などもあるが，病変の局在や分布を解剖学的に分類したアプローチがわかりやすい（**図10-4**）.

　ニューロパチーの病態には軸索変性と脱髄の2つに大別できる．さらに軸索変性には，神経線維断裂部から遠位部全長にわたるワーラー（Waller）変性と，神経細胞体や軸索の栄養状態が悪くなり遠位部から求心性に変性が進行する遡行（dying back）変性の2種類がある．遡行変性では神経内膜が温存しているために神経再生は容易で予後は良好である．

　ワーラー変性では再生時に迷入再生による支配筋の過誤支配が生じ，予後は不良である．脱髄では，髄鞘成分に対する特異的抗体や毒性物質などの脱髄因子が作用し，最初は傍絞輪部から脱髄が始まり，分節全体の髄鞘が崩壊する節性脱髄に進展する（**図4-10 参照**）.

　なお1本の神経幹は何本もの神経線維からなっている．1本ずつの神経線維は神経内膜（endoneurium）に覆われており，さらに神経周膜（perineurium）に囲まれた数個の神経束構造になっている．さらに最外層で神経上膜（epineurium）に囲まれている．なお例外的に顔面神経は4,000本程の神経線維からなる1本の神経束構造で，最外層に神経周膜と神経上膜が重なり合った構造になっている．

　外傷性損傷の場合には，単一神経束構造における1本の神経内膜に限定した損傷では「セドン（Seddon）分類」でニューラプラキシー（neurapraxia），軸索断裂（axonotmesis），神経断裂（neurotmesis）であり，それぞれ脱髄，遡行変性，ワーラー変性と一致している．「サンダーランド（Sunderland）分類」ではそれぞれ1度，2度，3度である．さらに神

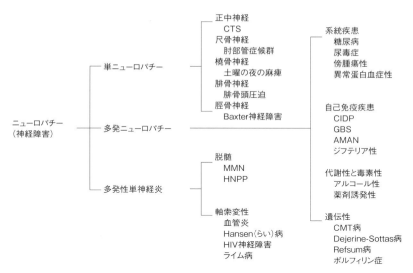

図10-4 末梢神経障害の分類

経周膜の損傷がある場合には4度，神経上膜の損傷がある場合には5度と定義されている．

2) 臨床所見

感覚障害（しびれ，感覚鈍麻，感覚過敏，痛みなど），運動障害（運動麻痺や失調，筋力低下など），筋萎縮，筋緊張低下，反射消失，自律神経障害（発汗低下，起立性低血圧，排尿障害，陰萎など）などがある．主な症状によって感覚障害優位型，運動障害優位型，感覚運動障害混合型などに分けられる．

また障害された神経支配域の分布から，単神経障害（単ニューロパチー），多発神経障害（多発ニューロパチー：両側対称性で手袋靴下型感覚障害を呈することが多い），多発性単神経障害（いくつかの末梢神経支配領域に限局した非対称性分布を呈する）に分けられる．筋力低下をきたす疾患の診断学においては，感覚障害，深部腱反射（DTR）の亢進・低下によって上位運動ニューロンと下位運動ニューロン，さらに病変部位の診断を行う（図10-5）．

3) 診断評価

電気生理学検査の神経伝導検査と針筋電図が必須である．また遺伝子解析による遺伝性神経障害への臨床応用が急速に進歩している．神経伝導検査では直径の太い有髄 $A\alpha$ 線維あるいは求心性線維 Ia 線維を調べることになる．自律神経線維の無髄性 C，求心性有髄Ⅱ型線維は特殊な検査が必要である．

神経を電気刺激し，支配筋から複合筋活動電位（compound muscle action potential：CMAP），あるいは支配皮膚から感覚神経活動電位（sensory nerve action potential：SNAP）を誘発する．軸索変性ではこれらの活動電位の振幅低下が特徴で，脱髄では伝導遅延や伝導ブロックが特徴である（図4-30参照）．

軸索変性では筋力低下，筋萎縮，感覚低下などの症状が出現する．一方，重度の脱髄に

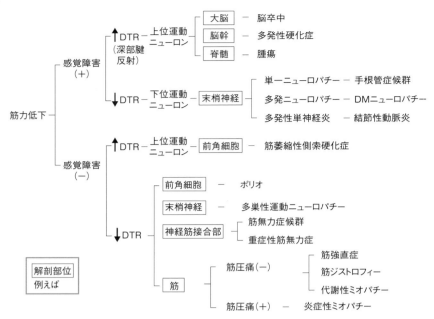

図10-5 筋力低下の一覧図

表10-11 病態と臨床症状

病態生理		誘発電位の異常	臨床症状	
			運動系	感覚系
軸索変性	Aα	CMAP・SNAPの振幅低下	筋力低下，筋萎縮	触覚・振動覚低下
	Aδ	なし	―	温度・痛覚低下
	C	なし	―	痛覚低下
節性脱髄		MCV・SCVの低下	なし	腱反射・振動覚低下
		時間的分散	なし	腱反射・振動覚低下
		伝導ブロック	筋力低下	触覚・振動覚低下

よる伝導ブロックのときには，筋力低下，感覚低下の症状を呈する．伝導速度遅延は臨床症状と結びついていない（表10-11）．

1. 糖尿病性ニューロパチー

糖尿病の有病率を反映して末梢神経障害の中で最も頻度が高い．筋力低下や感覚障害が左右対称的に，手足の遠位部感覚障害（手袋靴下型）を呈する多発ニューロパチーが主要病型である．臨床的に内果の振動覚，アキレス腱反射の低下が初期にみられる．高血糖症による太い感覚線維の節性脱髄を生じ，遠位感覚障害と筋力低下の症状を呈する．温痛覚は比較的温存されており，振動覚，位置覚，二点識別が侵される解離性感覚障害を呈する．また外から圧迫される部位での多発性圧迫麻痺が起こりやすい．これに対して，微小血管による神経虚血性変化によって細い線維の軸索変性による神経障害性疼痛，糖尿病性筋萎縮症，脳神経単ニューロパチーを呈する．インスリン依存性の若年性型DM1患者で発生

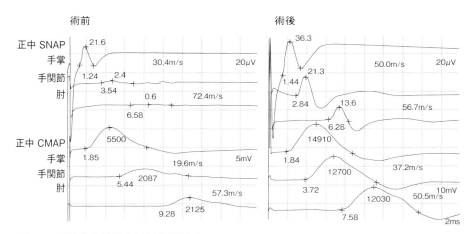

図10-6 手根管症候群の神経伝導検査
術前，手掌と手関節刺激の間にSNAPとCMAPの振幅低下があり，伝導ブロックを反映している．術後，振幅は増加し，軸索変性も改善している．

することが多い．自律神経失調症や疼痛が優位で，錯感覚で夜中に目が覚めることが多い．痛みに対する重度の感覚脱出後に，シャルコー（Charcot）関節，穿孔性褥瘡，足の壊疽など栄養異常性変化が出現する．発汗機能障害の量的測定は多発ニューロパチーの重症度と極めて相関している．陰萎の症状として神経線維の細い自律神経が侵されやすいが，ほかの自覚症状として顕在化することは病期が進行してからである．

2．シャルコー・マリー・トゥース病

　Jean-Martin Charcot（1825～1893年）とその弟子のPierre Marie（1853～1940年），およびHoward Henry Tooth（1856～1925年）によって報告された．遺伝性ニューロパチーで外来診療の中で最も頻度が高い疾患である．遺伝性運動性感覚性ニューロパチー（Hereditary Motor and Sensory Neuropathy：HMSN），腓骨筋萎縮症とも呼ばれている．10歳代までに徐々に発症する．男性では重度になり，女性では不全型が多い．下腿と足の筋萎縮と感覚障害によってコウノトリ様脚，逆シャンペンボトル型変形，下垂足，凹足（おうそく），かぎ爪趾などを呈する．HMSNタイプ1では脱髄型で神経伝導速度は極めて遅く15～20m/sほどである．病理学的に節性脱髄と髄鞘再生を繰り返しているために，オニオン・バルブが形成され，神経は肥厚している．病状は緩徐に進行して，歩行不能に至るが，寝たきりになることはむしろまれであり，生命予後も良好である．

3．手根管症候群

　単ニューロパチーで最も頻度が高い．正中神経の横手根靱帯での圧迫性ニューロパチーであり，正中神経遠位部支配領域の感覚障害と短母指外転筋筋力低下の症候が出現する．第1，2虫様筋は比較的温存される．診断には神経伝導検査が不可欠である（**図10-6**）．軸索変性型の伝導異常では横手根靱帯切開術の外科的治療が必要である．

4．ギラン・バレー症候群

　ギラン・バレー（Guillain-Barré）症候群（GBS）は急性に発症する運動優位のニュー

ロパチーである．感冒や下痢な
どウイルス感染症，ワクチン接
種後や外科的手術後に発症する
ことが多い．症状の進行は2〜
3週間ほどで極期に達し，進行
は停止し，その後徐々に回復す
る．原因は不詳であるが，自己
免疫的な発生機序が関与してい

表10-12 ギラン・バレー症候群の2つのタイプ

特徴	脱髄型	軸索型
先行感染	上気道炎	胃腸炎（カンピロバクター）
脳神経障害	30〜40%	まれ（＜20%）
感覚障害	あり	なし
自律神経障害	交感神経亢進	まれ
腱反射	消失	ときに亢進
回復	週単位で回復	2つのパターン（急速型と遷延型）

る．発症1週後の髄液検査で細胞増加はなく，蛋白が高値になる蛋白細胞解離が認められ
る．人口10万人に年間1〜2人の発生頻度である．下肢から始まり全身の筋力低下が急
激に進行する．比較的対称的な運動麻痺で，感覚障害はしびれ感や痛みを訴えるが他覚所
見は軽度である．呼吸筋が侵されたり，外眼筋麻痺，両側性顔面神経麻痺，嚥下・構音障
害など脳神経が侵されることもある．頻脈，不整脈，低血圧など病初期に自律神経障害を
呈することもある．

　典型的なGBSは急性炎症性脱髄性病変（acute inflammatory demyelinating polyneuropathy：
AIDP）であり，全体の60〜70%ほどを占め，3〜6カ月後に後遺症なく回復する．し
かし残りの30〜40%は急性軸索変性型（acute motor axonal neuropathy：AMAN）で
ある．さらに運動神経ばかりでなく感覚神経にも強い軸索変性をきたす症例（acute
motor and sensory axonal neuropathy：AMSAN）も少数ある．機能予後は極期の重症度，
50歳以上の高齢者，カンピロバクター腸炎の先行感染などの因子がある．呼吸筋麻痺に
対して人工呼吸器が必要である．長期臥床を余儀なくされる症例に対して体位変換，排痰，
呼吸介助，関節可動域練習などが必須である．また回復期での過用性筋力低下をきたすこ
とがあり留意する．発症1〜2年後でも遠位筋の筋力低下，下垂足，慢性疲労，足のしび
れ感などの後遺症が残り，病前の活動や就業ができないこともある（表10-12）．

5. 慢性炎症性脱髄性多発ニューロパチー

　急性炎症性脱髄性多発ニューロパチー（AIDP）であるGBSに対して，慢性炎症性脱髄
性多発ニューロパチー（CIDP）は種々の症候をもつ病態から構成されているが，自己免
疫疾患である．AIDPと同様に多分節の節性脱髄と二次性軸索脱落がみられる．運動と感
覚障害の症状があり，寛解と増悪を繰り返す．腱反射消失，脳脊髄液蛋白レベル上昇，伝
導ブロックは絞扼部位と神経根にみられる．治療にはステロイドや血漿交換が用いられる．

　また変異の中に，伝導ブロックを伴った多巣性運動ニューロパチー（MMN）がある．
末梢神経の構成成分であるガングリオシドに対する抗体である抗GM1抗体の上昇がみら
れる．典型的所見は慢性，非対称性，運動神経障害，多発性単神経炎を伴い，特に前腕部
の多巣性伝導遅延と持続性伝導ブロックを呈する．CIDPと対照的に，寛解と増悪はなく，
腱反射消失も認めず，脳脊髄液蛋白レベルは正常である．免疫抑制剤，免疫グロブリンが
治療法である．

4）機能障害

　機能改善と二次的障害の予防が目標である（表10-13）．

第10章　神経筋疾患のリハビリテーション

表10-13　機能障害に対する治療アプローチ

目的		手段
症状軽減	浮腫，循環障害，痛みの軽減	物理療法，経皮的末梢神経電気刺激（TENS）*
予防	筋萎縮，拘縮予防	神経筋電気刺激，バイオフィードバック，運動療法，装具の使用
機能改善	感覚再教育，外科的手術	神経修復術 機能再建（腱移行術，関節固定術）

*TENS：transcutaneous electrical nerve stimulation

1．合併症

①関節拘縮と変形：患肢は拮抗筋との筋力アンバランスや循環障害，栄養障害などの悪条件のもとで関節拘縮や変形をきたしやすい．回復が期待できる場合でも神経の再生スピードは1mm/日であり，後で神経機能が回復してきても筋萎縮のために関節運動が不可能になることがある．関節可動域訓練が必要である．また下垂手や下垂足に対しては装具が適応になる．

②過用性筋力低下：神経再生初期で筋力がまだ弱く，筋力強化練習の負荷量が多い場合，回復が妨げられ，筋力低下をきたすことがある．自覚的な疲労度，筋痛，筋力低下に注意しながら負荷量を調整する．

③誤用性損傷：不適切な運動療法や過度の負荷による組織の損傷である．感覚低下や脱出があるために，警告信号である痛みを感じにくく，可動域訓練や伸張運動が過負荷になりやすい．

④反射性交感神経性ジストロフィー：四肢の外傷や手術後の痛みを放置していると，浮腫，発汗異常，皮膚や骨の萎縮を伴った反射性交感神経性ジストロフィー（reflex sympathetic dystrophy：RSD）というCRPS Ⅰ型の慢性疼痛に移行する（**第4章，慢性疼痛の分類 参照**）．痛みや交感神経症状のほかに，睡眠障害，いらいら感，易怒性（ささいなことで，すぐに怒ってしまうこと），抑うつ，疼痛感受性亢進などの情動障害を合併する．

2．外科的治療

神経周膜や外膜まで断裂している場合には，神経剥離，神経移行，神経縫合，神経移植などの神経修復術が必要である．さらに神経修復術の適応がなく機能回復の見込みがない症例に対して，残存機能を利用して機能改善を目的とした腱移行術や関節固定術が行われる（**表10-13**）．

5）活動制限

活動レベルでの障害評価では，「残存能力がどのくらいあるか」とともに，代償的トリック運動を含めたADLの残存能力を評価する．「利き手側か，非利き手側の神経損傷か」によって活動制限の度合は異なる．また受傷前の職業によっても，同じ機能障害でも活動制限度合は異なる．たとえば，尺骨神経障害であっても，重労働者とピアニストとでは個人レベルの障害の重症度が異なる．

活動制限に対しては代償的アプローチがとられる（**表10-14**）．

表10-14 代償的治療アプローチ

健常残存機能の強化	筋力や持久力の強化，代償運動の強化，利き手交換
動作の新しいやり方の習得	片手動作の ADL 自立
補装具の使用	自助具，装具，車椅子，自動車による ADL 自立

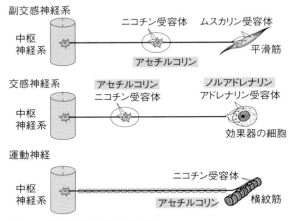

図10-7 神経伝達物質と受容体

8 自律神経の機能と分類

　自律神経は内臓を支配している．とりわけ脊髄損傷時，自律神経系の中枢である視床下部や，脳幹排尿反射中枢からの網様体脊髄路が中断されるために，多くの内臓機能障害が出現する（図9-16，9-18 参照）．神経伝達物質はアセチルコリン（ACh）とノルアドレナリン（NAd）が関与している．副交感神経の節前，節後線維末端，交感神経の節前線維末端，運動神経の神経筋伝達部はアセチルコリンが受容体である．一方，交感神経節後線維末端はノルアドレナリンが機能している．副交感神経の迷走神経末端から放出されるAChの作用によって，心臓の活動は抑制され心拍は遅くなる．これに対して骨格筋では興奮が起こる．

　AChの作用は臓器によって異なっており，ACh受容体（AChR）は複数ある（図10-7）．

1)アセチルコリン受容体

　ムスカリン性AChRとニコチン性AChRに大別され，それぞれムスカリン，ニコチンが受容体アゴニスト（作動薬）になっている．さらにそれぞれサブタイプが確認されている（表10-15）．ニコチン性受容体は主に骨格筋に存在し，骨格筋収縮作用を発揮する．これに対してムスカリン性受容体は平滑筋，心臓に存在し，平滑筋収縮や心臓抑制に働く．また脳，自律神経節にはニコチン，ムスカリン性両受容体があり，節後線維興奮作用を発揮する．

1. ニコチン性AChR

　ニコチンがACh と同じ効果を示す受容体である．N_M（M：musle 筋肉型，神経筋伝達

表10-15 アセチルコリン受容体

部位	自律神経の節前線維 (神経節)	運動神経終末 (神経筋接合部)	心臓 (洞房結節)	腸 (平滑筋)
受容体の種類 (サブタイプ)	ニコチン性受容体 (N_N 受容体)	ニコチン性受容体 (N_M 受容体)	ムスカリン性受容体 (M_2)	ムスカリン性受容体 (M_2, M_3)
興奮／抑制	興奮(脱分極)	興奮(脱分極)	抑制(過分極)	興奮(脱分極)
アゴニスト	ニコチン	ニコチン	ムスカリン	ムスカリン
アンタゴニスト	ツボクラリン	ツボクラリン	アトロピン	アトロピン

部に分布),N_N(N:nerve 末梢神経型,自律神経節,副腎髄質に分布),CNS(中枢神経型,シナプスに分布)がある.イオンチャネル型受容器である.ACh が N_M 受容器に結合すると,電位依存型ナトリウムチャネルが開き,Na^+ が細胞内に流れ込み,脱分極が起こり,活動電位が発生する.これによって筋小胞体内の Ca^{2+} が放出され筋収縮が起こる.

2. ムスカリン性AChR

$M_1 \sim M_5$ の5つのサブタイプがある.ニコチン性 AChR と異なり,受容体にはイオンチャネルがない.代わりに受容体に ACh が結合すると,細胞膜にある G 蛋白によって K^+ チャネルが開き,細胞膜内から K^+ が流出する.このために細胞内電位はいっそうマイナスに偏位し,過分極状態になる.活動電位が発生するまで電位は上昇しにくくなり,活動は抑制される.末梢では副交感神経の終末に AChR が多く存在し,効果器の活動を制御している.心臓では M_2 受容体があり心拍数低下,消化器では M_2, M_3 受容器があり,消化液分泌促進,血管平滑筋拡張で血圧低下,気管支平滑筋は収縮,眼は縮瞳し,眼圧は低下する.

2)交感神経

交感神経の節後線維末端と効果器との伝達物質はノルアドレナリン(ノルエピネフリン)である.ノルアドレナリンは,チロシン,ドーパ(DOPA),ドパミン,ノルアドレナリンの順に合成される.運動調節,ホルモン調節,快の感情,意欲,学習などにかかわっている.セロトニン,ノルアドレナリン,アドレナリン(英名であり,米名はエピネフリンと呼ばれる),ヒスタミン,ドパミンを総称してモノアミン神経伝達物質と呼ぶ.またドパミンは,ノルアドレナリン,アドレナリンとともにカテコール基をもつためカテコールアミンとも総称される.

3)脳内の神経伝達物質

セロトニン,ドパミン,ノルアドレナリンの3つの主要な脳内伝達物質は,神経症,パニック障害,うつ病,統合失調症などの疾患と密接に関連している.快楽や喜びの感情をつかさどるのがドパミン,怒りや不安の感情をつかさどるのがノルアドレナリンである.セロトニンは,この2つの神経伝達物質を制御し,精神を安定させる働きがある.セロトニンの低下によって,2つの物質のコントロールが不安定になり,攻撃性が高まり,不安やうつといった精神症状を引き起こす(図10-8).さらに認知症に関連している伝達物質はアセチルコリン(ACh)である.

1. ノルアドレナリン

意欲,集中力,覚醒,恐怖や驚き,不安や興奮などを感じさせる伝達物質である.スト

レスを感じたときに放出されることで交感神経が活性化され，血圧や脈拍が上昇する．伝達物質のバランスが崩れると意欲や活動性が低下し，不安が前面に出るうつ病の症状が出現する．

2．ドパミン

興奮性，意欲，集中力，学習，喜びや快感を誘発する伝達物質である．脳内の報酬系の側坐核を含む回路で，ニコチン，覚醒剤などによってドパミンが活性化される．パーキンソン病では，黒質線条体経路のドパミンが不足しており，アセチルコリンが相対的に優位になっている．また，ドパミン過剰は統合失調症の幻覚や妄想に関連している．

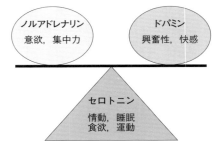

図10-8 脳内の神経伝達物質のバランス

3．セロトニン

ノルアドレナリンとドパミンの作用を抑制しており，精神を安定させる作用がある．この低下に伴い情動や睡眠障害，不安，うつ症状が出現する．SSRI（選択的セロトニン再取り込み阻害薬）やSNRI（セロトニン・ノルアドレナリン再取り込み阻害薬）はうつ病の治療薬に使われている．しかしSSRIによるセロトニン症候群という副作用によって不安，イライラ，興奮の精神症状，発汗，発熱などの自律神経症状，振戦，固縮など錐体外路系症状が出現する．

4．アセチルコリン

Alzheimer型認知症患者ではAChの活性が低下していることから，ACh濃度を高めるコリンエステラーゼ阻害薬が使われている．これに対して，効果が拮抗する抗コリン薬（アセチルコリンの働きを抑える）は副交感神経遮断薬として尿漏れなどを呈する過活動膀胱，パーキンソン病に処方される．なお抗コリン薬は，抗認知症薬を服用している場合のほかに，前立腺肥大症や尿路に閉塞性疾患がある場合，ほかの抗コリン作用のある薬物の三環系抗うつ薬との併用はコリン中毒をきたすため禁忌となる．

引用文献

1. 難病情報センター：(http://www.nanbyou.or.jp/what/index.html)
2. Hoehn M, Yahr M：Parkinsonism：onset, progression and mortality. *Neurology* 17 (5)：427-42, 1967.
3. 栢森良二：困った症例へのアドバイス：パーキンソン病. 臨床リハ 3 (9)：802-803, 1994.

参考文献

1. 三上真弘（編）：リハビリテーション医学 改訂第2版. 南江堂, 2003.
2. 三上真弘・石田 暉（編）：リハビリテーション医学テキスト 改訂第2版. 南江堂, 2005.
3. 栢森良二（訳）・Kimura J：神経・筋疾患の電気診断学. 西村書店, pp354-356, 2019.
4. 厚生労働省：こころのメンタルヘルス：(https://www.mhlw.go.jp/kokoro/)

第11章 運動器疾患のリハビリテーション

学習の目標
1. カルシウムの働きは何か.
2. 骨を構築している2大成分は何か.
3. 類骨とは何か.
4. 骨の形成に必要な3つのビタミンは何か.
5. 骨のリモデリングに関与する2つの細胞は何か.
6. 低カルシウム血症の徴候を挙げることができる.
7. ビタミンD不足で起こる疾患は何か.
8. 原発性骨粗鬆症で頻度が高い原因は何か.
9. 転倒によって骨折しやすい部位はどこか.
10. 変形性関節症の頻度が高い関節はどこか.
11. 変形性膝関節症の保存療法を説明できる.
12. 関節リウマチの病態は何か.
13. 関節リウマチにはどのような手の変形があるか.
14. 関節リウマチの致命的な合併症は何か.
15. 人工股関節置換術で,前方あるいは後方脱臼をきたしやすい肢位は何か.
16. 血友病性関節症の特徴的症状は何か.
17. 発育性股関節形成不全の初期治療を説明できる.
18. ペルテス病の装具療法の原則は何か.

　WHOは克服すべきテーマとして,1981年からの10年を「障害者の10年」,1990〜2000年を「脳の10年」とし,2000〜2010年を「運動器の10年 The bone and joint decade」とした.運動器疾患の重要性をアピールしたのである.とりわけ高齢社会を迎えて,寝たきりの原因となる骨粗鬆症や変形性関節症を予防・軽減することに重点を置いた(図11-1).

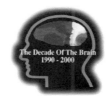

図11-1 WHOの克服すべきテーマの変遷

表11-1 骨粗鬆症の原因

原発性骨粗鬆症	続発性骨粗鬆症	
閉経後骨粗鬆症	内分泌性	甲状腺機能亢進症，性腺機能不全，Cushing症候群
老人性骨粗鬆症	栄養性	壊血病，蛋白質欠乏
突発性骨粗鬆症（妊娠後骨粗鬆症を含む）	薬物性	ステロイド，メトトレキサート，ヘパリン
	不動性	全身性，局所性
	先天性	骨形成不全症，Marfan症候群
	その他	関節リウマチ，糖尿病，肝疾患

表11-2 閉経後と老人性骨粗鬆症の相違

	閉経後	老人性
好発年齢	55歳以降	70歳以上
男女比	1：6	1：2
骨量減少部位	海綿骨	海綿骨／皮質骨
骨吸収率	亢進	正常〜低下
骨折部位	椎体，橈骨遠位端	椎体，大腿骨頸部
副甲状腺機能	低下	亢進
Ca吸収	減少	減少
活性型ビタミンD	二次性に減少	一次性に減少

1 | 骨粗鬆症

　骨粗鬆症とは骨強度の低下を特徴とし，骨折の危険性が高い状態である．高齢者は転倒しやすく，骨粗鬆症の合併によって骨折も多くなり寝たきりの原因になる．骨粗鬆症は原発性と続発性に分類することができる（**表11-1**）．女性の50歳以降の閉経後性が最も頻度が高い．骨吸収と骨形成の不均衡状態で，骨量減少をきたしている状態である（**表11-2**）．原発性の多くは加齢に伴うもので，さらに食事，運動，日光浴，喫煙，アルコール摂取などの生活習慣と密接に関連している．

1）骨代謝

　カルシウムは筋収縮，神経伝導，血液凝固，心拍リズムの維持，ホルモン分泌，受精，遺伝子情報の伝達，細胞分裂などに不可欠で，体内では細胞内や血液中のカルシウム濃度が厳密に制御されている．血液中のカルシウム濃度を一定に保つために，ホルモンによる調整を受けており，カルシウムの99％は骨や歯に蓄えられている．残りの1％は必要に応じて骨から血液中に移動している．

1. 骨の構造と機能

　骨は骨格として身体の形を支持し，脳や脊髄，心臓や肺などの重要臓器を保護している．隣接する骨とは靱帯や関節包で連結し，骨格として機能している．運動を生み出す筋や腱に起始や停止部を与えている．骨内部の海綿骨には骨髄組織があり，末梢部の赤色髄で造血が行われている．中心部は加齢とともに脂肪に置換され黄色髄となる．

　骨皮質（緻密骨）は，Ⅰ型コラーゲンの網目（類骨）にカルシウム，リン，マグネシウムなどミネラルが沈着（石灰化）した構造をとる．骨は水分が20〜24％，コラーゲンなど有機質25％，リン酸カルシウム45％，炭酸カルシウム5％，リン酸マグネシウム0.8％などの無機質から構成されている．骨の弾性はコラーゲンによるもので，小児の骨はコラーゲンに富み弾性があるために骨折は起こりにくい．骨は鉄筋コンクリートにたとえると，鉄筋がコラーゲンで，コンクリートがカルシウムである．骨量といった場合には，単位面積あたりの骨量は骨密度であり，ミネラル量である．これに対して骨質はコラーゲンの状態である．骨の強度といった場合，骨量（骨密度）＋骨質（骨基質）であり，7：3の割

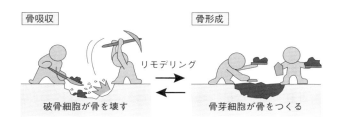

図11-2 骨代謝のリモデリング

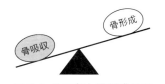

図11-3 骨吸収と骨形成のバランス

骨吸収に傾くと骨量減少の骨粗鬆症になる．

合で関与している．類骨（osteoid）は骨のコラーゲンにおける未石灰化部分である．カルシウム不足のためにカルシウムが沈着せず類骨が増加した状態は，小児ではくる病，骨の成長が終わった成人では骨軟化症としてみられる．骨粗鬆症では類骨とカルシウムなどのミネラルの割合は変わらず，骨量である骨密度が低下している状態である．

コラーゲンの合成にはビタミンCが必要である．ビタミンC欠乏症では創傷治癒の遅れ，出血傾向，感染への抵抗力低下を呈し，さらに小児では骨形成不全や壊血病が生じる．16〜18世紀の大航海時代に新鮮な柑橘類や緑色野菜不足による壊血病で多くの船乗りが死亡した．コラーゲンの遺伝子異常である骨形成不全症では骨がもろく弱いことから骨折しやすく，指定難病274になっている．

ビタミンKは骨形成を促進し，骨質の維持に必要で，骨粗鬆症の薬として用いられる．

2．骨リモデリング

骨は小児期に骨端軟骨（成長板）で長さが，骨膜下化骨によって太さが，ともに大きく成長（モデリング）する．その後成人においては形態の変化はないが，常につくり替えが繰り返され（リモデリング），5年ほどで全体が更新されるような活発な代謝が行われている（図11-2）．この骨代謝を担う細胞は，骨膜や骨内膜の外側にある骨形成を行う骨芽細胞と既存の骨を吸収する破骨細胞である．骨芽細胞は造骨部で群れをなし配列している．コラーゲンを産生し，細胞外に放出し，そこにカルシウムの結晶が沈着し骨基質となり，これが層板として重なっていく．造骨作業が進むにつれて骨芽細胞は後退していくが，骨基質の中に取り残されるものがあり，これが骨細胞となる．骨基質の中には骨細胞が圧倒的に多く，骨細胞から分泌されるスクレロスチンによって骨芽細胞を抑制し，もう一方で破骨細胞分化誘導因子ランクル〔receptor activator of nuclear factor-kappa B（RANK）ligand；RANKL〕を分泌して，骨のリモデリングをコントロールしている．数十個の核をもつ巨大な破骨細胞は，塩酸と加水分解酵素を産生し，これらをブラシのような細胞のヒダの間から放出する．塩酸はカルシウムを溶かし，酵素はコラーゲンを分解するので，ハウシップ窩（Howship lacune）と呼ばれる吸収窩ができ，ここに造骨されくぼみが修復される．通常，骨吸収と骨形成のバランスが保たれているが，骨吸収に傾くと骨粗鬆症になる（図11-3）．また破骨細胞の欠落による骨吸収障害によってび漫性骨硬化症を呈する大理石病がある．骨形成に傾くと骨過形成や骨化過剰症が起こり，この中には脊柱靱帯骨化症の後縦靱帯骨化症や黄色靱帯骨化症がある．

骨をつくるためにはカルシウムが必要である．しかしカルシウムを摂取しても，腸管か

ら吸収されなければ意味がない．腸管からのカルシウム吸収にはビタミンDが必要である．日光に当たることでビタミンDが合成され，肝臓や腎臓で活性型ビタミンD₃となり，小腸のビタミンD受容体に働くことでカルシウム吸収が促される．ビタミンD欠乏や代謝異常によって骨の石灰化異常が起こり，乳幼児では骨格異常を呈する．小児期では「くる病」，骨端線閉鎖が完了した後の病態を「骨軟化症」と区別している．

①低カルシウム血症

　低カルシウム血症は，骨代謝と密接に関連している副甲状腺機能低下症，偽性副甲状腺機能低下症（副甲状腺ホルモンPTHが分泌しているにもかかわらず標的組織が抵抗性を示し低カルシウム血症を呈する疾患），ビタミンD欠乏症，および腎不全などによって起こる．軽度では無症状か筋痙攣を起こすだけである．しかし重度になると，反射亢進，テタニー〔口唇，舌，手指，および足の錯感覚，手足および／または顔面の痙攣（クボステックChvostek徴候）：顔面神経を茎乳突孔で叩打すると誘発される，あるいはトルソーTrousseau徴候：上腕にマンシェットを巻き虚血にすると誘発される，筋肉痛〕，びまん性脳症，心不全，全身痙攣が生じる．なおテタニーは過換気症候群によるアルカローシスや低マグネシウム血症によっても生じる．

②ビタミンD欠乏症

　室内に閉じこもりがちな高齢者，日焼けを回避する女性や小児などで，日光への曝露が不十分であると，ビタミンD欠乏症が起こりやすくなる．ビタミンDの欠乏により，筋肉痛，筋力低下，および骨痛，さらに骨石灰化の障害がみられる．小児ではくる病，成人では骨軟化症が起こり，また骨粗鬆症の一因となる可能性がある．くる病では，カルシウムの90％以上が蓄積されている歯と骨の石灰化障害によって，大泉門解離・閉鎖不全，漏斗胸，O脚，X脚，脊柱前後弯・側弯症，歯のエナメル質の形成不全が起こる．骨軟化症でも共通するが，低リン血症，高アルカリフォスファターゼ血症がみられる．

③ビタミンD中毒

　ビタミンDは脂溶性であるため，水溶性ビタミンと異なり過剰投与で尿に排泄できず，脂肪組織に蓄積する．ビタミンD中毒は過剰量の服用に起因する．特に副甲状腺機能低下症の積極的治療が度を越したときに起こる．骨吸収および腸管でのカルシウムの吸収が亢進し，高カルシウム血症が生じ，食欲不振，悪心，および嘔吐が起こることがある．次いで多尿，多飲，脱力，神経過敏，そう痒，および最終的に腎不全に陥ることが多い．蛋白尿となり尿円柱が出現し，高窒素血症，異所性石灰化（特に腎臓）を認めることがある．

3．骨量と加齢

　骨の強度は骨量（密度）と骨質に依存しており，それぞれ7：3の割合で関与している．最大骨量は20～40歳頃である．骨量はコラーゲンの骨基質と骨塩（ミネラル）の総和であり，身体の15％を占めている．このうち骨基質の測定は難しい．骨塩量は骨サイズの影響を受けるために骨面積（cm²）や骨体積（cm³）で除した骨密度として測定される．女性の骨量は閉経によって骨吸収を防いでいるエストロゲン分泌の減少に伴い骨量も60歳代では15％減少する（図11-4）．

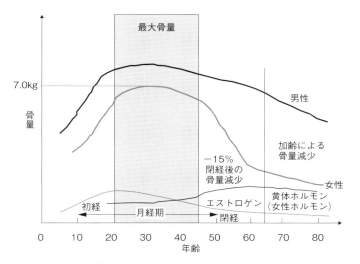

図11-4 骨量と加齢
女性では閉経とともに骨量は減少して骨粗鬆症が進行する．老人性骨粗鬆症では，腎機能低下によってビタミンD産生低下が起こる．男性でも加齢に伴って男性ホルモンのテストステロンの減少によって骨量減少が起こる．

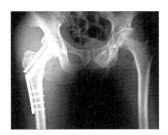

図11-5 右大腿骨頸部骨折―コンプレッション-ヒップ-スクリューによる固定術
(compression (sliding) hip screw:CHS 適切な訳語はない)

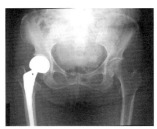

図11-6 右大腿骨頸部骨折―人工骨頭置換術

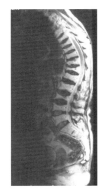

図11-7 脊椎多発性骨折による亀背変形

2)診断

　低骨量をきたす骨粗鬆症以外の疾患，または続発性骨粗鬆症を認めず骨評価で下記の条件を満たす場合，原発性骨粗鬆症と診断する．

①脆弱性骨折がある場合：軽微な外力で，脊椎，大腿骨頸部，橈骨遠位端，上腕骨外科頸などに発生した外傷性骨折がある（図11-5～11-7）．

②脆弱性骨折がない場合：骨密度 YAM（若年成人平均値）70% 未満，あるいは脊椎 X 線像で骨粗鬆化があることが基準である（図11-8，表11-3）[1]．

3)治療法

1．薬物療法 (表11-4)

①骨吸収抑制／調整剤：女性ホルモン剤（エストロゲン），ビスホスホネート製剤，選択

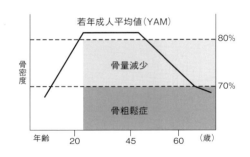

図11-8 骨量を指標とした原発性骨粗鬆症の診断基準
若年成人平均値（20～44歳）：young adult mean：YAM

表11-3 骨密度値や脊椎X線像による骨粗鬆症の診断

	骨密度値(注1)	脊椎X線像での骨粗鬆化(注2)
正常	YAMの80％以上	なし
骨量減少	YAMの70％以上80％未満	疑いあり
骨粗鬆症	YAMの70％未満	あり

（注1）：骨密度は原則として腰椎骨密度とする．ただし，高齢者において，脊椎変形などのために腰椎骨密度の測定が適当でないと判断される場合には大腿骨頸部骨密度とする．これらの測定が困難な場合は橈骨，第二中手骨，踵骨の骨密度を用いる．
（注2）：脊椎X線像での骨粗鬆化の評価は，従来の骨萎縮度判定基準を参考にして行う．

的エストロゲン受容体調整薬（selective estrogen receptor modulator：SERM），カルシトニン製剤，抗ランクル（RANKL）抗体製剤．抗RANKL抗体とは，骨吸収の際に働く破骨細胞の活性化に必要なRANKLという蛋白質の作用を抑制する

表11-4 骨粗鬆症の薬物療法

作用機序	分類
腸管からのカルシウム吸収増加	カルシウム製剤 活性型ビタミンD_3製剤
骨形成促進	ビタミンK_2製剤 副甲状腺ホルモン
骨吸収抑制	カルシトニン製剤 ビスホスホネート製剤 抗ランクル抗体製剤 選択的エストロゲン受容体調整薬（SERM）

ことで，骨密度を増加させ，骨粗鬆症に伴う骨折を減少させる．6カ月に1回皮下注射する．

②骨形成促進剤：副甲状腺ホルモン（テリパラチド：遺伝子組み換えパラトルモンPTHである．骨からリン酸やカルシウムを溶出するが，その一方で，間欠的投与によって骨芽細胞に作用して骨形成を促進する），ビタミンK_2製剤（骨芽細胞から分泌されるタンパク質のオステオカルシンを活性化し，カルシウムを骨に沈着させ骨の形成を促進する），活性型ビタミンD（シイタケなどの植物に含まれるエルゴステロール，タラ，マグロなど肝油として動物に含まれる7-デヒドロコレステロールは，いずれも紫外線照射によって，ビタミンD_2＝エルゴカルシフェロールとビタミンD_3＝コレカルシフェロールの活性型になる）などがある．

③腸管からのカルシウム吸収を促進する活性型ビタミンD：ビタミンD_2/D_3などがある．植物由来のビタミンD_2より動物性のビタミンD_3の方が有効であるといわれている．日照不足，過度の紫外線対策により活性型ビタミンD不足になり骨へのカルシウム沈着障害が起こり，くる病，骨軟化症，骨粗鬆症が発生する．ビスホスホネートは破骨細胞の活動を阻害し，骨の吸収を防ぐ作用がある．骨粗鬆症，多発性骨髄腫，骨形成不全症，高用量で乳がんの骨転移，その他の骨の脆弱性の予防や治療に用いられる．エストロゲンには骨吸収抑制作用があるが，同時に子宮や乳房への発がん作用がある．骨の受

容体に選択的に作用するのが SERM である．

2．食事療法

骨密度を低下させないためにはカルシウム，ビタミン D，ビタミン K などの栄養素を摂取することが大切である．カルシウムは牛乳，乳製品，小魚，大豆製品などに含まれており，1 日 800mg 以上が必要といわれている．シイタケ，キクラゲなどの野菜，サケ，ウナギ，サンマなどの魚などはビタミン D を多く含んでいる．活性型ビタミン D にするためには日光浴が必要である．また納豆，ホウレンソウ，ニラ，ブロッコリーなどの食品はビタミン K を多く含んでいる．

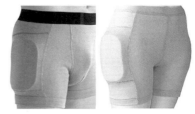

図11-9 ヒッププロテクター
衣料品メーカーで広く販売されている．

3．運動療法

安静臥床によって骨粗鬆症が進行する．また宇宙医学からの知見では，重力がないと骨粗鬆症が数日で進行することから，体重をかけて歩く，筋を伸張することが大切である．高齢者では視力障害，バランス障害があり転倒しやすいので，転倒に注意して運動を行う．

4．転倒予防

転倒による骨折で多いのが椎体，橈骨遠位端，上腕骨外科頸と並んで大腿骨頸部である．転倒による衝撃を吸収分散するパッドが付いたヒッププロテクター（hip protector）と呼ばれる下着が商品化されている（図 11-9）[2]．

➡ MEMO 11-1：ビタミン K と出血病

ビタミン K は各種蛋白質のグルタミン酸を，γ（ガンマー：ギリシャ語）- カルボキシグルタミン酸に変換するときの補酵素として働く．この働きによって，血液凝固因子はカルシウムと結合できるようになり，正常な血液凝固が起こる．また，ビタミン K は骨の形成に必要とされ，わが国ではメナキノン -4（メナテトレノン）が骨粗鬆症治療薬として用いられている．

ビタミン K 欠乏性出血病とは，血液凝固因子をつくるビタミン K が不足して頭蓋内や消化管に出血を起こす病気である．母乳はビタミン K の含有量が少なく，さらに新生児や乳児は血液凝固を補助するビタミン K を腸内細菌によって十分生成できないため，厚生労働省は出生直後と生後 1 週間，同 1 カ月の計 3 回，ビタミン K を経口投与するよう指針で促し，特に母乳で育てる場合は発症の危険が高いため投与は必須としている．

➡ MEMO 11-2：ビタミン K と抗血液凝固剤

深部静脈血栓症，心筋梗塞，心房細動，脳梗塞，心臓人工弁置換後，冠動脈バイパス後では，血栓塞栓症の予防や治療に血液抗凝固薬が広く用いられる．長期にわたって使用する必要があるので，ワルファリンカリウム（商品名：ワーファリン）のような経口投与可能な抗凝固剤を用いる．しかしビタミン K は抗血液凝固剤の働きを妨げるために，ビタミン K を多く含む納豆やクロレラを食べるのは避けなければならない．また緑黄色野菜にもビタミン K が多く含まれるために，一度に大量に食べることも避けなければならない．

➡**MEMO 11-3：アトラス**
　第1頸椎＝環椎のことをアトラス（Atlas）と呼んでいる．これはギリシャ神話に登場するアトラスのことで，ゼウスとの戦いに敗れて，いつまでも天が落ちないようにこれを支えるという罰が与えられた．人間の頭を支えている第1頸椎にこの名前を付けられている．イタリアのナポリ古代博物館（Naples National Archaeological Museum）の正面玄関にギリシャ神話のアトラスが天球儀を担いでいる．

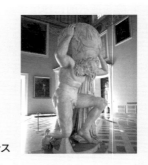

天球儀を担いでいるアトラス

2 変形性関節症

　変形性関節症（osteoarthritis：OA）で最も頻度が高いのは膝関節である．基本的にはいずれの関節でも発生機序は同様である．加齢，アライメント異常，肥満，スポーツ，外傷など，関節に対する過度のストレスによる関節軟骨の変性である．軟骨変性に続き，軟骨下骨の退行変性と修復（増殖）性変化をきたし，痛み，関節可動域制限，変形，関節周囲筋萎縮などの症状を呈する．
　ここでは変形性膝関節症について説明する[3]．

1）関節の構造

1．関節の機能

　関節は靱帯によって骨と骨を連結し，荷重支持と運動機能の相反する2つの役割を担っている．関節包は滑膜と線維膜からなっており，滑膜は関節の潤滑油の役割を果たす滑液を産出している．関節軟骨は荷重，摩擦，衝撃を限りなく減弱している（図11-11参照）．膝，肩鎖関節，胸鎖関節，顎関節，橈骨手根関節には関節軟骨面の適合を補い，より安定させるために半月板や関節円板が存在している．

2．軟骨について

　軟骨は軟骨細胞とそれを取り囲むコラーゲン線維など軟骨基質と水分からなる支持器官であり，軟骨組織は血管，神経，リンパ管を欠いている．軟骨基質の成分によって3つに分類され，力学的特性が異なっている．
①硝子軟骨：関節面を覆う関節軟骨で，ほかに気管軟骨，甲状軟骨がある．軟骨性骨化では硝子軟骨が骨に置換される．軟骨基質はⅡ型コラーゲンとプロテオグリカン（保水糖蛋白）で構成されている．
②線維軟骨：椎間円板，恥骨結合，関節半月，関節円板などがある．Ⅱ型もあるが主にⅠ型コラーゲンが多く含まれ，固く，強い圧力に耐えることができる．
③弾性軟骨：耳介軟骨，喉頭蓋，鼻軟骨，外耳道などがある．軟骨基質に弾性線維を多く含み，硝子軟骨と比べて弾力がある．

3．膝関節

　人体の中で最も大きな関節である．大腿骨と脛骨，大腿骨と膝蓋骨との間に大腿脛骨関

節と膝蓋大腿関節の2つがある．腓骨は直接関与していないが膝関節にかかわる靱帯や筋の付着部になっている．膝蓋骨は膝関節の前面にあり骨性にこれを保護している．前方からの強い外力のために膝蓋骨骨折が生じる．膝伸筋群が最も効率よく作動するために滑車の役割を果たしている．大腿四頭筋 - 膝蓋骨 - 膝蓋靱帯 - 脛骨粗面の組み合わせは膝伸展機構と呼ばれている．ジャンプ，ランニング，着地，キックなどで酷使され，大腿四頭筋腱炎，ジャンパー膝，オスグッド・シュラッター（Osgood-Schlatter）病などが発生する．また半月板や靱帯損傷時に大腿四頭筋や膝周囲筋で安定性が保たれる．

4. 膝靱帯損傷

膝靱帯には内側と外側側副靱帯，前十字と後十字靱帯の4種類がある．スポーツ外傷では特に，膝外側からの外力が加わり前十字靱帯の損傷が多い．損傷が重度になると，内側半月板と内側側副靱帯も同時に損傷される．急性期に膝の痛みと可動域制限がみられ，関節内血腫で腫脹することもある．2～3週間過ぎると痛み，腫れ，可動域制限は軽快するが，損傷部位によって下り坂，ひねり動作で膝不安定性が出現することがある．放置すると半月板損傷や軟骨損傷に進展して，慢性的な痛みや水腫が出現する．最終的に変形性膝関節症に至ることが多い．急性期治療にはRICEの原則（R：rest 安静，I：ice 冷やす，C：compression 圧迫固定，E：elevetion 挙上する）がある．

ダッシュボード（dashboard）損傷には2種類ある．1つ目は自動車事故で乗用車のダッシュボードに膝下部を打撲した場合で，後十字靱帯断裂が起こる．理学所見では後方引き出しテストが陽性になる．単独損傷の場合には大腿四頭筋の筋力強化が優先すべき治療になり，逆にハムストリング強化は禁忌である．2つ目は，膝蓋骨部を強打した場合で，大腿骨骨頭が後方に脱臼して，股関節後方に走行している坐骨神経を損傷することがある．

2）診断

中年以降の女性で肥満があり，膝関節痛がある場合に，まずOAを疑う．身体所見では，潤滑油の役割を果たしている関節液が反応性に多く生産され，膝蓋骨の浮動感（バロットメント：ballottement）がある．大腿内側広筋の萎縮を認める．X線所見では破壊像と修復像の変化がみられ，①関節変形，②膝内側の関節裂隙の狭小化，③軟骨下骨の嚢胞様陰影，④軟骨下骨の硬化像，⑤骨棘形成などが観察される（図11-10）．さらに膝OAの進行と並行して，炎症性サイトカインによって滑膜や関節包の炎症は進行して腫脹・肥厚が生じる．

3）治療

まず保存療法を行う．①日常生活動作の指導（正座をしないなど），肥満からの減量，②大腿四頭筋などの筋力強化（膝関節伸展位のままに等尺性運動を行う），立位練習，③杖，サポーター，膝装具などの使用，外側に楔形足底板を入れる，④鎮痛消炎剤の投与で初期の症例では症状は軽快することが多い（表11-5）．保存療法に抵抗する症例では手術療法が適応になる．内反変形の著しい症例では脛骨高位骨切り術が有効である（図11-11）．なお，脛骨外側からの楔状閉鎖型（closing wedge）骨切り術と内側からの楔状開大型（opening wedge）骨切り術の2つのアプローチがある．関節破壊が進行している症例に対しては人工関節置換術が行われる（図11-12）．

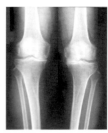

内側関節裂隙が狭くなり，O脚を呈している．

図11-10 両側変形性膝関節症のX線像

表11-5 変形性膝関節症のリハビリ・アプローチ

	評価と問題点	リハビリ・プローチ
1	痛み	固定，温熱など物理療法
2	腫脹	固定，下肢伸展挙上訓練
3	変形	ストレッチング，装具療法
4	不安定性	装具療法，免荷
5	筋力低下	大腿四頭筋の筋力強化
6	歩行，階段昇降	杖，手すりの使用，立体・歩行練習
7	日常生活動作	ADL指導
10	肥満	食事指導，好気性全身運動

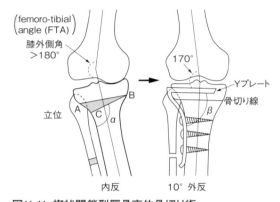

図11-11 楔状閉鎖型脛骨高位骨切り術
片脚立位でX線像からFTAを測定し，それが術後170°（10°外反）になるように楔形骨片を作図する．脛骨の三角形ABCと腓骨中央部を約35mm切除する（α－β＝矯正角）．Yプレートで固定する．

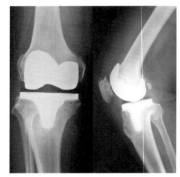

図11-12 右膝変形性関節症人工関節置換術

5. 股関節

　膝OAが加齢に伴う原発性のものが多いのに比べて，股OAは発育性股関節形成不全，臼蓋形成不全，外傷などで惹起される二次性のものが圧倒的に多い．症状は膝OAと同様に，運動開始時の痛みから始まり，進行とともに持続痛，夜間痛，可動域制限が起こり，起立歩行障害に進展する．杖を使い股関節の加重を減らし，背臥位での下肢筋ストレッチングを行い，水中歩行や平泳ぎを週2，3回行うことが勧められている．

①ステージ分類

　4つのステージに分類される．①前期：臼蓋形成不全を認めるが，関節のすり減りはみられない，②初期：関節のすり減りが軽度みられ，骨頭変形がみられる，③進行期：関節すり減りが進行している，④末期：関節裂隙が消失し，骨頭変形が高度に進行している．

②人工関節置換術と脱臼

（1）前方切開法

　前方あるいは前外側アプローチによる人工関節置換術である．前方脱臼を起こしやすい．股関節の過伸展，内転，外旋によってステム頸部がカップ後方に衝突して，前方に脱臼する力が働く．

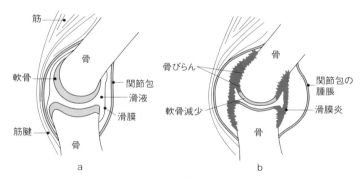

図11-13 変形性関節症と関節リウマチの病変部位
(a) 正常関節構造である．変形性関節症の病変部位は軟骨の変性である．これに対して，(b) 関節リウマチでは滑膜の炎症によって，二次的に骨びらん (bone erosion：骨皮質が虫食いのように破壊される)，軟骨破壊，関節包腫脹などが生じる．

(2) 後方切開法

　後方アプローチによる人工関節置換術である．後方脱臼を起こしやすい．股関節の過屈曲，内転，内旋によってステム頸部がカップ前方に衝突して，後方に脱臼する力が働く．禁忌は，深いソファに座る，椅子に座り脚を組む，椅子に座ってあるいはしゃがんで物を拾うことなどである．股関節を外転，外旋する胡座（あぐら）は安全な肢位である．

3　関節リウマチ

　関節リウマチ（Rheumatoid Arthritis：RA）は全身性の炎症性滑膜炎があり，持続性関節炎または骨びらんをきたし，関節が破壊され変形しADLは著しく制限される（図11-13）．

　近年，メトトレキサートに代表される抗関節リウマチ薬の導入によって不治の病でなくなってきた．さらに腫瘍壊死因子（tumor necrosis factor：TNF）阻害剤やサイトカイン受容体に対する生物学的抗体製剤が導入され，治療アプローチが大きく変化してきた．早期からの積極的かつ強力な，メトトレキサートとこれらの生物学的製剤による治療によって，炎症性滑膜炎を抑えることができるようになった．

1）診断

　従来広く使われてきた「改訂RAの分類基準」（1987年に平均罹病期間7.7年の患者から作成されたもの）では，関節症状が6週間以上持続しなければRAと診断できなかった．しかし最近の薬物療法の進歩によって，早期に診断し，薬物治療（メトトレキサートの投与）を行うことによって，関節破壊を阻止できる可能性が高くなってきた．

　このような背景から，2010年に米国および欧州リウマチ学会（American College of Rheumatology/European League Against Rheumatism：ACR/EULAR）から分類基準の改定案が提出された[4]．

　2010年の分類基準では，1つ以上の関節腫脹があり，ほかの疾患で説明できず，かつX線像上で骨びらん（erosion）が認められれば，RAと診断される．骨びらんがない場合に

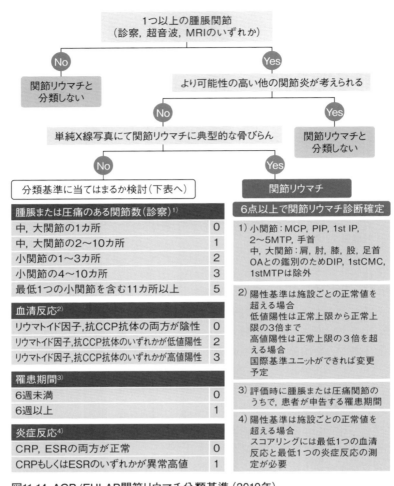

図11-14 ACR/EULAR関節リウマチ分類基準（2010年）

は，4項目のスコアリングを行い，合計点が6点以上であればRAと診断される．
　その項目とは，①関節炎の程度と数・パターン（大関節／小関節），②血清免疫学的検査異常の有無〔リウマトイド因子／抗CCP抗体（抗環状シトルリン化ペプチド抗体）〕，③関節炎の持続期間，④急性炎症蛋白増加の有無，である．大関節より小関節の点数を高くしたり，血清免疫学的因子の力価により配点に差を設けたりするといった重み付けがなされている（図11-14）．

2）症候と障害

　全身のすべての関節が破壊される可能性がある．しかし症例によって分布は異なっている．RAの病期にはスタインブロッカー（Steinbrocker）のステージ分類（表11-6）があり，手足関節の骨びらんと関節裂隙狭小化の程度に基づいたLasenのグレード分類やSharp/van der Heijdeスコアなどがある．また日常生活動作の制限の重症度に対してはスタインブロッカーのクラス分類（表11-7）がある．また，関節破壊や手指伸筋腱皮下断裂に伴う

第11章　運動器疾患のリハビリテーション

表11-6　スタインブロッカーのステージ分類

Stage	X線所見	関節変形と強直
I	軟骨・骨破壊あり	なし
II	軟骨が薄くなり，関節裂隙が狭くなっている 骨破壊あり	なし
III	軟骨・骨破壊あり	亜脱臼，尺側偏位，過伸展
IV	軟骨・骨破壊あり 骨性強直あり	亜脱臼，尺側偏位，過伸展，強直

表11-7　関節リウマチクラス分類

	自分の身の回りの世話	仕事	趣味・スポーツ
Class 1	○	○	○
Class 2	○	○	限定される
Class 3	○	限定される	限定される
Class 4	限定される	限定される	限定される

表11-8　関節リウマチの障害像

関節	機能障害	活動制限	障害アプローチ
顎関節	開口障害	摂食障害	小刻み食物
頸椎	環軸椎亜脱臼，頭蓋底嵌入，四肢麻痺	横隔膜麻痺による突然死	頸部固定
肩・肘	関節拘縮，動揺関節	リーチ障害	リーチャーの利用
手関節	関節拘縮，尺側亜脱臼，伸筋腱断裂	握力低下：タオルが絞れない	自助具
手指	スワンネック変形，ボタン穴変形，尺側偏位，母指Z変形，ムチランス（オペラグラス）変形	巧緻動作障害：箸が使えない	自助具
股・膝	関節拘縮，臼蓋底突出	歩行障害，両股関節開排障害：セックスができない	杖／松葉杖の利用
足関節	関節拘縮，外反変形	痛み，歩行障害	足底板，SACH*
足趾	外反母趾，ハンマー趾	痛み，歩行障害	足底板，夜間装具

＊SACH：solid ankle cushion heelとは，踵クッションの硬さを衝撃の少ない材質にしたものである．

関節変形と障害がある（表11-8）．

　多くの症例で，小関節が多い手の変形を呈する（図11-15）．膝関節の変形は滑膜炎による骨辺縁侵食（びらん）であり，全般的な関節裂隙狭小化が特徴である（図11-16）．環軸椎関節でも関節炎が起こり，この部位は脱臼によって横隔膜麻痺が生じ，生命予後に関連している（図11-17）．遠位指節間関節レベルでの手指伸筋腱皮下断裂によってスワンネック変形をきたし，近位指節間関節レベルでの断裂によってボタン穴変形をきたしている（表11-8）．さらに関節外病変による症状があり，間質性肺炎，胸膜炎や心膜炎，眼の強膜炎，血管炎による皮膚潰瘍や指趾壊疽，末梢神経炎，リウマトイド結節などがある．

213

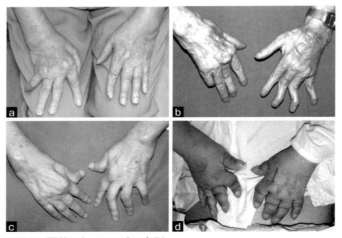

図11-15 関節リウマチの手の変形
a. 右手の尺側偏位，b. 左手指のスワンネック変形，c. 母指Z変形，d. 両手ムチランス変形．

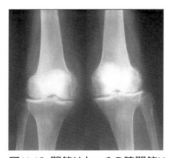

図11-16 関節リウマチの膝関節X線所見
内外側の関節裂隙が狭小化している．

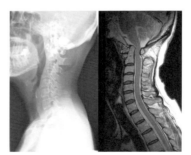

図11-17 関節リウマチの頸椎環軸椎亜脱臼
頸椎の環軸椎関節の亜脱臼によって脊髄が圧迫されて，横隔膜麻痺が生じて呼吸困難になり，死亡することになる．

➡MEMO 11-4：ルノワールと関節リウマチ

Pierre-Auguste Renoir（1841～1919年）は1892年にRAに罹患した．この写真は1901年，60歳頃に撮影されたといわれている．絵筆をとる手は関節リウマチのために変形している．

Boonen A et al：How Renoir coped with rheumatoid arthritis. *BMJ* **315**：1704-1708, 1997.

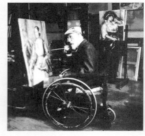
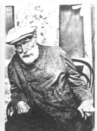

4 血友病性関節症

「血友病 A」は血液凝固第Ⅷ因子の欠損あるいは活性低下で起こり,「血友病 B」は第Ⅸ因子の欠損あるいは活性低下で生じる.血友病は伴性遺伝で,1万人に1人の発生率である.当初は大したことがないように思われた出血が数時間後には血腫を形成し,徐々に大きくなる経過をとる,いわゆる遅発性出血が特徴である.

血友病の重症度は血中の凝固因子レベルによって規定される.活性率が1%未満を重症,1〜5%を中等度,5%以上を軽症としている.初発症状は皮下出血が最も多く,本症特有の関節内出血は歩行開始前後より起こる.罹患関節は膝,足,肘関節の順に多い.関節症は関節内出血を繰り返すうちに,滑膜が刺激され増殖するようになり,関節軟骨が侵食破壊され,ついには強直に陥る.

関節内出血のほかに,頭蓋内出血,筋肉内出血が生じる.後者は腸腰筋内出血と筋区画(コンパートメント compartment)症候群が知られている.

1) ステージ分類

①急性関節症:最初の数回の関節内出血では滑膜には器質的な変化はなく,強い痛みを伴う急性関節炎の症状を呈する.局所の熱感,腫脹,圧痛があり,痛みによって生じる筋スパスムによる屈曲拘縮を生じる.凝固因子の補充療法で急速に症状は寛解する.

②慢性関節症:最も多く遭遇するステージで,滑膜炎の時期である.繰り返される出血のために滑膜は肥厚し,ますます出血しやすくなる.外傷などの誘因がなくとも出血することが多い.関節拘縮,関節周囲筋の萎縮が著明である.

③末期関節症:関節退行変性期であり,滑膜増殖によって関節軟骨は破壊され,滑膜は線維瘢痕化し,関節は変形し,拘縮や強直に至る.関節のX線所見では,軟部組織の陰影増大,骨萎縮,成長期の小児では過大な血流のために骨端核肥大,関節裂隙の狭小化,関節面の不整および変形が認められる(図11-18, 11-19).

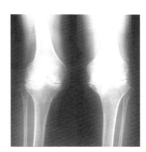
図11-18 血友病性関節症 ―膝関節

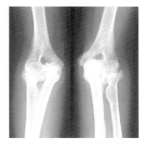
図11-19 血友病性関節症 ―肘関節

→ **MEMO 11-5**:血友病とラスプーチン

　帝政ロシアーロマノフ王朝最後の皇帝ニコライ2世の皇太子アリョーシャは血友病に罹患していた.母はハプスブルグ家の出身で,英国ヴィクトリア女王の孫であった.誰も止血ができない皇太子の出血を,怪僧ラスプーチン(Grigrii Efimovich Rasputin:1869〜1916年)が祈祷でたちどころに止血したなどの奇跡を起こしたといわれている.皇帝から絶大な信頼を勝ち得たが,暗殺され,その後にロシア革命が起こっている.

谷口一彦:血友病とロシア革命.日医事新報 3415:59-62, 1989.

2)治療アプローチ

出血予防には抗凝固因子の補充療法が必要である．関節機能の温存には，装具を用いて関節を保護する．拘縮に対しては，必要なら補充療法下で，関節可動域訓練，関節周囲筋の萎縮に対しては筋力強化を行う．

5 発育性股関節形成不全

従来，先天性股関節脱臼と呼ばれていたが，生後間もない頃，脱臼しやすい状態にある股関節を，下肢を伸ばした肢位でオムツを装着するなど誤った育児習慣によって生後に発症するのだという議論から，発育性股関節形成不全と呼ばれるようになった．

1)乳幼児の頸体角と膝外側角

新生児の大腿骨頭部は140°程の外反股になっている．乳幼児期の荷重により頸体角（Femoral neck shaft angle）は徐々に正常の125°に変化し，大腿骨頭は寛骨臼蓋にぴったりとはまり，体重をかけても圧分散ができて股関節の負担も最小となる．外反股があると膝は内側に偏位し内反ストレスが加わり，外反膝（X脚）になりやすい．新生児や乳幼児では膝外側角は180°以上の内反膝（O脚）になっており，外反股による膝に対する内反ストレスはO脚改善ストレスとして作用する．つまり乳児期の荷重による外反股の改善と同時に，O脚も改善する．2歳頃に真っ直ぐになり，3歳半には膝外側角160°のX脚は最大になり，6歳頃には正常の175°になる（図11-20）．下肢には3本の軸がある．1本目は大腿骨頭の中心から足関節中心を結んだ下肢の荷重軸（Mikulicz：ミクリッツ線）であり，2本目は，膝と足関節の中心を結んだ地面に対する垂直軸で，頸体角があるために3°程の差異がある．3本目は大腿骨長軸の解剖軸があり，これと荷重軸は6°の角度差がある．このために，大腿長軸と脛骨長軸のなす大腿脛骨角の膝外側角は10°程小さい170〜175°となっている．O脚は荷重軸が膝内側，あるいは膝外側角が180°程になっている．一方，X脚は荷重軸が膝外側にあり，膝外側角は170°以下になっている（図11-21）．

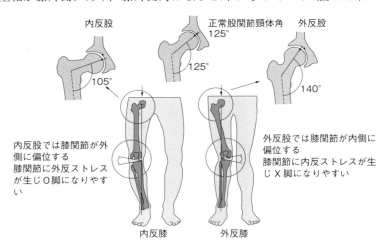

図11-20 新生児の外反股と内反膝

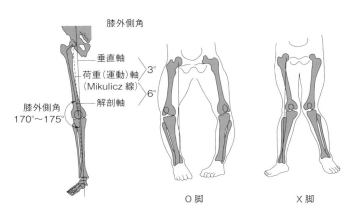

図11-21 下肢の荷重軸，垂直軸，解剖軸の相違と膝変形
頸体角によって，3本の軸に角度の差異ができている．
O脚では荷重軸が膝内側にあり，X脚では荷重軸は膝外側にある．

2）前捻角

大腿骨頸部は前方に捻れている．成人では正常の10〜15°の前捻角（Femoral neck anteversion）であるが，出生時ではこの角度が30〜40°程になっている．歩行によって8歳頃には正常になるが，乳児の下肢の動きが制限された衣服や抱っこの仕方，割座（W-sitting position）の習慣によって股関節内旋位になっており，前捻角は改善されない．これによってうちわ歩行（toe-in あるいは pigeon gait）になってしまう（図11-22）．

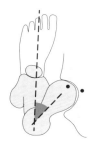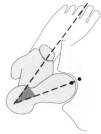

足を真っ直ぐにしたときの大腿骨頭の位置

前捻角が過度の場合，大腿骨頭を最適な位置にもってくるために，内股（うちわ）になる

図11-22 大腿骨頭の位置とうちわ歩行

3）診断

股の開きが悪い開排制限〔両股関節を90°屈曲して，外転することを開排（abduction in flexion）と呼び，開排角度が70°以下の場合に開排制限があるとしている〕，脚を伸ばしたときに大腿のシワの数が左右で非対称性，寝かせて膝を立てたときに膝の高さが違っている，などで診断をする．日本では Allis 徴候 あるいは Galeazzi 徴候と呼ばれている（図11-23）．

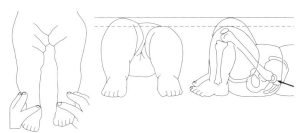

図11-23 Allis/Galeazzi徴候
左股関節が後方に脱臼しているために，寝かせて膝を立てたときに左膝が低くなっており，左大腿のシワが右と比べて少なくなっている．

→ **MEMO 11-6**：Riemenbügel と Pavlik

日本では1961年，鈴木良平らの「いわゆる Riemenbügel（Pavlik）による乳児先天股脱の治療経験」（整形外科（1961）：12,1148-1152）によって Riemenbügel（革紐のアブミ）が最初に紹介された．1918～1992年に欧州にチェコスロバキアという国があった．この国で生まれ育った Arnold Pavlik（1902-1962）は，大腿骨頭壊死や先天性股関節脱臼の治療法として1946年にチェコスロバキア整形外科学会に，現在パブリックハーネスとして用いられている機能的装具を発表している．

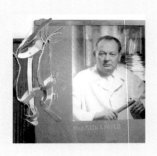

オルトラーニ法

新生児を仰臥位にし，両股関節屈曲90°，膝関節完全屈曲位に保持し，検査者は母指を大腿内側に，ほかの指を大腿外側に置き，股関節を大腿骨長軸方向に軽く押しつける（図11-24a）．この際，手に軽い後方への脱臼音クリックを触知する．次いで，そのまま股関節を開排（屈曲・外転）させて中指で大転子を下から押し上げるようにすると（図11-24b），骨頭は整復されるクリック音を触知する．

4）治療

早期診断が重要であり，早期であれば赤ん坊の抱き方など日常生活指導で増悪予防になる．①衣服によって下肢の運動を制限しない．②赤ちゃんの両脚を閉じるように横抱きをしない．③下肢を自由に動かせるようにする．④

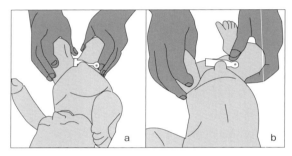

図11-24 オルトラーニ法

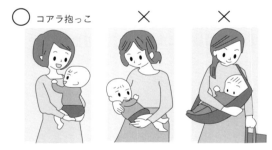

図11-25 股関節脱臼予防の生活指導
下肢の運動を制限しない，股関節を外転位にする縦抱きあるいはコアラ抱っこを行う．

股関節を外転位にして縦抱き（コアラ抱っこ）をする（図11-25）．

脱臼が改善しない症例に対してパブリックハーネス（Pavlik harness）（リーメンビューゲル：Riemenbügel：チェコスロバキア語で「革紐のアブミ」という意味である．）を装着する．超音波断層画像で骨頭が臼蓋に入っていることや，骨頭が少しずつ大きくなっていることを確認しフォローアップする（図11-26）．パブリックハーネスの原理は，背臥位で寝ているときに，下肢の重みで開排位になり，内転筋拘縮が除去されるといわれている．しかし開排位が大きすぎると骨頭壊死になる危険があるため，75°以上開かないようにする．

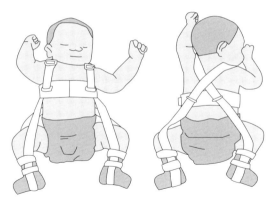

図11-26 パブリックハーネスの装着
股膝関節を90°屈曲位にして，骨頭が臼蓋に入った位置を維持するように股関節を外転位にする．下肢の動きを制限しない．

➡MEMO 11-7：血友病と医原性AIDS
　血友病の治療で凝固因子を含む非加熱性血液製剤を1970年代に約3年間使われたためにHIVによるAIDSに罹患する患者が発生し，1,800人にも及んだとされている．1980年代半ばからウイルス不活化した加熱製剤が使われるようになり，医原性AIDSの発症はなくなった．

6　ペルテス病

　成長期に大腿骨頭の骨化核が一時的に虚血性壊死に陥る疾患である．発症後18カ月くらいで骨頭への血行は再開され，壊死した骨は3年ほどの経過で自然治癒する．骨頭変形を生じさせず自然治癒させることが目標になる．しかし骨頭変形によって後遺症の変形性股関節症などが発生することがある．2〜12歳頃に発症し，特に4〜8歳の男児に多い．両側発症例が10〜20%にみられるが左右で発症時期が異なっている．保存的な装具療法の目的は，骨頭への荷重を避ける，骨頭を臼蓋の中に包み込むことで，股関節免荷外転装具が処方される（第5章 図5-18参照）．少なくとも1年間の継続が必要である．

7　骨形成不全症

　コラーゲンの量的あるいは質的な異常によって，骨の脆弱性を認め，骨折が頻回に起こり，進行性の骨変形がみられる．遺伝形式と臨床像によって4つの病型があるが，低身長，難聴，歯の象牙質形成不全，関節靱帯弛緩，広い前額部（helmet head）の併存率が高い．指定難病274である．

8 │ 軟骨無形成症

骨の成長は骨膜によって骨の太さが増し，骨端軟骨によって骨の長さが伸びていく．長さの成長は下垂体から分泌される成長ホルモンの支配を受けている．思春期に成長ホルモンの分泌が低下し一定の濃度以下になると骨の成長は止まる．これによって骨端軟骨は骨組織に置き換わり骨端軟骨が閉鎖し，骨端線として残る．頭蓋骨は骨端軟骨ではなく，骨膜と同様の機序によって骨が作られ，骨の境である泉門は生後2年で閉鎖する．ヒトの脳は大きく発達しているため，脳頭蓋は顔面頭蓋と比べて著しく大きい．軟骨無形成症では，骨端軟骨の形成不全によって上下肢が短く，低身長で125～130cmであるが，頭蓋骨，特に前額部は大きい．中指と環指の間が開く三尖手，O脚，腰椎前弯増強の特徴がある．1937年のウォルト・ディズニー・アニメーション・スタジオが制作した映画「白雪姫」では7人の小人が脇役として活躍している．指定難病276である．

9 │ 骨折の治療

骨折とは，外力によって骨の破損をきたし，構造の連続性が絶たれた状態である．外傷による場合，腫瘍，骨粗鬆症や骨軟化症などがあり病的な場合，さらに軽微な反復外力による疲労骨折などがある．

1)骨折の治癒機転

①血腫形成（炎症期）：骨折周囲の血腫に炎症細胞が集まり，②肉芽形成期：通常の創傷治癒機転と同様に骨膜最内層の線維芽細胞によって肉芽組織が形成される．部位の状況によって線維芽細胞は膠原芽細胞，軟骨芽細胞，骨芽細胞の3種の細胞に分化する．さらに炎症回復期の新生血管が起こり，③仮骨形成期：骨折断裂部の海綿骨には軟骨芽細胞によって内仮骨が起こり，骨膜下には骨外形をかたちづくる軟らかい外仮骨が形成される．軟性仮骨は骨芽細胞によってカルシウムが沈着し，過剰な硬性仮骨に置換される．④リモデリング期：過剰な仮骨は数カ月から数年をかけて，破骨細胞による骨吸収と骨芽細胞による骨形成を繰り返し，仮骨量の減少とともに強度を増し，髄腔形成と強固な層板骨へと置換され，元の骨構造へと復元される．

2)骨折の治療

骨癒合のために，骨片の転位を元に戻す整復をして，骨折部を固定する．

1. 整復

整復には3つの方法がある．①徒手整復：用手的に整復する，②牽引法：持続的にゆっくりと骨片を牽引して整復する，③観血的整復：手術によって整復する方法である．

2. 固定

固定には3つの方法がある．①外固定：ギプス，装具，副子（シーネ）などによって体外から骨折部を固定する．②内固定：髄内釘や，観血的整復後に金属性プレート，スクリュー，ワイヤーなどを使い骨折部を体内で固定する．③創外固定：骨折部の近位部と遠位部の骨に金属ピンを刺入し，体外の支柱－創外固定器に連結して骨折部を固定する．手

術することなく非観血的に整復し，外固定をするアプローチを保存的治療という．これに
対して，観血的整復内固定術は英語で Open Reduction and Internal Fixation であり，
ORIF と略称されることが多い．なお挫滅創における骨折治療のゴールデン時間は 6 時間
以内で，これを超えると細菌感染の頻度が高くなる．創傷部の感染・壊死組織や異物を除
去するデブリードマン（debridement）が必要である．また膝蓋骨や肘頭骨折などでは，
引き寄せ締結法（独：Zuggurutung，英：tension band wiring）が用いられる．関節の
屈伸による張力（引っ張る力）を骨折関節面で圧迫力に作用するようにワイヤーで骨折部
を引き寄せるアプローチである．

3．原則

保存療法で固定が難しい，自然矯正されない回旋変形，骨折線が関節にかかっている，
強固な固定が必要である，高齢者やスポーツ選手などで早期に運動が必要な症例では観血
的治療を選択する．

ギプスによる外固定では，患部を挟む「二関節固定」が原則であり，骨折に隣接する近
位と遠位関節を含めて固定する必要がある．

4．ギプス障害

ギプス固定に伴って合併症を発生することがある．①循環障害：ギプスの圧迫に伴って
24 時間以内に起こることが多い．圧迫に伴う浮腫を少なくするために患肢を挙上する．
最も重篤な前腕の血行不全による筋区画（コンパートメント）症候群の Volkmann（フォ
ルクマン）拘縮が発生することがある．小児の上腕骨顆上骨折後に発生することが多い．
尺骨神経や正中神経麻痺，前腕屈筋萎縮，手関節掌屈変形，イントリンシック（手内在筋）
－マイナス（intrinsic minus）変形などを呈する．②神経障害：末梢神経の圧迫障害で，
肘内側での尺骨神経，腓骨頭での腓骨神経が多い．痺れ，感覚障害，運動障害に注意して
観察する．③圧迫壊死：骨の突出部で起こりやすく，痺れ，持続的疼痛，皮膚の壊死や感
染創ができる．④関節拘縮：長期間のギプス固定で発生する．固定以外の関節や手足の運
動を実施する．

3）骨折癒合期間

骨折の癒合期間には，種々の阻害因子があるために理論的な期間より若干長めになって
いる（表 11-9）[5]．

4）偽関節と遷延治癒

骨折が癒合しないまま 6 カ月以上経過し，骨
折部での異常可動性がある状態を偽関節と呼ん
でいる．一方，骨折治癒が遅れていても骨癒合
機転が残存している状態を遷延治癒という．骨
癒合の阻害因子を除去すれば治癒が望める状態
である．①全身因子：糖尿病，喫煙，低栄養が
ある．②局所因子：骨欠損，骨片間介在物，血
行不全，開放骨折による骨髄炎などの感染症，
骨折部の固定不良などがある．

表11-9 骨折治癒期間

骨折部位	治癒期間（週）	経験上の癒合期間（週）
中手骨	2	4〜5
肋骨	3	4〜5
鎖骨	4	6
前腕骨	5	10
上腕骨幹骨	6	10
上腕骨頸部	7	10〜12
下腿骨・大腿骨	8	12
大腿骨頸部	12	12

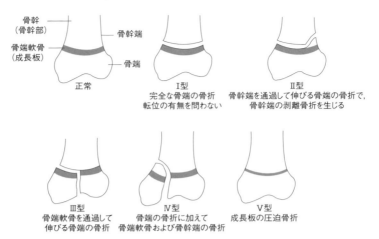

図11-27 Salter-Harris分類

表11-10 Salter-Harris分類

Salter Ⅰ	S = **S**traight	骨折線が成長板を真っ直ぐ通って進む
Salter Ⅱ	A = **A**bove	骨折線が成長板の上方へ伸びる，または成長板から離れて伸びる
Salter Ⅲ	L = **L**ower	骨折線が成長板の下方へ伸びる
Salter Ⅳ	T = **T**hrough	骨折線が骨幹端，成長板，および骨端を通過して伸びる
Salter Ⅴ	R = **R**ammed	成長板が押しつぶされている

偽関節の易発生部位

　血行不全によって骨癒合が起こりにくい部位がある．①血行分水嶺部：脛骨下部3分の1部位，鎖骨である．②骨折による血行途絶：大腿骨頸部内側骨折，手の舟状骨，距骨頸部などで無腐性壊死や変形性関節症をきたすことが多い．人工骨頭置換術や早期に内固定を行うことが求められる．大工など手をよく使う職業人で，尺骨遠位端が橈骨端よりも短い尺骨マイナス変異（ulnar minus variance）があると，橈骨端と有頭骨の間にある月状骨が扁平に潰れて壊死することがありKienböck（キーンベック）病と呼ばれる．また逆に，尺骨端が橈骨端より長い尺骨プラス変異（ulnar plus variance）では，尺骨突き上げ症候群や手関節尺側にある三角線維軟骨複合体（triangular fibrocartilage complex：TFCC）損傷が生じることがある．

5）小児骨折の特徴

　小児では骨のⅠ型コラーゲンの割合が多く骨生成がさかんであることから，不全骨折である若木（greenstick）骨折になりやすく，骨癒合までの期間が短いのが特徴である．また，骨の最も脆弱な骨端軟骨（成長板）に骨折が及ぶと成長障害のリスクがある．Salter-Harris分類があり，骨折Ⅰ型からⅤ型に進むに従い，成長リスクが高まる（図11-27）．英語での型の有用な記憶法としてSALTRが有名である（表11-10）[6]．急性の骨髄炎は小児に多く，起炎菌はほとんどが黄色ブドウ球菌である．扁桃腺などから血行性に長骨骨幹端に病巣を作ることが特徴である．

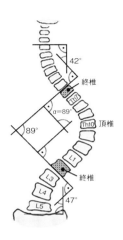

図11-28 Cobb角

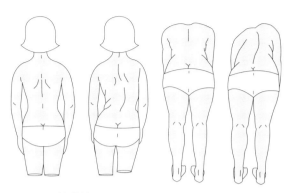

図11-29 体幹前屈テスト
右凸側弯では右肋骨が隆起している．
各一対の向かって左側のイラストは正常コントロールである．

10 側弯症

側弯は脊椎が回旋された状態である．椎間板ヘルニアなどに伴う痛みによって一過性に側弯が生じる機能的側弯症もある．頻度が高いのは構築性側弯症で，特発性側弯症の中には乳幼児期（0～3歳）4％，学童期（4～9歳）12％，さらに10歳以後の思春期特発性側弯症で8割強を占

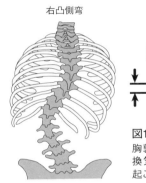

図11-30 右凸側弯と胸郭変形
胸郭変形が著明になると拘束性換気障害となり，右肋骨隆起が起こる．

めている．女児が男児と比べて5～8倍で，側弯の程度が大きくなると女児の割合が増加している[7]．その他にDuchenne型筋ジストロフィー，ポリオ，神経線維腫症などでも側弯症が生じる．

1)側弯の計測

前方から脊柱のX線を撮影し，写真上で最も著明な一次カーブの頂点になっている頂椎，この上下で最も傾斜した椎体を終椎と呼び，この外縁から直線を伸ばし，さらにそれぞれの直線から垂線を描きなすα角がCobb（コブ）角である．なお写真上に外縁からの直線を伸ばして描けるようなら，その2本の直線の交差する角度もα角と同じ角度になる（図11-28）．

2)特発性側弯症

ほぼ例外なく右凸側弯であり，頭側からみると頭尾軸を中心に時計回りに回旋する．したがって棘突起は反対の左側に偏位している．体幹前屈位を後方から観察すると，右肩が挙上し，右凸側の肋骨が隆起している（図11-29，11-30）．Cobb角20°以下では経過観察と運動療法を行う．成長期でCobb角が25～40°では装具療法が適応になる．頂椎が第6

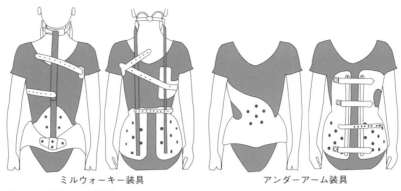

ミルウォーキー装具　　　　アンダーアーム装具

図11-31 側弯症の装具

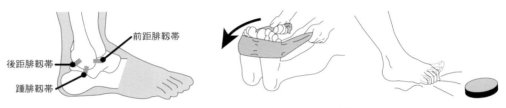

図11-32 足関節外側靱帯　　　　図11-33 腓骨筋の筋力強化

胸椎より頭側ではミルウォーキー装具（Milwaukee orthosis）が適応になり，このレベル以下ではアンダーアーム（underarm）装具が適応になる（図11-31）．Cobb角が50°を超えると外科治療になる．

3）保存療法

装具療法と合わせて，体幹筋の強化，脊柱の可動性増大を行い，姿勢矯正が運動療法の目的である．側弯凹側の背筋を伸張する．背筋は緊張短縮しており腰椎前弯が著明になっているために腹筋強化を行う．Klapp法と呼ばれるほふく体操，バランスボール上に腹臥位になって体幹筋を強化する（図5-17参照）．装具は骨端線が閉鎖し骨成長が停止するまで24時間装着する．入浴時や体育の時間で，装着したままで運動ができない場合は，外してもかまわない．しかしミルウォーキー装具は装着が難しいので，装着したままで運動やシャワーを行うことが多い．

11 足関節の捻挫

足関節の捻挫の発生頻度は高く，慢性になる症例も少なくない．足関節の靱帯は，内側に最も強靱な三角靱帯があり，外がえしあるいは回内で損傷されることはほとんどない．一方，外側には距腓靱帯と踵腓靱帯がある．特に内がえしあるいは回外時に前距腓靱帯が損傷される（図11-32）．慢性捻挫を避けるためには，腓骨筋の筋力強化が最も効果的である．

腓骨筋は長腓骨筋，短腓骨筋，第三腓骨筋で構成されている．長腓骨筋は，腓骨頭，腓骨外側面上部2/3，下腿筋間中隔に起始があり，第1中足骨や内側楔状骨の外側足底部に停止している．短腓骨筋は，腓骨外側面下部2/3と下腿筋間中隔に起始があり，第5中足骨粗面に停止している．いずれも下腿外側，外果後方を走行しており，足の外側足底部に停止している．浅腓骨神経支配筋は長腓骨筋と短腓骨筋のみである．この2つの筋は足の外がえし（外反），底屈筋である．錘あるいは文鎮をのせたタオルを足趾で引き寄せる足内在筋の筋力強化運動（タオルギャザーと呼ばれている），足関節に抵抗を加えて底屈させる運動が足底内在筋強化による足部安定性に有効である（図11-33）．第三腓骨筋は深腓骨神経支配筋で，長趾伸筋の一部の筋束が枝分かれしてできた筋で，長腓骨筋の補助筋になっている．

引用文献

1. 日本骨代謝学会骨粗鬆症診断基準検討委員会：原発性骨粗鬆症の診断基準（2000年度改訂版）．日骨代謝会誌 **18**：76-82，2001.
2. Lauritzen JB, Petersen MM, Lund B：Effect of external hip protectors on hip fractures. *Lancet* **341**：11-13, 1993.
3. 栢森良二：下肢―膝関節とその周辺．加倉井周一，渡辺英夫（編）：運動器疾患とリハビリテーション第2版．医歯薬出版，pp280-318，1997.
4. Aletaha D et al：2010 Rheumatoid Arthritis Classification Criteria *Arthritis Rheum* **62**（9）：2569-2581, 2010.
5. 栢森良二（編）：リハビリテーション医学　改訂第4版．南江堂，pp177-194，2019.
6. MSDマニュアルプロフェッショナル版（https://www.msdmanuals.com/ja-jp/ プロフェッショナル /22- 外傷と中毒 / 骨折，脱臼，および捻挫 / 小児の骨端軟骨（成長板）の骨折）
7. 日本側彎症学会：（https://www.sokuwan.jp）
8. Cobb J："Outline for the study of scoliosis," Instructional Course Lectures，vol. 5，pp. 261 -275, 1948. / Scoliosis - Authors' added material in AO Surgery Reference.
9. 一般社団法人日本義肢協会（編）：義肢・装具カタログ．

参考文献

1. 加倉井周一・他（編）：新編装具治療マニュアル．医歯薬出版，2000.
2. ORTHO BULLETS：https://www.orthobullets.com/pediatrics/4059/femoral-anteversion.
3. 河上哲生：リーメンビューゲル法による先天股脱の長期治療成績．岡山医学会雑誌 **99**：971-985, 1987.
4. Pavlik A：Die funktionelle Behandlung mittels Riemenbügelbandage als Prinzip der konservativen Therapie bei angeborener Hüftverrenkung des Säuglingsalters. *Z Orthop* **89**：341–352, 1958.
5. Mubarak SJ, Bialik V：Pavlik：The Man and His Method. *J Pediatr Orthop* **23**：342-346, 2003.
6. Sharp JT et al：Methods of scoring the progression of radiologic changes in rheumatoid arthritis. *Arthritis Rheum* **14**（6）：706-720, 1971.
7. Sharp JT et al：Reproducibility of multiple-observer scoring of radiologic abnormalities in the hands and wrists of patients with rheumatoid arthritis. *Arthritis Rheum* **28**（1）：16-24, 1985.
8. van der Heijde DM et al：Effects of hydroxychloroquine and sulphasalazine on progression of joint damage in rheumatoid arthritis. *Lancet* **1**（8646）：1036-1038, 1989.
9. Grimm LJ et al: Imaging in musculoskeletal complications of hemophilia. （https://emedicine.medscape.com/article/401842-overview）

第12章 呼吸器疾患のリハビリテーション

学習の目標
1. 日和見感染とは何か.
2. ヒュー・ジョーンズ分類を説明できる.
3. Ⅰ型とⅡ型の呼吸不全を理解している.
4. CO_2ナルコーシスとは何か.
5. ヘモグロビン解離曲線の右方移動はどんなときに起こるか.
6. パルスオキシメーターは何を測定しているか.
7. 呼吸器疾患のリハビリテーションの目標は何か.
8. 口すぼめ呼吸と腹式呼吸の実際を行うことができる.
9. 体位ドレナージの原則は何か.

1 肺　炎

　肺炎の発生や死亡原因の頻度は高い．理論的ではないが実用的な肺炎の分類方法がいくつかある．病原微生物によって細菌性，ウイルス性，その中間的な微生物（マイコプラズマ，クラミジアなど）による非定型肺炎があり，いずれの感染経路も飛沫感染が多い．感染場所による分類では，①市中肺炎：日常生活で起こる風邪やインフルエンザの増悪によって起こる．②院内肺炎：病院に入院後48時間以上経過した後に発症したもので，高齢者など免疫力が低下している患者や人工呼吸器を装着している患者に起こり，死亡率が高くなっている．

　胸部X線所見に基づく分類では，主な病変部位によって，①大葉性，②気管支，③間質性に分けられる．細菌性は大葉性肺炎や気管支肺炎に多く，ウイルス，マイコプラズマでは間質性肺炎が多い．肺炎球菌，クレブシエラ，レジオネラでは大葉性のパターンをとることが多いが，感染症の原理である．病原菌感染力と宿主免疫力のバランスで炎症進展が決定される．

1）日和見感染

　健常者であれば感染を起こさないような病原体が原因で発症する感染症である．免疫力が低下している高齢者，ステロイド長期投与中，抗がん薬や免疫抑制剤治療中，AIDS患者で発生する．飛沫あるいは空気感染による肺炎球菌，インフルエンザ，結核菌による院

内肺炎，医療従事者の手指を介した接触感染として，緑膿菌，MRSA（メチシリン耐性黄色ブドウ球菌），バンコマイシン耐性腸球菌などがある．

2）間質性肺炎

気管支や肺胞以外の間質組織の炎症で，肺線維症などがある．病勢の進行とともに肺胞壁が厚くなり，肺全体が硬くなることで，肺の膨らみやすさの指標となるコンプライアンス（compliance）低下が起こり，肺の膨らみが悪くなる．肺活量や酸素交換率の低下が起こり，呼吸困難，痰を伴わない乾性咳嗽の症状を呈する．聴診所見では，ベルクロ（マジック）テープを剥がすときの音に似た捻髪音が聴取できる．胸部単純X線像では「スリガラス陰影」が認められる．関節リウマチでは抗リウマチ薬による薬剤性肺炎とともに，間質性肺炎を合併する．

2 | 慢性閉塞性肺疾患

慢性閉塞性肺疾患（chronic obstructive pulmonary disease：COPD）は，有害な粒子やガスの吸入によって生じる肺の炎症反応に基づく進行性の気流制限を呈する疾患である．この気流制限にはさまざまな程度の可逆性を認め，発症と経過が緩徐であり，労作性呼吸困難を生じる．危険因子はタバコが最も頻度が高い．咳，痰，労作時の息切れを主徴とする緩徐進行性慢性肺疾患で，慢性気管支炎か肺気腫，あるいは両方によって起こる持続的な気道の閉塞状態である．フローボリューム曲線で，1秒量（FEV_1：最初の1秒間で呼出される量）が70％未満である．ただし，気道可逆性の気管支喘息や，類似の呼吸困難をきたす疾患は除外する（表12-1）．

1）診断と評価

呼出気流あるいは気速制限の指標は1秒率（$FEV_{1.0\%}$）であり，30～40歳男性では4L程度であるが，加齢に伴って15～25mL/年の経年減少を示す．$FEV_{1.0\%}$が1.5Lを切ると階段昇降で息切れが出現し，1L以下になると日常生活活動に支障をきたす．タバコ感受性のある喫煙者では100mL/年以上の減少が起こり，60歳前後で$FEV_{1.0\%}$は1L前後になってしまう．

1．フローボリューム曲線とスパイロメトリー

最大吸気位から努力呼出を行い，最初の1秒間で呼出される量＝1秒量（$FEV_{1.0}$）を努力肺活量（forced vital capacity：FVC）で除したものを1秒率（$FEV_{1.0\%}$）と呼び，％VC（％肺活量：性別，年齢，身長から予測計算によって求められた予測肺活量に対する実際の肺活量の割合）と$FEV_{1.0\%}$の値から換気障害を分類する．

1秒率が70％以下が閉塞性換気障害［％VC80%］，以下が拘束性換気障害であり，合併した場合が混合性障害である（図12-1）．フローボリューム曲線でVCの50％と25％の時点での流速比（$\dot{V}50/\dot{V}25$：Vの上に傍点が付き，Vドットと読み，時間微分で毎分あたりの値である）が，1秒率と比べてより早期に，敏感に末

表12-1 慢性閉塞性肺疾患の鑑別

1	気管支喘息
2	び漫性汎細気管支炎
3	閉塞性細気管支炎
4	気管支拡張症
5	じん肺症
6	肺結核
7	うっ血性心不全

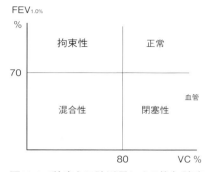

図12-1 1秒率と％肺活量による換気障害分類

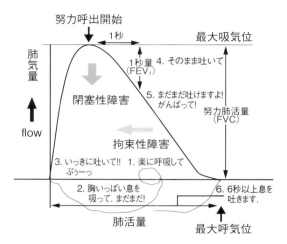

図12-2 フローボリューム曲線
閉塞型では呼出気速が低下する．拘束型では％VCが減少する．

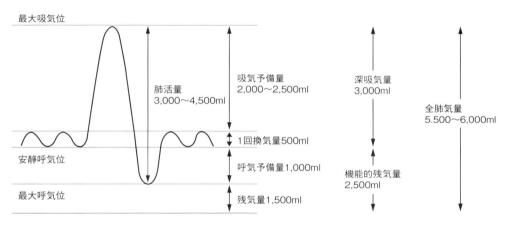

図12-3 スパイロメトリー

梢気道抵抗を反映している（図12-2）．喫煙者では末梢気道障害が顕著である．

　呼吸機能の測定にはスパイロメトリーも用いられ，肺活量，予備吸気量，1回換気量などがわかる（図12-3）．残気量とは，最大呼気後に肺内に残存する空気量である．気管支喘息，肺気腫など閉塞性肺疾患では，肺の弾性抵抗（肺の固さ）が低下し（コンプライアンスは上昇する），過膨張になり，残気量が増加する．逆に肺線維症などの拘束性障害では残気量は減少する．その他に側弯症，横隔膜麻痺，筋ジストロフィー，Guillain-Barré症候群なども同じである．機能的残気量とは安静呼吸で息を吐いたときに肺内に残っている空気量である．

229

2. ヒュー・ジョーンズ分類

「ヒュー・ジョーンズ分類」あるいは「Fletcher-Hugh-Jones 分類」とも呼ばれている。日常生活動作の呼吸障害の程度を分類したものである（表 12-2）。

3. 動脈血ガス分析

呼吸不全の診断は低酸素血症［$PaO_2 < 60Torr$, (mmHg), 酸素分圧の正常値は 90 ～ 100 である］であり, Ⅰ型は［$PaCO_2 \leqq 45Torr$］, Ⅱ型は［$PaCO_2 > 45Torr$］（炭酸ガス分圧は 35 ～ 45 が正常である）になっている。Ⅰ型は酸素を取り込めない障害で, 治療は吸入酸素濃度を上げて行う。一方, Ⅱ型は酸素を取り込めず, さらに二酸化炭素を吐き出せない状態である。特にⅡ型の高 CO_2 血症を合併している症例は, 拘束性障害による肺胞低換気（呼吸筋麻痺, 肺結核後遺症の胸膜肥厚, 胸郭形成術後, 重度側弯症, 肥満など）, あるいは重度の閉塞性障害があり, 高濃度の酸素投与によって CO_2 ナルコーシス（narcosis：意識レベルの低下, 失見当識, さらに自発呼吸が減弱する）に陥る場合があり, 注意が必要である。なおⅡ型の患者では SpO_2 88 ～ 92%, 呼吸性アシドーシス（pH < 7.35）, 高度の呼吸困難時に人工呼吸管理が必要である。

表12-2 ヒュー・ジョーンズ分類

Ⅰ	健常者と同じレベル
Ⅱ	坂道, 階段で息切れあり
Ⅲ	自分のペースなら1.6km以上歩ける
Ⅳ	休み休みで50m以上歩ける
Ⅴ	身の回り動作で息切れがあり, 外出不能

4. 呼吸の調整機構

呼吸中枢は延髄にあり, この中枢性化学受容器が脳脊髄液の CO_2 の上昇（pH 低下）によって換気が促進される。これに対して頸動脈小体や大動脈小体にある末梢性化学受容器は動脈血分圧 O_2 低下をモニタしており, 酸素分圧が低くなると換気が促進される。頸動脈小体の求心路は舌咽神経で延髄孤束核に伝わり, さらに迷走神経背側核に伝わる。大動脈小体の求心路と遠心路はともに迷走神経である。迷走神経が過剰な反射を起こし, 心臓の洞房結節や房室結節が抑制され, 徐脈となり, 血圧が低下し, 脳幹へ行く血液が少なくなり, 脳幹での酸素量減少で失神状態に陥ることもある。もう 1 つの調整機構は, 呼吸運動を感知する気道, 肺, 胸壁の機械受容器から迷走神経を介して呼吸中枢に入力されており, 呼吸運動が調整されている。CO_2 ナルコーシスは, 呼吸不全で延髄呼吸中枢が CO_2 上昇に適応して換気促進に働いているにもかかわらず, 酸素供給によって末梢性化学受容器が「酸素は十分である」と判断し換気停止によって起こる現象である（図 12-4）。

5. ヘモグロビン解離曲線

肺で酸素を受け取った赤血球ヘモグロビンを多く含む動脈血は, 末梢組織で酸素を放出して静脈血として再び肺に戻ってくる。ヘモグロビン解離曲線は, 一定の条件下でのヘモグロビンの酸素に対する親和性を示したものである。ヘモグロビンは温度や pH など条件が変化すると, 酸素に対する親和性が変化する。動脈血 CO_2 上昇, 呼吸性アシドーシス（pH 低下）, 激しい運動, 体温上昇, 組織の乳酸上昇によるヘモグロビン中の 2, 3-DPG（ジホスホグリセリン酸）増加などで右方移動して, 酸素飽和度は低下して, 酸素をより多く放出する（図 12-5）。これをボーア（Bohr）効果と呼んでいる。

6. 酸塩基平衡

血液は pH = 7.40 ± 0.05 と非常に狭い範囲で調節されている。これを一定に維持するた

めに，酸性とアルカリ性のバランスを保つ機序が必要である．体内の細胞代謝によって発生する有害な水素イオン（H⁺）は血液中に放出され，肺と腎臓において調整され体外に排出されている．酸はH⁺を放出するもので，塩基はH⁺を受け取るものと定義される．

動脈血のpHは次の式によって表される．

pH＝6.1+log［HCO_3］/ 0.03×PCO_2

上段の［HCO_3］は代謝性因子，下段のPCO_2は呼吸性因子を表しており，生体の恒常性（ホメオスターシス）の維持のために2つの因子は代償性に働いている．

pH↓はアシドーシスの状態である．［HCO_3］↓は代謝性アシドーシスを意味し，腎不全や下痢による．PCO_2↑は呼吸性アシドーシスを意味し，COPDなどが原因である．

pH↑はアルカローシスの状態である．［HCO_3］↑は代謝性アルカローシスを意味し，原発性アルドステロン症，嘔吐による．PCO_2↓は呼吸性アルカローシスで過換気症候群な

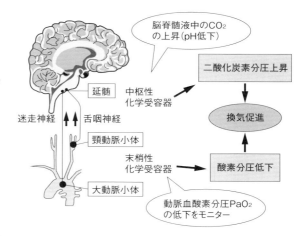

図12-4 呼吸の神経性調整

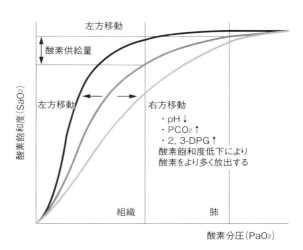

図12-5 ヘモグロビン解離曲線

➡MEMO 12-1：動脈血ガス圧（Torr）

呼吸器機能障害の身体障害者診断書・意見書の中にO_2とCO_2分圧をTorr（トル）で記入する項目がある．この圧力の単位（Torr）はイタリアのエヴァンジェリスタ・トリチェリ（Evangelista Torricelli）（1608-1647）からきている．トリチェリはガリレオ・ガリレイの弟子で，トリチェリの真空，水銀気圧計の発明，トリチェリの定理で知られている．
1気圧ではほぼ760mmHg（水銀柱）で釣り合っている．日本の気象分野で，古くは水銀柱（mmHg）が使われ，1945年からミリバール（mbar）が使われ，さらに1992年から国際単位であるヘクトパスカル（hPa）に切り替わっており，1hPa=1N/m^2である．
1bar=10^5Paであり，1mbar=10^{-3} bar =$10^{-3}×10^5$Pa=10^2Pa=1hPaになる．760mmHg=1,013hPaになる．

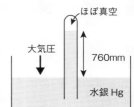

表12-3 パルスオキシメーターと動脈血酸素分圧との関連

酸素飽和度 SpO_2	動脈血酸素分圧 PaO_2
99〜100%	100mmHg
90〜91%	60mmHg
83〜85%	50mmHg

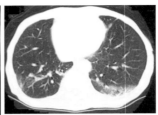
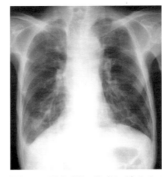

図12-6 肺気腫の胸部X線像とCT所見
胸郭は，肺の過膨張によって，前後径，左右径が拡大し樽状に変形しており，樽状胸あるいは樽状胸郭（barrel-shaped chest/thorax）と呼ばれている．肺CT（右）では，左右の肺に肺炎像が認められる．

どが原因である．DMケトアシドーシスでは腎不全と同様に［HCO_3］↓し，代償性に深い過換気によってPCO_2も低下する．このときの呼吸をクスマウル（Kussmaul）呼吸と呼んでいる．一方，呼吸性アルカローシスでは，呼吸数の増加あるいは呼吸量の増加（過換気）によって，急性型で錯感覚，失神，テタニーなどの症状が出現する．なお慢性型は無症状である．

クスマウル呼吸に関連してチェーン・ストークス（Cheyne-Stokes）呼吸が言及されることがある．頭蓋内圧亢進時にみられる呼吸で，低酸素状態になると呼吸が起こり（SpO_2＜90%），酸素量が正常になると呼吸は止まる症候である．

7．パルスオキシメーター

ガス交換の最も簡便で有用なモニターである．動脈血酸素飽和度（SaO_2）を推測して表示している．動脈血採血による動脈血酸素分圧（PaO_2）と区別して，SpO_2と表記している．正常値は96〜98%である．酸素飽和度（SpO_2）と動脈血酸素分圧（PaO_2）には，おおよその関連がある．高齢者ではSpO_2 95%程で酸素分圧80mmHgに相当している．しかしSpO_2が100%（過換気状態）であってもCO_2ナルコーシスになっている可能性もあるので注意を要する（表12-3）．

運動療法を行うときには［SpO_2＞92%］以上で行う（第5章5．「全身運動」参照）．

8．画像診断

COPDがあると反復性肺炎を合併しやすい．画像診断で肺気腫などはもちろん，肺炎の程度も把握しておく必要がある（図12-6）．

2）アプローチ

リハビリテーションの目標は，呼吸困難を緩和し，運動耐容能を向上させ，QOLを改善させることである．

1．口すぼめ呼吸（図12-7）

強く呼気（息を吐くこと）を行うと，胸郭周囲筋が収縮し（①），同時に腹筋収縮に伴い横隔膜が挙上する（②）．これに伴って胸腔内圧が上昇する（③）．肺内圧も上昇し（④），

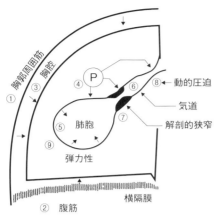

図12-7 口すぼめ呼吸の原理
強い呼気を行うと、肺胞、肺胞管、呼吸細気管支に圧が加わり、痰による解剖学的狭窄があるとむしろ細気管支は動的圧迫で閉塞され、呼気が困難になる．

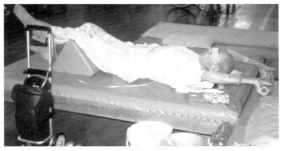

図12-8 HOT（在宅酸素療法）患者の運動療法
足関節部に重錘を装着して膝関節の屈伸運動による等張性—求心性と遠心性運動を行い大腿四頭筋の筋力強化を行っている．さらに上肢の挙上によって胸郭関節可動域練習を行っている．酸素供給下で運動を実施している．呼吸苦の出現で練習は中止する．

肺胞（⑤）や細気管支の気道（⑥）にも圧（P）が加わり，肺胞からの気流は，喀痰などによる気道の解剖的狭窄があると（⑦），笛の音と同様に気道音が起こり，同時に狭窄遠位部が動的に圧迫され（⑧），呼気が困難になる．④，⑤に強い圧迫が持続的に加わると，肺胞の弾力性は低下し（⑨），肺気腫はさらに増悪することになる．

　痰が貯留していたり，細気管支が狭くなっているときには，口すぼめ（pursued lip）によって肺胞に加わる圧を弱めて，動的圧迫をなくして呼気を円滑にする[1]．まず鼻腔から空気を吸い込み，吸気に2～3秒かける．口をすぼめてゆっくりと呼気に4～6秒かけるように呼出する．患者は背臥位になり，軽度膝屈曲位で全身のリラクセーションを図り，同時に腹式呼吸を行う．手を胸部と腹部にのせて，吸気時に腹部が膨らみ，呼気時に腹部が低下することを確認する．慢性呼吸不全でHOT中の患者では，酸素吸入下で運動を行う（図12-8）．

2. 腹式呼吸

　横隔膜呼吸のことで，横隔膜を下垂し吸気を行い，横隔膜挙上によって呼気を行うもので，深呼吸を効率的に行うものである．これに対して，胸式呼吸は胸郭周囲筋で行われるので効率的な吸気が行われない．不安があったり，呼吸苦があると，つい胸式の呼吸数が多くなるだけで，効率的な換気が行われない．リラックスして，ゆっくりと腹式呼吸を行い，効率的な換気が必要である．

3. 運動療法

　呼吸苦があると運動不足，廃用症候群になりやすく，下肢筋力低下，体力低下を合併することが多い．そのため下肢筋力強化，胸郭可動域，腹式呼吸の練習を行う（図12-8）．
　パルスオキシメーターで動脈血酸素飽和度をモニターしながら6分間歩行を行い，徐々に酸素飽和度［$SpO_2 > 92$］を維持できるようにする．そのための体力強化を行う．呼吸

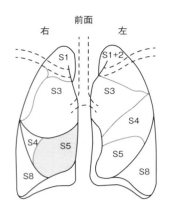

図12-9 肺区画

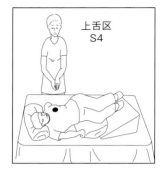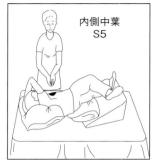

図12-10 中葉と舌区の体位ドレナージ

が苦しくなったら止める，あるいはパルスオキシメーターでモニターしながら，酸素飽和度が［$SpO_2 < 90$］になったら急性呼吸不全と考えて運動中断とする．

4．体位ドレナージ

　排痰促進が目的である．「水（痰）は高きより低きに流れる」の原則を用いたもので，痰貯留部を体位上部にもってくる．しかし右中葉の外側 S4，内側 S5，左舌区の上舌区 S4，下舌区 S5 の排痰介助では，貯留部を後方斜位 45° にする（図 12-9，12-10）．右後上葉 S2 も斜め走行をしており，45° 前方へ傾けた腹臥位にする．

| 引用文献 | 1. Hurewitz AN, Bergofsky EB：Chronic obstructive pulmonary disease. In：Goodgold J（ed）：Rehabilitation Medicine, The C.V. Mosby Company, St.Louis, 1988, pp363-373. |

第13章　心血管系のリハビリテーション

第13章

心血管系の
リハビリテーション

学習の目標

1. 左右心不全のそれぞれの症候を述べることができる.
2. 左右の冠動脈の支配領域を理解している.
3. 狭心症と心筋梗塞の相違を説明できる.
4. 心臓の刺激伝導系を説明できる.
5. 心臓弁膜症の2つの病態を述べることができる.
6. 2つの下肢慢性動脈閉塞症を説明できる.

　日本人の死因をみると，心疾患は1995年に脳血管障害に一時的に2位を譲ったが1985年以来，悪性新生物に次いで不動の2位を堅持している．2023年の厚生労働省の統計では，心不全で9.9万人，その他の虚血性心疾患で3.7万人，急性心筋梗塞で3.0万人，不整脈および伝導障害で3.6万人程が死亡している[1].

1 心不全

　さまざまな原因で心臓疾患になり，血液を全身に送り出すポンプ機能不全に陥った状態である．原因として，動脈硬化，アルコール，高血圧，感染症などによる虚血性心疾患，弁膜症，不整脈，心筋症，あるいは先天性心疾患がある．さらに心臓外からの原因として，甲状腺機能亢進症，腎不全，高度の貧血，肺気腫，アミロイドーシス，脚気などがある．慢性の心不全の重症度分類にはNYHA分類がある（**表5-16参照**）.

1)左心不全

　通常，まず肺から酸素を取り入れて心臓から全身に出ていく回路の左心不全が起こり，心臓より前方にある臓器への血液が足りなくなる前方不全の低心拍出状態になる．全身倦怠感，乏尿，夜間多尿，四肢冷感，チアノーゼの症状，低血圧，頻脈，脈圧減少，腎機能低下，乳酸値上昇の身体所見がみられる．さらに増悪すると，心臓より後方にある血管や臓器がうっ滞する後方不全が起こる．肺胞毛細血管内の血液量が増加して肺うっ血が生じ，さらに毛細血管外への水分漏出によって肺水腫が起こる．起座呼吸，労作性や夜間発作性呼吸困難，夜間咳嗽が出現し，肺聴診で湿性ラ音が聴取できる．胸部X線像で，急性心不全の治療前後で肺水腫の陰影消失と心肥大改善（心胸郭比：心臓の幅と胸郭の幅の比率

235

で，約50％が正常値である）が認められる．また脳性ナトリウム利尿ペプチド（brain natriuretic peptide：BNP）は心筋から作られるホルモンで（最初にブタの脳から発見されたことで脳性と名付けられている），心不全によって上昇することから，スクリーニング検査として使われている．

2）右心不全

後方不全が増悪すると，全身静脈から血液が心臓へ戻ってきても，すでに肺は血液で充たされていることから，もはや血液は肺へ送り込まれないため右心不全が生じ，全身に水分が貯留することになる．体重増加，浮腫，食欲不振，腹部膨満感などの症状，内頸動脈怒張，肝腫大，肝機能障害の身体所見がみられる．

2 | 虚血性心疾患

狭心症と心筋梗塞からなっている．狭心症は心筋酸素需要を冠血流が供給できない状態であり，心筋梗塞は冠動脈の閉塞あるいは狭窄によって血流域の心筋壊死に陥った状態である．薬物療法，経皮的冠動脈形成術（percutaneous transluminal coronary angioplasty：PTCA）*，外科的な冠動脈バイパス術（coronary artery bypass graft：CABG），さらに術後1日目から行われる運動療法（周術期リハビリテーション）から構成されている"包括的アプローチ"が行われる（**表13-1**）．運動療法の原則は，運動強度の漸増によって危険因子除去（高血圧や糖尿病の改善，冠動脈硬化の改善，冠動脈側副血行の増大，再発予防と体力強化）を図ることである．ボルグ指数11～12のまあまあ軽い運動から開始し，週3回以上の有酸素運動が勧められる（**表5-12参照**）．

1）病態と予防

狭心症は動脈硬化による冠動脈（**図13-1**）の狭窄によって胸痛や呼吸困難が生じる疾病である（**表13-2**）．冠動脈は大動脈の基部にあるバルサルバ洞から右冠動脈（RCA）と左冠動脈（LCA）が出ている．左冠状動脈はさらに左前下行枝（LAD）と左回旋枝（LCX）に分かれている．RCAは洞房結節，房室結節，右心室，心臓の後壁と下壁，心室中隔（後1/3）を栄養している．LADは心室中隔，心臓の前壁，心尖部を栄養している．LCXは心臓の左側壁，左後壁を栄養している．狭心症はその病態によって3つに分類される（**図13-2，表13-3**）．不安定型労作性狭心症は軽い労作時に胸の痛みなどの発作が突発的，もしくは不定期に起こり，胸の痛みの強さもその都度変化し，規則性がない狭心症であり，急性冠症候群の1つで，心筋梗塞に至る危険性が高い．狭心症は男性に多い．女性はエストロゲンがあるために起こりにくい．閉経後はエストロゲンの減少で微小血管狭心症が起こりやすくなり，これは冠痙攣性あるいは異型性狭心症とも呼ばれている病態と多くの類似性を共有している．

死亡率の高い不安定型労作性狭心症や急性心筋梗塞は，

表13-1 虚血性心疾患の包括的治療アプローチ

1	薬物療法
2	経皮的冠動脈形成術（PCI）
3	冠動脈バイパス術（CABG）
4	運動療法

---

* カテーテルを用いたステント挿入治療をすることから経皮的カテーテルインターベンション（percutaneous catheter intervention：PCI）とも呼ばれている．

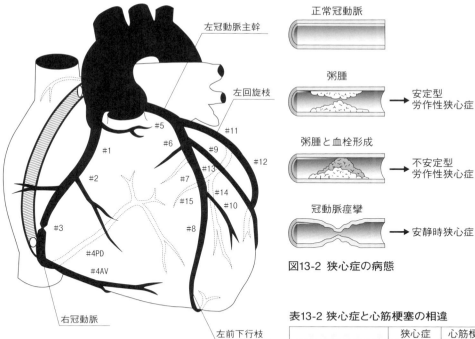

図13-1 冠動脈左前斜位の解剖とCABG
冠動脈#3が狭窄している部位を自分の静脈を使って，大動脈から直接バイパスグラフト（CABG）を実施している（斜線を付けた部分）．血液は逆流によって#2, #3にも血液が供給され，さらに狭窄遠位部の#4にも十分な血流が供給される．

図13-2 狭心症の病態

表13-2 狭心症と心筋梗塞の相違

	狭心症	心筋梗塞
心筋壊死	（−）	（＋）
ニトログリセリンの効果	（＋）	（−）
痛みの持続時間	3〜8分	30分以上

心筋梗塞は心筋壊死が起こっている．

表13-3 狭心症の分類

	労作性狭心症		安静時（微小血管，冠痙攣性：異型性）狭心症
安定性	安定型	不安定型	
運動時発作	＋	＋＋	−
安静時	−	−	＋
冠動脈の動脈硬化	＋＋	＋	−
血栓形成	−	＋	−
冠動脈の痙攣	−	−	＋
治療	ステント挿入	ステント挿入	ニトログリセリン カルシウム拮抗薬 β遮断薬

微小血管狭心症は，心臓内の微小血管の狭窄および攣縮による虚血．更年期の女性に多くみられる症状で女性の場合は閉経により血管拡張作用をもつエストロゲンが減少することにより引き起こされる．誘因としては閉経，喫煙などが考えられる．

表13-4 冠動脈危険因子

1	喫煙
2	高血圧
3	脂質異常症
4	糖尿病
5	冠動脈疾患の家族歴
6	肥満

　これらの動脈硬化病変（プラーク：粥腫）が破裂して血液が固まり，この血栓が冠動脈の内腔を狭くしたり，閉塞したりすることによって起こる．心筋梗塞の責任病変は，不安定プラーク破裂部位であるが，高度に狭くなった部位ではなく，むしろ軽度〜中等度である50％未満の狭窄部位である．これに対して安定型狭心症では50％以上の狭窄部位で発生

することが特徴である．

心筋梗塞では心筋壊死に伴う心筋酵素逸脱によって，血液検査で CPK, MB-CPK, GOT, LDH, トロポニンTなどが上昇し，これらの経時的変化で梗塞の大きさが診断できる．狭心症ではこれらの酵素の上昇は起こらない．心電図では，労作性狭心症で心内膜側虚血による ST 低下がみられる．不安定型狭心症では不安定期では運動負荷を行わない．異型性狭心症はホルター心電図が適応になり，ST 上昇がみられる．一方，心筋梗塞では ST 上昇，異常 Q 波，冠性 T 波が出現する．なお異常 Q 波は最後まで残る．

いずれにせよ狭心症，心筋梗塞の予防は，冠動脈を狭窄する動脈硬化を予防することである．冠動脈に動脈硬化を形成する因子が冠動脈危険因子である（表13-4）．禁煙，肥満予防をはじめとする生活習慣の改善とともに，糖尿病，脂質異常症，高血圧などに対する薬物治療が極めて重要である．

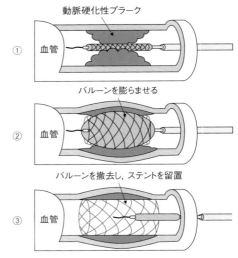

図13-3 冠動脈へのステント留置
①血管が狭くなっている部分までステントを乗せたバルーンを進める．②バルーンを膨らませて，ステントを拡げる．③バルーンを抜去した後，ステントは血管を拡げたままの状態を保つ．

2) ステント留置

非侵襲的にカテーテルを用いてバルーンによる冠動脈の拡張術，ステント留置による狭窄予防（図13-3），薬剤溶出性ステントの出現などに，抗血小板治療薬を併用することによって，再狭窄の予防に大きく成功した．

さらに CABG の技術的確立によって，術直後からの運動療法が積極的に行われるようになった（表13-5）．

3) 抗血栓療法について

血管内に血栓が形成され，さらにそれが遠隔部で血管を閉塞する塞栓症に対する予防治療は極めて重要である．

出血に対する人間の生体反応として「止血」が起こる．止血には次の2つのステップがある．①血小板による止血が起こり，②血液中の蛋白質の凝固因子によって止血が完成される．したがって抗血栓療法として，抗血小板療法（アスピリンなど）と抗凝固療法（ワルファリンカリウム，商品名：ワーファリン）の2つがある．2種類の使い分けの原則は，「動脈系に抗血小板薬，静脈系血栓に抗凝固薬」である．

脳梗塞や心筋梗塞，狭心症，CABG 術後，ステント留置後などは動脈硬化が原因で，血小板による血栓が引き起こされやすい．

これに対して，心房細動（左房の収縮力が低下し，血液うっ帯によって血栓ができやすくなる）や心原性血栓塞栓は凝固因子が活性化されて血栓が形成されるため，予防薬は抗凝固薬が使われる．同様に，股関節全置換術，膝関節全置換術，股関節骨折手術などで血

表13-5 心大血管リハビリテーションのプロトコル

術後1日目から運動療法が開始される．高齢者や重症者では2日アップコースで2日で1ステップずつ運動量を漸増する．

様　（1日アップコース）　手術日　／　　呼吸器抜管日　／　　ドレーン抜去日　／

リハビリstage	stage1 起立　足踏み	stage2 50m歩行	stage3 100～200m歩行	stage4 200～400m歩行	stage5 400m歩行＋階段	stage6～ 心臓リハビリ室 エルゴメータ10分～
予定日						
実施日						
ベッドサイドでの過ごし方	基本：ベッドアップ60°以上 目標：坐位3時間	基本：ベッドアップ60°以上 目標：坐位5時間		自主的に病棟を散歩する 日中は、できるだけデイルームで過ごす		
院内ADL	ベッドから離れる際には看護師が監視		室内フリー	病棟内フリー（同じフロアまで）		院内フリー
患者指導	・バストバンド装着し、創部を保護しながら起き上がる方法を指導する。 ・術後合併症を予防するために、できるだけ坐位で過ごしたり、定期的に深呼吸するよう促す。 ・手術創部を考慮した日常生活動作の指導。				・再発予防を視野に、冠危険因子是正の必要性やそのための具体的な方法について説明（専門職種による心臓病教室への参加を促す）。 ・処方薬剤の特性を理解していただき、自己管理できるようサポートしていく。	
リハビリ留意点	【stageの進行は看護師・理学療法士の監視下で実施】 ・前後の血圧を確認（SBP＞180以上で中止） ・運動中の心電図を観察 労作時に新たな不整脈の出現、頻脈・徐脈傾向、Lown分類Ⅳb以上で休憩or中止 ・幻暈・ふらつきの有無の確認 ・運動中はトークテストにより、呼吸状態も確認 ・運動後の疲労度をボルグスケールで確認			【ベッドサイドでの過ごし方は、自己管理とする】 ・坐位保持は非監視下で実施 ・歩行練習を実施する際に看護師に一報入れるよう促す（1回歩行距離はリハビリで進んだ距離まで） ・運動中の疲労度をボルグスケールで確認してもらう		【退院後の生活指導】 ・自宅環境や自宅での役割、仕事内容を確認し、必要に応じて復帰までのプランを提案する。

術前体重　　kg　　帝京大学医学部附属病院心臓リハビリテーション

体重記録												
	／ kg	／ kg	／ kg	／ kg	／ kg	／ kg	／ kg	／ kg	／ kg	／ kg	／ kg	／ kg
	／ kg	／ kg	／ kg	／ kg	／ kg	／ kg	／ kg	／ kg	／ kg	／ kg	／ kg	／ kg

➡MEMO 13-1：ステントについて

人体の管状の部分（血管，気管，食道，十二指腸，大腸，胆道など）を管腔内部から拡げる医療機器である．多くの場合，金属でできた網目の筒状のもので，治療する部位に応じたサイズを用いる．

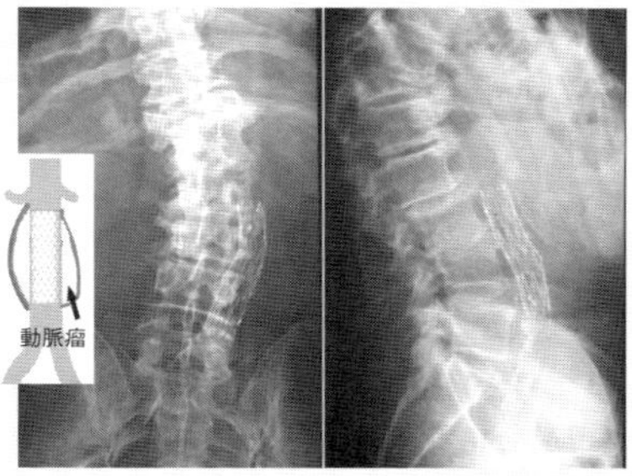

腹部大動脈瘤に対するステント留置

栓が形成され，肺塞栓症が発生することが少なくない*．原則的に，術後24時間後から10～14日間皮下投与を行う．

なお抗凝固薬治療の目安としてPT-INR（prothrombin time-international normalized ratio：プロトロンビン時間 国際標準比）を用いる．正常値を1としており，正常に比べて何倍凝固しにくくなったかを表現している．ワルファリンカリウム投与における［PT-

* これらの症例に対して，フォンダパリヌクスやエノキサパリンの投与が行われている．分子量分布が広い未分化ヘパリンは種々の血液凝固因子に働き，患者間で薬効が大きいが，フォンダパリヌクスはXa因子のみに，エノキサパリンは一部トロンビンにも働くが，主にXaを阻害する．血中半減期は，未分化ヘパリン1時間と短いが，それぞれ17時間，3～7時間で，さらに皮下吸収率がよい．

INR 2.0 〜 3.0］が目標値である．ワルファリンカリウムはビタミン K の拮抗薬であることから，ビタミン K 大量摂取によってその効果は低下する．また肝不全（肝硬変，劇症肝炎，慢性肝炎など）による肝機能障害の増悪に伴い，肝細胞で産生される凝固因子〔凝固第 VII，X，V 因子，プロトロンビン（＝凝固第 II 因子），フィブリノゲン（＝凝固第 I 因子）〕の産生低下が起こり，凝固能低下による出血傾向は増加する．

3 | 不整脈

　心臓は，通常 60 〜 90 回 / 分拍動して，1 日約 10 万回，1 年間で約 4,200 万回も収縮と拡張の拍動を繰り返し，休まず血液を送り続けている．虚血性心疾患の器質的疾患に対して，不整脈は機能的な異常である．1 日 10 万回の拍動中，ときに規則正しくない刺激で不規則な収縮が起こることもある．一方，すでに心疾患や弁膜症がある場合にも二次的に不整脈が出現する．

1）心臓の刺激伝導系

　健常者のペースメーカー（自動能）は洞房結節であり，ここに終着する交感神経はノルアドレナリンを放出して心拍を早め，副交感神経はアセチルコリンを放出して結節を抑制して心拍を遅くしている．1 分間に脈拍が 50 回以下の場合を徐脈，100 回以上の場合を頻脈としている．脈拍 40 回 / 分以下でめまいが出現し，120 回 / 分以上になる場合は病的な頻脈であることが多い．

　洞房結節からの電気的興奮は，左右の心房に伝えられ，心房全体の興奮の後，次に心房中隔の心室寄りにある房室結節へ伝播される．ここは心房と心室の中継点であり，さらに電気的興奮はその直下にある His（ヒス：人名）束へ伝えられ，右心室に向かう右脚と左心室に向かう左脚に分かれる．さらに心室の Purkinje（プルキンエ：人名）線維に伝わり，心筋が興奮することになる．心電図波形との対応をみると，P 波は心房収縮で，QRS 波は心室収縮であり心筋脱分極を反映し，PQ 時間は洞房結節からヒス束までの房室伝導時間，ST 部分は心室興奮が終了し再分極の始まりである．T 波は心筋再分極を表している．QT 時間は心筋脱分極の始まりから再分極までの時間で，活動電位持続時間を表している．QRS の脱分極時には Na^+ イオンが心筋細胞に流入し，ST 部分の再分極時に Ca^{2+} イオンが流入し，最後の T 波の部分に K^+ イオンが流出している（図 13-4）．この間は基本的に不応期である．T 波は相対的不応期で受攻期（vulnerable period：心室細動の攻撃を受けやすい）にあたることから，この部分で強い刺激に対して心室性期外収縮は R on T と呼ばれ，心室細動を誘発する．AED（自動体外式除細動器）の適応になる（第 18 章 一次救命措置参照）．

2）洞不全症候群

　洞不全症候群（sick sinus syndrome：SSS）は自動能である洞房結節，またはこれより下流の伝導系が原因で徐脈になり，脳虚血によるめまいや欠神発作が生じる．これを Adams-Stokes（アダムストークス）発作と呼んでいる．迷走神経が優位になる夜間睡眠時に起こりやすく，ホルター心電図で確認する．脈拍 40 回 / 分以下で最大 RR 間隔が 3 秒以上でペースメーカー植込みが行われる．

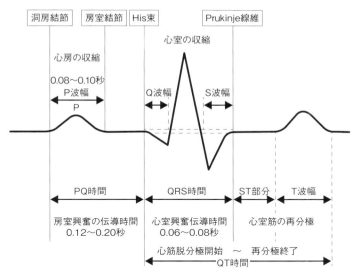

図13-4 心電図波形と刺激伝導系

3) 房室ブロック

房室結節やその周辺での伝導障害で，心房から心室への興奮伝導障害である．冠動脈疾患によって起こることが多い．障害程度によって第Ⅰ，Ⅱ，Ⅲ度に分類され，Ⅲ度は完全房室ブロックである．

1. 完全房室ブロック

第Ⅲ度である．洞房結節からの興奮は心房に止まる一方で，心室内の自動能を有するペースメーカー細胞によって独自の調律を続ける．P波は60回/分以上の興奮回数であるが，心室は正常の興奮回数を発生できないために徐脈になる．心拍出量低下によってアダムストークス症候群が発生するためにペースメーカーの適応になる．

2. 第Ⅱ度房室ブロック

P波は正常であるが，後ろに続くQRS波が続くものと，続かないものがあり，3種類に分類している．

① MobitzⅠ型：PR間隔が徐々に延長していき，ついに心房からの興奮が途絶してQRS波が脱落するWenckebach現象がみられ，次の拍動で房室結節の伝導が再開する．この一連のパターンが反復される．一過性あるいは可逆性でなく，徐脈症状がある症例はペースメーカーの植込み適応になる．

② MobitzⅡ型：PR間隔は一定で維持される．心室への伝導が断続的に途絶し，QRS波は脱落し，通常はP波3つあたり1つ（3：1ブロック）または4つあたり1つ（4：1ブロック）の割合でみられる．徐脈症状がある症例はペースメーカーの植込み適応になる．

③ さらに重度になると，P波が2つごとに遮断される高度の第Ⅱ度房室ブロックと呼ばれている．完全房室ブロックへの危険率が高いことからペースメーカーの植込み適応になる．

3. 第Ⅰ度房室ブロック

正常P波の後に続くQRS波が続くが，PR間隔が正常より延長する（PR間隔＞0.20秒）．

症状を伴うことはまれである．迷走神経緊張が亢進している場合や，運動選手で生理的にみられるが，他の心疾患を併発していたり，薬剤の影響であったりする場合もある．

4）心房細動と心房粗動

心房細動は洞房結節以外からの心房の自動能から高頻度の興奮が起こり，さらに無秩序に心房内を 300 〜 500 回／分の異常な電気旋回（リエントリー）が生じる．心電図では無秩序な P 波が反映される．心室へは 60 〜 100 回／分興奮が伝導することが多く，無症状である．100 〜 200 回／分であると，全力疾走したときと同じ状態であるため，動悸，胸部苦悶が出現し，心拍出量や血圧も低下する．症候の有無は房室結節の調整機能に依存している．

一方，心房粗動は心房細動と異なり，心房での電気的活動は調和がとれている．このため心房は 250 〜 350 回／分収縮するが，房室結節の調整機能によって，心室の興奮は正常範囲に抑えられている．P 波は鋸歯状で規則正しい波形で，周期的リズムになっている．

心房細動や心房粗動は心疾患がない場合でも起こるが，多くの場合，高血圧や冠動脈疾患，僧帽弁または三尖弁の心臓弁膜症，アルコール乱用，甲状腺機能亢進症，先天性心疾患などの病態によって引き起こされる．心臓弁膜症や高血圧があると，心房が大きくなるため，心房細動や心房粗動が起こりやすくなる．

合併症として，心房内フィブリン血栓形成と心拍数上昇による心拍出量の低下の 2 つが挙げられる．心拍ごとに心房内の血液は完全に心室に送れなくなるために，血液の流れが停滞し血栓が形成されることがある．特に拍動が正常から心房細動に，あるいはその逆に変動したときに，血栓が心房壁から剥がれ落ち，左心室を通過して，脳の血管を閉塞することがある．これが心房細動に伴う脳塞栓症である．また心拍数が多いと，心室が完全に血液に満たされず血液が拍出されるために，血圧は低下し，心不全に陥ることになる．治療法は心拍数を低下させることと，フィブリン血栓予防の抗凝固薬の投与である．

5）心室性期外収縮

心室から発生した異常興奮によって，正常な拍動が起こる前に心室が活性化され生じる．心電図では，先行する心房波（P 波）が認められず，幅の広い心室波（QRS 波）が記録される．生理的に脈拍数が低下している場合，ストレス，カフェイン摂取，飲酒，あるいは心臓を刺激する成分を含む風邪薬や花粉症治療薬の服用によって誘発されることもある．しかし病的な虚血性心疾患，心不全，心臓弁膜症など心室に負担が加わる場合にも発生する．

特に心室性期外収縮が多発すると，心筋症，心不全，突然死の原因となる心室頻拍や心室細動へ移行することもある．重症度には Lown 分類があり，グレード 0 〜 5 までである．0 は期外収縮なし，1 は散発性（30 個／時間未満），2 は多発性（30 個／時間以上），3 は多形性，4a は 2 連発，4b は 3 連発以上，5 は R on T で，7 段階に分けられている．グレード 2 以上は運動中止で，グレード 3 以上は心室細動誘発の危険性が高くなることから，緊急治療が必要である．

4 ｜ 心臓弁膜症

心臓弁膜症には 2 つのタイプがある．「狭窄」は弁の開きが悪く血液の流れが妨げられ

第13章　心血管系のリハビリテーション

る状態で，「閉鎖不全」は弁の締まりが不完全で血液が逆流する状態である．僧帽弁と大動脈弁で発生頻度が高い．原因として先天性と後天性があり，後者の場合，リウマチ熱後遺症，心内膜炎後，動脈硬化，心筋梗塞や狭心症，加齢に伴う変性などがある．心不全の症状を呈する．心臓聴診時に心音が聴こえるが，これは心臓弁が閉じる音である．

　薬物療法で症状を緩和させたり，進行を抑制して心臓の負担を軽減させることが目的である．保存的治療で改善が期待できない場合，弁そのものを治療する外科的な弁形成術あるいは弁置換術が行われる．

1)僧帽弁膜症

　三尖弁，肺動脈弁，大動脈弁は3枚の弁尖構造になっているが，僧帽弁は2枚の弁尖構造である．狭窄症では左心房から左心室へ十分に血液を送ることができないため，左心房内圧が高まり，肺循環のうっ血が生じ，肺水腫が起こる．また左心房の拡大によって心房細動を惹起することが多い．閉鎖不全も逆流が多くなると，狭窄症と同様の病態を引き起こす．従来，小児期での溶連菌感染によるリウマチ熱によって，徐々に弁が癒着を起こし，弁膜症になることが多かったが，弁の変性や弁の支柱である腱索異常による弁逸脱症が増加している．虚血性心疾患によって乳頭筋が脆弱化し閉鎖不全症が生じる．

2)大動脈弁膜症

　先天性二尖弁の他に，動脈硬化，加齢による変性，リウマチ熱後，感染性心内膜炎後で狭窄症が起こり，さらに弁尖が肥厚し硬くなると完全に閉鎖できなくなり閉鎖不全が生じる．先天性二尖弁は，乳児の間は大動脈弁の開口部が狭くても問題は起こらないが，成長するにしたがって問題が生じる．弁の開口部は大きさが変わらない一方，心臓は成長していき，全体量が増える血液を小さいままの弁の開口部から送り出そうとするために，問題が起こる．その状態で何年か経過すると，障害のある弁の開口部にカルシウムが蓄積して，開口部はますます硬く狭くなる．

　狭くなった弁開口部から大動脈へ血液が排出されないために左心室に負担が大きくなり，左心室の筋層が厚くなる．肥厚した心筋はより多くの血液を必要とするが，冠動脈からの血液供給は不十分となる．特に運動時に不足する．冠血流減少により，胸の圧迫感や失神が起こり，突然死に至る場合もある．

5 ｜ 下肢慢性動脈閉塞症

　慢性動脈閉塞症には閉塞性動脈硬化症（arteriosclerosis obliterans：ASO）とビュルガー病（Bürger：英語読みでバージャー病と呼ばれている．閉塞性血栓性血管炎 thromboangiitis obliterans：TAO）の2つがある（表13-6）．下肢切断の原因になる最も多い合併疾患は糖尿病（DM）である．DM による足壊疽では足趾，足部，あるいは下腿切断でおさまるが，ASO が加わると大腿切断になることが多い．両疾患とも特異的な血管撮影像を呈する（図 13-5～13-7）．

1)閉塞性動脈硬化症

　50歳以上の男性に好発する．血管の粥状硬化病変による狭窄や閉塞による血行不全の

243

表13-6 ASOとTAOの鑑別

		閉塞性動脈硬化症（ASO）	閉塞性血栓性血管炎（TAO）
好発年齢・性差		中年男性（50歳以上）	若い男性＞女性（20〜40歳）
基礎疾患		高血圧・糖尿病・脂質異常症	なし
好発部位		大動脈分岐部から大腿動脈（内膜）	膝窩動脈遠位部に好発．上肢にも発症（全層炎）
遊走性血栓性静脈炎		なし	あり
喫煙		危険因子の1つ	増悪
側副血行路形成		不良	良好
血管造影	閉塞状態	途絶状	途絶状・先細り
	石灰化	あり	少ない
	その他	虫喰い像 動脈壁硬化	コルク栓／波状側副血行路 木の根状側副血行路 多発性分節的閉塞

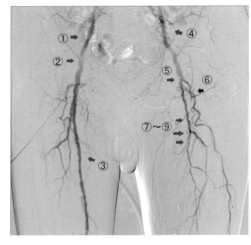

図13-5 ASOの血管撮影像

右外腸骨動脈が①，②で狭窄し，さらに③浅大腿動脈は虫喰いの動脈硬化壁像になっている．④左外腸骨動脈や⑤総大腿動脈は虫喰い像になっており，⑥深大腿動脈は右と比べて狭窄している．⑦〜⑨浅大腿動脈は3カ所で虫喰い像があり，極端に狭窄している．

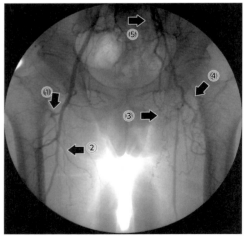

図13-6 TAOの下肢血管撮影

血管には虫喰いの動脈硬化壁像はない．①右深大腿動脈はほぼ閉塞しており，②浅大腿動脈は狭窄している．左下肢では⑤外腸骨動脈は細くなっており，代わりに内腸骨動脈が発達しているようにみえる．さらに，③浅大腿動脈と④深大腿動脈は狭窄している．代わりに周囲に細い多数の小さな側副血行路が木の根（tree-roots）状に発達しており，一本一本の血管は波状（rippling）あるいはコルク栓（corkscrew）状の血行路になっている．

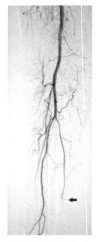

図13-7 TAOの右上腕血管撮影像

右前腕の尺骨動脈が突然閉塞している．

第13章　心血管系のリハビリテーション

表13-7 ASOと腰部脊柱管狭窄症による間欠跛行の鑑別

	腰部脊柱管狭窄症	閉塞性動脈硬化症
腰痛	あり	なし
安静時の下肢痛	なし	あり
歩行時の下肢痛	あり	あり
下肢の冷感	あり	あり
下肢のしびれ感	あり（立っているときに多い）	あり
足部の色調	正常	白い
足部の温度	正常	冷たい
自転車の乗車	正常	下肢痛出現
足部の動脈融知	正常	触れない

症状が出現し，間欠跛行（立位や歩行によってだんだん足がしびれ，痛くなり，休むと回復する），下肢動脈脈拍の減弱の徴候がある．大腿動脈，膝窩動脈，腸骨動脈での病変が多い．基礎疾患に糖尿病，高血圧，脂質異常症がある．治療は危険因子の除去，抗血小板薬や血管拡張薬，血行再建術が行われる．腰部脊柱管狭窄症による間欠跛行との鑑別が必要である（表13-7）．腰部脊柱管狭窄症では椎間板ヘルニア，椎体すべり症，椎間板菲薄化，骨粗鬆症，椎間関節症，黄色靱帯骨化症などの複数の要素が関与しており，馬尾の圧迫と血行障害によって間欠跛行が出現する．前屈姿勢によって改善されることが特徴的である．

2）ビュルガー病（閉塞性血栓性血管炎）

原因不詳であるが自己免疫機序が関与している末梢性炎症性血管閉塞疾患である．血栓形成による虚血症状が出現する．膝窩動脈や前腕動脈遠位部の細い動脈で起こりやすい．20〜40歳代の喫煙者に起こる．指趾の潰瘍や壊死など虚血徴候があり，喫煙によって症候増悪し，切断に至ることが多い．治療はまず禁煙である．バイパス術は適応にならず，薬物療法，交感神経節切除術が行われる．

➡MEMO 13-2：肺塞栓症と下大静脈フィルター

肺塞栓症は下肢または骨盤の大静脈で発生した血栓が肺動脈を閉塞する．症状は呼吸困難，胸痛，咳嗽，重症例では失神，心肺停止が起こる．治療は抗凝固薬および血栓溶解薬を用いる．

しかし抗凝固薬が禁忌であったり，抗凝固療法の治療にもかかわらず血栓塞栓を有する患者に対して，経皮的に下大静脈フィルターを留置する．

下大静脈に留置したフィルター

引用文献

1. 厚生労働省：平成30年（2018）人口動態統計月報年計（概数）の概況．（https://www.mhlw.go.jp/toukei/saikin/hw/jinkou/geppo/nengai18/index.html）

参考文献

1. 日本循環器学会：末梢閉塞性動脈疾患の治療ガイドライン．（http://www.j-circ.or.jp/guideline/pdf/JCS2010_shigematsu_h.pdf）
2. 国立循環器病研究センター：循環器病情報サービス－心筋梗塞，狭心症－その予防と治療．（http://www.ncvc.go.jp/cvdinfo/pamphlet/heart/pamph34.html）

肢体不自由児のリハビリテーション

学習の目標
1. 脳性麻痺の周産期要因を挙げることができる.
2. 核黄疸で生じる脳性麻痺病型は何か.
3. 超低出生体重児で多く生じる病型と麻痺型は何か.
4. フロッピーインファントの背臥位での肢位の特徴を説明できる.
5. 筋ジストロフィーで頻度が高い疾患は何か.
6. 成人の筋ジストロフィーで頻度が高い疾患は何か.
7. 脊髄髄膜瘤の合併症にはどんなものがあるか.

1 脳性麻痺

脳性麻痺（cerebral palsy：CP）は「受胎から新生児期（生後4週以内）までの間に生じた脳の非進行性病変に基づく永続的な，しかし変化しうる運動および姿勢の異常である．その症状は満2歳までに出現する．進行性や一過性運動障害，または将来正常化するであろうと思われる運動発達遅延は除外する」（1968年厚生省脳性麻痺研究班）と定義されている．発生頻度は1,000人あたり1〜2人といわれている．なお脳病変のために知的障害，てんかん，行動異常（発達障害）を合併することが多い．

1）原因

出生前，周産期，出産後の3つの要因に大別できる（表14-1）．以前は仮死，核黄疸，超低出生体重児（出生時体重1,000g未満）が3大原因であった．しかし人工呼吸器，新生児モニターなどが導入されたために核黄疸が少なくなり，さらに妊娠・分娩管理の改善，周産期医療体制の整備が進んだことで仮死も少なくなった．一方，新しい新生児用医療器機の導入，人工肺サーファクタント補充療法[1]などによって超低出生体重児が救命されるようになり，新たな問題が生じてきている．新生児ではビタミンKは胎盤透過性が低いために出生時の備蓄が少なく，肝臓での凝固因子の合成や腸管内でのビタミンK産生も未熟であり，

表14-1 脳性麻痺の原因

出産前要因	周産期要因	出産後要因
染色体異常	妊娠高血圧症候群	髄膜炎
先天性代謝異常	低体重出産	脳炎
先天性奇形	分娩障害（仮死など）	新生児頭蓋内出血
子宮内感染	早産	
	核黄疸	

さらに母乳中のビタミン K 含有量も少ないために新生児頭蓋内出血が起こりやすく，とりわけ胆道閉鎖症がある場合にはその危険率が高まり，痙性片麻痺や四肢麻痺の原因になる．

1. 核黄疸

新生児の 9 割に黄疸症状が出現し，生理的な黄疸で新生児黄疸と呼ばれている．血球成分の胎児型ヘモグロビン（HbF）が分解し，黄色い色素のビリルビンが身体の中に増えるために黄疸となる．

母体中の胎児では，肺呼吸ではない状態（胎盤を通じての呼吸）で酸素を運ぶために赤血球が多いが，生まれた直後から能率のよい肺呼吸に変わるために（成人型 HbA），余分な赤血球は破壊される．そのために血中ビリルビンが急増する．さらに新生児ではビリルビンを排泄する処理能力が低いため新生児黄疸が生じる．

Rh 不適合溶血性黄疸，あるいは超低出生体重児では特に処理能力が低下しているために血中アルブミンと結合していない間接ビリルビン濃度が高くなり，脳，特に基底核にビリルビンが沈着し，「ビリルビン脳症」

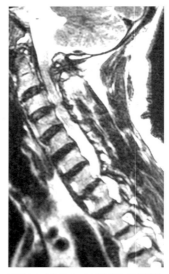

図14-1 アテトイド型CPの頸髄 MRI
C3-4とC8-Th1で脊柱管が狭小化している．頸椎装具によって歩行障害は改善した．

あるいは「核黄疸（Kernicterus）」が発生する．哺乳力の低下，筋緊張の低下，吐乳，甲高い泣き声など非特異的な中枢神経症状を呈し，アテトイド型あるいはアテトーゼ型 CP になることが多い．アテトイド型というのは「アテトーゼ様の」という意味である．日本でアテトーゼ型と呼ばれているが，米国では athetoid あるいは dyskinetic（不随意運動）型と呼ばれている．アテトイド型は不随意運動のアテトーゼ，ジストニア，ヒョレアの 3 つのタイプの組合せから構成されている．それぞれ「非持続的，しなやかな」「持続的姿勢」「間欠的，不規則」な不随意運動，肢位・姿勢異常が特徴である．

近年，黄疸計が開発され，間接ビリルビン値が容易に計測できるようになった[2]．光線療法は，ビリルビンをサイクロビリルビンに化学変化させ尿中に排泄させるものである．重度の症例では交換輸血を行う治療法が確立されている．

頸椎の不随意運動による過用のために 30 歳代になると頸髄症が起こることもあり，急激に歩行障害が出現する（図 14-1）．なお痙直型両麻痺では錐体路障害による尖足，はさみ脚，股膝屈曲の変形拘縮を呈するのに対して，アテトイド型（以下，アテトーゼ型とする）では錐体外路障害の不随意運動によって安定した姿勢維持が難しく，非対称性緊張性頸反射肢位，斜頸，側弯を呈していることが多い．

2. 超低出生体重児

物理的未熟性があり採血，点滴は難しく，さらに採血による貧血の恐れがある．胸郭呼吸筋の未発達，動脈管開存による心不全，低体温，麻痺性イレウスなどをきたす場合がある．低栄養状態で人工呼吸器管理になっていることが多い．新生児集中治療室（neonatal

表14-2 超低出生体重児の3, 6, 9歳時の予後

年齢	3歳	6歳	9歳
症例数	853	548	257
脳性麻痺（CP）	13.1%	13.5%	14.5%
知的障害（MR）	13.4%	17.5%	16.4%
境界知能（boderline MR）	9.6%	18.2%	17.5%
視覚障害	8.3%	26.8%	21.7%
眼鏡使用			35.7%
聴覚障害（重度）	1.6%	2.0%	2.0%
てんかん	4.2%	5.8%	9.8%
注意欠如／多動性障害	—	3.3%	4.3%
反復性呼吸器感染	10.9%	4.0%	0.0%
喘息	9.1%	7.8%	8.8%

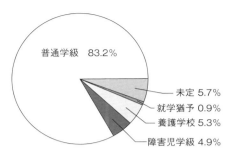

図14-2 超低出生体重児の就学状況―6歳時

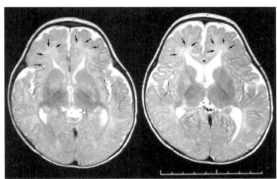

図14-3 MRIの脳室周囲白質軟化症

表14-3 病型分類と麻痺型

病型分類	麻痺型
痙直型	単麻痺（monoplegia）
アテトーゼ型	片麻痺（hemiplegia）
失調型	対麻痺（paraplegia）
強剛型	両麻痺（diplegia）
低緊張型	両片麻痺（double hemiplegia）
混合型	三肢麻痺（triplegia）
	四肢麻痺（tetraplegia）

intensive care unit：NICU）におけるリハビリテーション介入は，排痰介助，関節可動域訓練，五感（視覚，聴覚，触覚，味覚，嗅覚）を通じた発達刺激などである．

これらの子どもについて，3歳，6歳，小学3年（9歳）時の予後調査[3-5]によると，各年齢における脳性麻痺（CP）（とりわけ痙性四肢麻痺あるいは両麻痺が多い），知的障害（MR），境界知能，視力障害，反復性呼吸器感染などの頻度が高くなっている（表14-2）．

6歳の就学時には，16.8%が普通学級への編入は困難であった（図14-2）．6歳と9歳時の障害頻度には大きな変化はないが，9歳時ではてんかんが9.8%と6歳時より頻度が高くなっていた．得意教科は図工と音楽であり，不得意なものは算数と体育であったと報告されている．

MRI画像での特徴的所見は，脳室周囲白質軟化症（periventricular leukomalacia：PVL）が認められ，症状として四肢麻痺や両麻痺を呈することが多い（図14-3）．成人期の予後についてもWAIS-RによるIQは87で，対照群92に比べて低値であり，高校，大学への進学率は低くなっていた[6]．

2）病型と麻痺型の分類

病型には痙直型，アテトーゼ型，失調型，強剛（固縮）型，低緊張型，混合型などに分類されている．混合型とは，痙直型にアテトーゼ型，強剛型などが混合したタイプである．痙直型の頻度が高い．

麻痺型の分類には，片麻痺，四肢麻痺，対麻痺などがある（表14-3）．超低出生体重児で

は，6歳時のCPでは痙直型が80％以上を占めており，麻痺型では四肢麻痺40％強，両麻痺（diplegia）20％，対麻痺17％の順に頻度が高かった[4]．両麻痺とは四肢麻痺であるが，下肢麻痺が優位の症例を指している．

表14-4 脳性麻痺診断の手段	
1	運動発達
2	姿勢反応（背・腹臥位，座位，立位）
3	筋緊張：floppy, spastic, normal
4	原始反射
5	視聴覚言語の発達
6	社会性の発達

3）診断

CPの診断は，運動発達，姿勢反射などの状態をみて，運動や精神の発達遅滞などを評価して行う（表14-4）．

「第4章 7. 小児の運動発達」で記述したように，出生時から出現している原始反射は中枢神経系の脊髄，脳幹の延髄，橋レベルの反射である．これらは小児の発育発達とともに5カ月ほどで消退していき，次いで5カ月以降に中脳レベルの立ち直り反射が，さらに6カ月以降に大脳皮質レベルの保護伸展パラシュート反応などが順次出現する．ギャラント（Galant）反射は新生児を空中に持ち上げ腹臥位で脊柱片側に沿って撫でると刺激された側に横方向に屈曲する．「尻振り反射」あるいは「体幹弯曲反射」とも呼ばれており，出生後から6カ月ほどで消失する．四つ這いや歩行に向けた股関節運動準備といわれている．アテトーゼ型CPでは6カ月以降も明確に出現する．夜尿症，じっと座っていられない，集中力低下と関連性があると言われている．なおGalantはロシア人であるが，論文は1917年ドイツ語で発表されている．日本語ではギャラン（ガラン）あるいはギャラント（ガラント）と表記されている．ランドー（Landau）反応は腹臥位で空中に持ち上げて頭頸部の位置によって第1〜3相まであり，0〜6週の第1相では頭頸部は持ち上がらず屈曲位で，体幹・四肢ともに屈曲位になっている．定頸が完成する3カ月頃の第2相では頭頸部水平，体幹・四肢軽度屈曲である．6カ月以降1〜2歳頃の第3相では頭頸部伸展挙上，体幹・四肢伸展で反らしている．この状態で頸部を屈曲すると，体幹と下肢は屈曲する．この相は中脳レベルの立ち直り反射である．原始反射よりこの姿勢は筋緊張低下によるフロッピーインファント有無を診る時に用いることが多い．緊張性迷路反射は全身の反応で，腹臥位で上下肢伸展，腹臥位で屈曲位になる．頭頸部のコントロールの発達を助け，筋肉の緊張を高め，姿勢とバランスを改善し，固有受容感覚とバランス感覚を発達させる．生後4カ月頃の消退を待って，対称性緊張性頸反射が出現し，10カ月には消退する．頭頸部伸展で上肢伸展，下肢は屈曲する．頭頸部屈曲によって上肢屈曲，下肢は伸展する．床臥位から四つ這いや歩行への移行期の脳幹反射である．頸部を屈曲すると上肢が屈曲し，下肢が伸展するために四つ這いができないために健常児ではこの反射の観察は難しい．しかし，CP患者では反射が誇張されるために容易に観察できる．

さらに健常児では，パラシュート反応は5カ月以降に出現し，座位バランス反応は6カ月以降に出現する．これらの反応が明らかに遅れている場合には異常になる．

運動発達と姿勢反応については，健常児が同じ運動・姿勢をできる時期と比較することによって遅れているかどうか判断できる（表14-5）．さらに個人 - 社会性，言語，粗大運動，微細運動の4項目からなる「改訂日本版デンバー式発達スクリーニング検査」を用いて，発達レベルを診断する（図4-19参照）．原始反射，運動発達，発達スクリーニングでは1〜

表14-5 運動発達と姿勢反応

月齢	背臥位	腹臥位
3カ月	正中位で手と手	頭は90°挙上
4カ月	手を伸ばして取る（同側）	肘支持で前腕回内
5カ月	手を伸ばして取る（対側）	手根支持，飛行機肢位
6カ月	手と足	
	左右への寝返り（背→腹）	
	手をついて座る	
7カ月	足趾をしゃぶる	腹這い（後ろ）
	寝返り（腹→背）	
8カ月		腹這い（前）
		四つ這い姿勢
9カ月		四つ這い
		つかまり立ち
10カ月		伝い歩き
13カ月		独り歩き

表14-6 フロッピーインファントの鑑別

フロッピーインファント	筋力低下（＋）	神経原性	脊髄性筋萎縮症（Werdnig・Hoffmann 病）
		筋原性	先天性筋ジストロフィー 先天性ミオパチー 先天性筋強直性ジストロフィー 代謝性筋疾患
	筋力低下（－）	中枢神経系障害	脳性麻痺 運動発達障害 変性疾患
		染色体異常	Down 症候群 Prader-Willi 症候群
		結合織疾患	Ehlers-Danlos 症候群

2カ月の個人差があることに留意する.

CP児の中でもアテトーゼ型や失調型で，出生時フロッピーインファント（floppy infant ぐにゃぐにゃ乳幼児）であることも少なくなく，鑑別が必要となる疾患も多い（表14-6）.

フロッピーインファントの特徴

筋緊張低下に伴って，①背臥位でカエル肢位：両股関節外転外旋位，②腹臥位：頭部は挙上しておらず，前下方に垂れている，背中は丸くなっており，四肢はダラリと垂れ下がっており，いかにも重力に任せたままの肢位になっている，③引き起こし反応：背臥位で両上肢を引き寄せると首や頭は後方に垂れ，両上肢は伸展したままで肘は屈曲しない．④スカーフ徴候（scarf sign）陽性：上肢を首に巻くように内転させると，肘が臍より対側の位置を越えて，肩が下顎の下まできてしまう，⑤関節可動域が異常に広くなっている，な

> **➡ MEMO 14-1：重症心身障害児**
>
> 医学用語でなく行政用語である．重度肢体不自由（身体障害1か2級相当で，歩けない，座位不能である）に知的障害（IQが35以下）を重複している障害児をさしている．画像診断では脳室拡大が著明の症例が多く，痙縮などのために側弯症になっていることが多い（図a，b）．

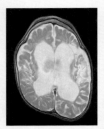
図a 重症心身障害児のMRI
脳室拡大が著明である．

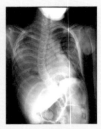
図b 側弯症

どの特徴がある．

染色体異常の中で，ダウン（Down）症候群とプラダー・ウィリ（Prader-Willi）症候群が知られている．ダウン症候群は，第21番染色体の異常があり，精神遅滞，小頭，低身長，特徴的顔貌を呈する．診断は身体的異常と発達異常から示唆され，核型（karyogram）分析で第21番染色体が3つある（トリソミー）ことにより確定される．プラダー・ウィリ症候群は，染色体15q11-13領域の欠失が多く，内分泌学的異常には肥満，糖尿病，低身長，性腺機能不全など，神経学的異常には発達遅滞，筋緊張低下，特異な性格障害・行動異常などが含まれる．症状は多岐にわたり，なおかつ年齢に応じて変化する．新生児期は，筋緊張低下，色素低下，外性器低形成を3大特徴とする．このように症状は多彩であるが，その病因は間脳の異常に集約されている．

4）障害構造と機能予後

機能障害は脳病変の部位と拡がりによって決定される．

障害の基本構造は脳損傷，低出生体重児，併存疾患によって規定される．脳損傷には運動障害，知的障害，行動異常，てんかんなどがある．併存疾患では心臓奇形，肺炎，髄膜炎，中耳炎，運動器障害，白内障などが含まれる．その他に，脳性麻痺では痙縮に伴う四肢拘縮変形が，最も難渋する障害である．これに対して，最近ボツリヌス毒素の筋注治療法が用いられている．

機能予後は基本構造によって一義的に規定され，ある程度予防可能な二次障害や心理社会的因子によって修飾される．複数の専門職種によるチームアプローチ，母親や家族に対する支援などの心理的・社会環境的要因に対するアプローチは重要である．

5）アプローチ

早期診断と早期発見，さらに早期に療育を始めることは機能の回復力や発達への可能性の豊かな時期を逃さないだけでなく，親の療育姿勢を早く安定させ，不要な不安や葛藤の時期を短くすることにもつながる．早期診断における危険因子には低出生体重児，多胎妊娠，新生児仮死などがある．暫定的に診断をつけて，それに基づいて対応し，2歳頃までにCPの診断を行う（図14-4）．なお重症度分類には，座位や移動能力を中心にした粗大運

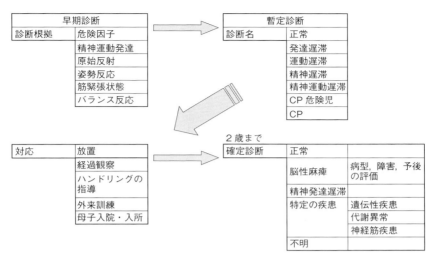

図14-4 脳性麻痺のアプローチ

動能力をもとにした5段階の粗大運動能力分類システム（gross motor function classification system：GMFCS）が使われている．レベルⅠ：制限なしで歩き，走ったり，ジャンプでき，手すりを使わず階段を上れる．しかしスピード，バランス，巧緻性には限界がある．レベルⅡ：ほとんどの場面で歩き，手すりにつかまって階段を登る．長距離を歩いたり，平らでない地形や坂道，混雑した場所や狭い場所でバランスをとることが困難になる場合がある．レベルⅢ：屋内環境で歩行器を使って歩く．介助を受けながら，手すりにつかまって階段を登る．長距離移動には車椅子を使う．レベルⅣ：移動には介助での歩行器，手動車椅子や電動車椅子が必要である．レベルⅤ：あらゆる状況で手動の車椅子で移動される．姿勢を維持するために座位姿勢維持装置が必要である．

2 筋ジストロフィー

　筋ジストロフィーは「筋線維の変性・壊死を主病変とし，臨床的には進行性の筋力低下をみる遺伝性疾患」と定義される．種々の筋ジストロフィーがあるが（**表14-7**），小児で頻度が最も高いのがデュシェンヌ（Duchenne）型筋ジストロフィーである．現在まで根本治療には至っていないが，人工呼吸器：特に非侵襲的換気療法（noninvasive positive pressure ventilation：NPPV）の普及により，活動性やQOLが向上し，過去にいわれていた「20歳まで生きられない疾患」ではなくなっている．

　歩行期，車椅子期，臥床期に分けたアプローチの原則は，筋疾患（ミオパチー：myopathy）ばかりでなく運動ニューロン疾患にも応用することができる．

1) デュシェンヌ型筋ジストロフィー

　デュシェンヌ型筋ジストロフィー（Duchenne muscular dystrophy：DMD）はX染色体潜性（劣性）遺伝で，通常，男児のみに発症する．保因者である女性が男児をもうけたとき，1/2の確率で発症する．出生男児3,400人に1人の発生率で10万人あたりでは2.5

表14-7 筋ジストロフィーの種類

進行性筋ジストロフィー	デュシェンヌ型	性染色体潜性(劣性)遺伝
	ベッカー型	
	福山型	常染色体潜性(劣性)遺伝
	非福山型	
	肢帯型	常染色体潜性(劣性)が多い
	顔面肩甲上腕型	常染色体顕性(優性)
筋強直性ジストロフィー		常染色体顕性(優性)遺伝

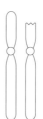

図14-5
X染色体21短腕の欠失（Xp-)

～3人（全国で約3,000人）の頻度である．1/3は突然変異による発症で，遺伝歴不明である．

1. 病態

X染色体短腕のp21にある遺伝子にコードされた筋細胞膜蛋白であるジストロフィン（dystrophin）の異常である（図14-5）．DMDではジストロフィンが完全に欠損しており，ベッカー（Becker）型筋ジストロフィー（BMD）では形成不全になっている．この2つをジストロフィン異常症と呼んでおり，腓腹筋の仮性肥大が観察される．この2つ以外には仮性肥大は観察されない．

2. 自然経過

DMDは進行性の筋萎縮，筋力低下によって，歩行期，車椅子期，臥床期のステージがあり，20歳前後で心不全あるいは呼吸不全で死亡する致命的な疾患である（表14-8）．「Swinyardらの分類」は家屋内で車椅子が使える米国の環境でつくられたものであるが[9]，昭和40年代の日本の家屋では車椅子を使える環境でなかったことから，「車椅子の使用」の項目は「四つ這い，いざり」に変更された[10]．ステージ1：手すりを用いず階段昇降可能，ステージ2：手すり使用にて階段昇降可能，ステージ3：椅子から起立可能，ステージ4：椅子から起立不能，歩行可能，ステージ5：起立歩行は不可能であるが四つ這いは可能，ステージ6：四つ這いも不可能であるがずり這いは可能，ステージ7：ずり這い不能，要体幹装具で座位保持は可能，ステージ8：座位保持も不能で常時臥位状態，となっている．

健常児では13カ月で歩き始めるが，DMD児は処女歩行が遅れて18カ月くらいになる．筋力低下は四肢近位筋群から遠位筋群へと進む．ステージ2では大殿筋と大腿四頭筋の筋力低下によってGowers徴候と呼ばれる登はん性起立が起こる．さらにステージが進むと中殿筋筋力低下による動揺歩行，腸腰筋，大腿筋膜張筋，ハムストリング，腓腹筋，胸鎖乳突筋の筋力低下による代償的な姿勢となり骨盤前傾，腰椎前弯増強，下肢内旋，足部尖足，頸部伸展位になっている．10歳前後で歩行が難しくなり，長下肢装具を使った歩行練習を行う（図14-6）[11]．15歳で座位不能に陥る（図14-7）．従来死因は呼吸不全が主であったが，非侵襲的換気療法（NPPV）と誤嚥予防によって心不全へと変移してきている．なお誤嚥予防には咳介助が必要で，送気機器による強制吸気あるいは舌咽呼吸の併用が行われている．

3. ステージと治療アプローチ

ステージ1～4においては積極的に外科的なアキレス腱延長術，腸脛靱帯切開術を行い，歩行期を延ばす．ステージ5では膝バネ付き長下肢装具で歩行練習を行う．ステージ6以

表14-8 デュシェンヌ型筋ジストロフィーの自然経過

ステージ	歩行期			車椅子期		臥床期		
8								座位保持不能（15歳）
7						ずり這い不能，要体幹装具で座位可能		
6					装具歩行不能（13歳）：ずり這い可能			
5				歩行不能，四つ這い可（10歳）				
4				起立不能（9歳）：4a-独歩可能，4b-つかまり5m程歩行可能				
3				階段昇降不能（8歳）：椅子から起立可能				
2		登はん歩行（3〜4歳）：手すり使用で階段昇降可能						
1	処女歩行（18ヵ月）							
	0	3	6	9	12	15	18	20歳

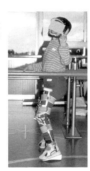

図14-6 長下肢装具による歩行練習

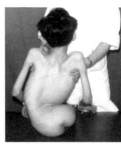

図14-7 座位保持不能のステージ8
背筋の筋力低下で側弯症となり，座位が保てない．

表14-9 ステージと治療アプローチ

ステージ1〜4	関節拘縮と変形予防．アキレス腱延長術，腸脛靭帯切開術なども有効
ステージ5〜8	リーチ障害が著明になるために自助具を工夫する
ステージ5〜6	装具によって立位歩行を維持．四つ這い，ずり這いは有効な移動手段
ステージ6〜7	脊柱変形予防：体幹装具や座位保持装具が必要
ステージ7	電動車椅子
ステージ8	呼吸障害の軽減とQOLの向上

降は車椅子が必要である（表14-9）．臥床期になり呼吸筋麻痺をきたすが，人工呼吸器を取り付けることで延命できる．

2) 顔面肩甲上腕型筋ジストロフィー

名称が示すように顔面，肩甲帯，上腕の筋萎縮および筋力低下が著明である．表情運動

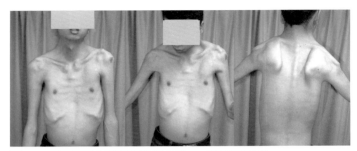

図14-8 顔面肩甲上腕型筋ジストロフィーの筋萎縮部位

が障害され，口笛吹きなどが難しく，翼状肩甲がみられ，上腕挙上が制限される（図14-8）．血液検査で血清クレアチンキナーゼ（CK）値の軽度〜中等度の上昇がみられる．緩徐進行性である．生命予後はよいことなど，正確な情報を提供することが必要である．

3）福山型先天性筋ジストロフィー

日本では，DMDに次いで頻度が高い福山型は第9染色体長腕9q31-33異常であり，糖鎖修飾に関与する酵素が不十分になるα-ジストログリカノパチー（α-dystroglycanopathy）とも呼ばれている．日本以外では極めてまれである．脳の形成不全，筋の変性，結合織の増加が著明である．脳のMRIでは大脳表面にシワがなく，つるつるしている．局所性に小さな脳回が多数集まっている多小脳回（polymicrogyria）になっている．筋緊張低下（フロッピーインファント），哺乳不良，体重増加不良，発達遅滞で気づかれる．高口蓋，開口位，流涎，ふっくらとした頬（頬部仮性肥大），長い睫毛，輝く大きな眼（閉眼不十分，眼病変）など特有の顔貌を示す．近視，斜視，眼振，網膜剥離など眼病変を半数以上に認める．近位筋の筋力低下のために上肢挙上が困難であり，関節拘縮を伴っている．てんかん，知的障害を合併する．

4）非福山型先天性筋ジストロフィー

福山型が日本で高頻度であるのに対して，欧米では非福山型が多い．この約半数がメロシン欠損型先天性筋ジストロフィーである．完全欠損型では臨床症状が進行性で重症である．福山型と類似の症状で，筋緊張低下，関節拘縮，側弯症を呈するが，知的障害がなく，歩行を獲得する症例もある[8]．心合併症は非常にまれであり，進行性呼吸障害が予後を決定する．哺乳障害，体重増加不良に対して，経管栄養，胃瘻造設が必要となる．

5）筋強直性筋ジストロフィー

従来，筋緊張性筋ジストロフィーと呼ばれていた．常染色体顕性（優性）遺伝で，男女とも同様に発症する．また，子の世代のほうが症状が重くなるという表現促進現象を認める．成人の筋ジストロフィーの中で最も頻度が高い．筋強直現象（ミオトニア）と筋ジストロフィー（筋力低下と筋萎縮）が主症状である．ミオトニアとは筋収縮をした後すぐに弛緩できない（把握ミオトニア：手指を強く握るとすぐに開くことが難しい，叩打ミオトニア：筋腹を強く叩くと持続的な筋収縮が生じるなどがある）．通常，筋疾患は近位筋が優位に侵されるが，本疾患ではむしろ上肢遠位筋が侵される．発症年齢から成人型，幼（若

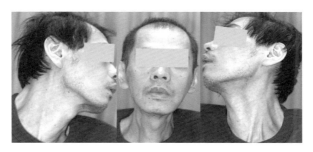

図14-9 筋強直性筋ジストロフィーの顔貌
左右の胸鎖乳突筋と咬筋が萎縮しており，前頭毛髪部が後退し禿頭を呈している．

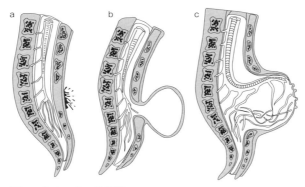

図14-10 3つの二分脊椎
a：潜在性二分脊椎，b：髄膜瘤，c：脊髄髄膜瘤

年型，先天型に分けられ，先天型は生まれたときから著明な筋力低下を示しフロッピーインファントを呈する．成人型では，特徴的な筋萎縮（胸鎖乳突筋，咬筋，側頭筋など），前頭部禿げ上がり，さらに白内障，心筋障害，糖尿病など多臓器を侵す全身性合併症が認められる（図 14-9）．不整脈によって突然死することもある．筋電図検査を行うと，急降下爆撃音と呼ばれるミオトニー放電が検出される．

3 │ 二分脊椎

　脊椎の椎弓の癒合不全と，中枢神経原基である神経板（neural plaque）から神経管への形成障害によって惹起され，異常の程度によって，脊髄や脊髄神経が脊椎管より背側に脱出した状態になる（図 14-10）．潜在性二分脊椎（spina bifida occulta）や髄膜瘤（meningocele）では神経症状はない．しかし脊髄髄膜瘤（myelomeningocele）では，欠損している椎弓から髄膜と脊髄組織が脱出している．原因は不明であるが，妊娠中の葉酸低値によりリスクが増大する．

　感染予防の観点から，生後可及的速やかに閉鎖術が必要である（図 14-11）．腰仙椎移行

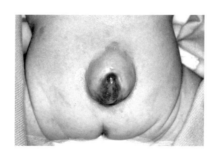

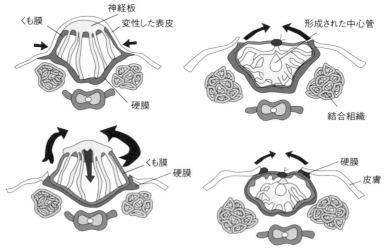

図14-11 脊髄髄膜瘤の閉鎖
最初に神経板をくも膜で覆い,次いで硬膜,最後に皮膚で瘤を覆う.

部に多く発生するために,脊髄および馬尾損傷による対麻痺,膀胱直腸障害が出現する.脳脊髄液の循環不全のために水頭症になり,脳室腹腔短絡(ventriculoperitoneal shunt:VPシャント)術が必要になることが多い.また延髄や小脳の一部が大後頭孔から落ち込むキアリ(Chiari)Ⅱ型奇形を合併することが多い(図14-12)[12].なお最近,わが国でも母体を介した胎児脊髄髄膜瘤手術が行われるようになり,対麻痺,水頭症の改善が期待されている.

1)成長と合併症

脊髄が閉鎖部位で周囲組織に固定されるために,成長とともに脊髄が伸張され症状が増悪する脊髄係留症候群(tethered cord syndrome)を生じる(図14-13).

2)残存レベルと機能予後

基本的には脊髄または腰仙部神経根損傷による対麻痺,膀胱直腸障害の症候が出現する.脊髄髄膜瘤のレベルが下位にあれば残存能力は多くなり,機能予後は良好である.Sharrard分類(残存最下髄節筋力をMMTで[3]以上としている)では,Ⅱ群はL2支配の腸腰筋による股屈曲が可能になり,長下肢装具(knee ankle foot orthosis:KAFO)と両松葉杖あるいはロフストランド杖による訓練が可能になる.Ⅲ群では大腿四頭筋が働

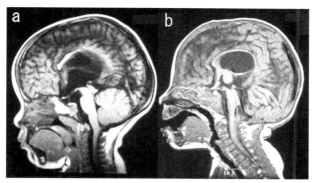

図14-12 キアリⅡ型奇形
両症例とも脊髄髄膜瘤であるが，(a) 軽度の水頭症のみ，(b) キアリⅡ型奇形が合併している．

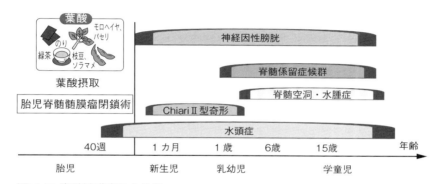

図14-13 脊髄髄膜瘤の合併症
二分脊椎の予防には母親が葉酸を摂取することが勧められている．

いてくる．さらにL4支配筋の前脛骨筋が働き，KAFOによる歩行が安定した場合，短下肢装具（AFO）とT字杖による訓練が可能になる．Ⅳ群ではL5支配筋の長趾伸筋が作用すると，AFOで歩行が可能になる．しかし足趾が背屈位の踵足変形と，さらに足部筋のアンバランスによって凹足変形が生じる．Ⅴ群ではS1支配筋の下腿三頭筋が作用して装具が不要になる（表14-10）．

　Sharrard分類を解釈する際に2つの点に留意する必要がある．1つは，殿筋の神経髄節支配が高位になっており，Sharrard分類を当てはめられないことがある．もう1つは，小児期以降に廃用性筋力低下，肥満，脊髄係留症候群などによって思春期や成人期では移動能力が低下することである[13]．また，移動能力評価にHoffer分類があり，屋内外を歩行できるcommunity ambulator，杖が不要なL4レベル（MMTで［3］以上），杖が必要なL3レベル，屋外は車椅子を利用し屋内では歩行するhousehold ambulatorはL2レベル以下，日常の移動には車椅子を用いるが歩行訓練を行っているnon-functional ambulatorはL1レベル以下，歩行不能で移動は車椅子のnon-ambulatorは胸髄節レベルとなっている．

表14-10 残存レベルと機能予後

グループ	麻痺レベル	残存機能	変 形	訓 練	実 用
I	～Th12		側弯・後弯, カエル脚肢位	骨盤帯付き KAFO+ 両側杖	車椅子
II	L1	腸腰筋弱い	側弯, 下垂足	KAFO+ 両側杖	車椅子
	L2	股屈筋群	股内転筋弱い, 股外転外旋拘縮		KAFO+ 両側杖
III	L3	股内転・膝伸展	股屈曲拘縮	KAFO+ 両側杖	KAFO+ 両側杖
	L4	足背屈筋群	内反踵足	AFO (＋杖)	AFO+ 杖
IV	L5	長趾伸筋群	踵足凹足	装具なし	AFO
V	S1, S2	足底屈筋群	踵足凹足	不要	不要
VI	S3		凹足	不要	不要

引用文献

1. Fujiwara T et al：Artificial surfactant therapy in hyaline-membrane disease. *Lancet* **12**：55-59, 1980.

2. Yamanouchi I et al：Transcutaneous bilirubinometry：preliminary studies of noninvasive transcutaneous bilirubin meter in Okayama National Hospital. *Pediatrics* **65**：195-202, 1980.

3. 中村　肇・他：超低出生体重児の3歳時予後に関する全国調査成績. 日児誌 **99**：1266-1274, 1995.

4. 中村　肇・他：超低出生体重児の6歳時予後に関する全国調査成績. 日児誌 **103**：998-1006, 1999.

5. 中村　肇, 上谷良行：1990年度出生の超低出生体重児9歳時予後に関する全国調査集積結果. 分担研究報告書. 厚生科学研究「周産期医療体制に関する研究」（主任研究者：中村　肇）, 1999, pp97-101.

6. Hack M et al：Outcome in young adulthood for very-low-birth weight infants. *N Engl J Med* **346**：149-157, 2002.

7. Fukuyama Y et al：A peculiar form of congenital progressive muscular dystrophy. Report of fifteen cases. *Paediat Univer Tokyo* **4**：5-8, 1960.

8. Helbling-Leclerc A et al：Mutations in the laminin *a* 2-chain gene（LAMA2）cause merosin-deficiency congenital muscular dystrophy. *Nature Genet* **11**：216-218, 1995.

9. Swinyard CA：Progressive muscular dystrophy and atrophy and related conditions. Diagnosis and management. *Pediatr Clin North Am* **7**：703-732, 1960.

10. 厚生省心身障害研究（山田憲吾班長）：「筋ジストロフィー症の成因と治療に関する臨床的研究」の研究業績報告書, 1983.

11. 栢森良二, 金澤信幸, 近藤隆春：筋ジストロフィー. カレントテラピー **16**（8）：54-59, 1998.

12. 栢森良二：二分脊椎. 三上真弘・他（編）：リハビリテーション医療辞典, 朝倉書店, pp250-251, 2007.

13. 芳賀信彦：二分脊椎児に対するリハビリテーションの現況. *Jpn J Rehabil Med* **46**：711-720, 2009.

参考文献

1. 日本筋ジストロフィー協会：(https://jmda.or.jp)
2. 小児慢性特定疾患情報センター：(https://www.shouman.jp)
3. 胎児脊髄髄膜瘤手術：(https://resou.osaka-u.ac.jp/ja/research/2024/20240415_1)
4. Sanger TD et al：Definition and classification of hyperkinetic movements in childhood. *Mov Disord* **25**（11）：1538-1549, 2010.
5. 西川秀一郎・他：二分脊椎症の活動予想について- Sharrard の分類と当院との比較.
（https://www.jstage.jst.go.jp/article/cjpt/2010/0/2010_0_BbPI2147/_article/-char/ja/）
6. Rethlefsen SA et al: Relationships among classifications of impairment and measures of ambulatory function for children with spina bifida. *Disabil Rehabil* **43**（25）：3696–3700, 2021.

第15章　発達障害児・者のリハビリテーション

第15章

発達障害児・者のリハビリテーション

学習の目標

1. 発達障害児・者にはどんなものが含まれるか.
2. 自閉症スペクトラムの3つの要素を理解している.
3. 発達学習障害の3つの領域を説明できる.

　第1章「教育リハビリテーションの発展」の項目で記述したように，2016（平成28）年の改正発達障害者支援法による発達障害児の定義と法制度における位置付けが明確になり，身体障害（肢体不自由，内部障害），知的障害，精神障害の3つのカテゴリーと同様に，障害者として介護サービスなどの社会福祉制度を受けることができるようになった．

1 改正発達障害者支援法

1)目的・基本理念

　①個人としての尊厳にふさわしい日常生活・社会生活を営むことができるように，発達障害の早期発見と発達支援を行い，支援が切れ目なく行われることに関する国及び地方公共団体の責務を明らかにする．②発達障害者の自立及び社会参加のための生活全般にわたる支援を図り，障害の有無によって分け隔てられることなく（社会的障壁の除去），相互に人格と個性を尊重（意思決定の支援に配慮）しながら共生する社会の実現に資する．

2)発達障害者の定義

　発達障害者とは，発達障害があり日常生活や社会生活に制限を受ける人々である．発達障害には自閉症スペクトラム（自閉症，広汎性発達障害，アスペルガー症候群），学習障害（読字障害，書字障害，算数障害），注意欠如多動性障害などがある．さらに広汎性発達障害の中には女児に起こるレット（Rett）症候群（運動発達の遅延，頭囲発達停滞，筋緊張低下，両手を重ねる常同運動を呈する），小児期崩壊症候群（2歳頃以降にこれまで成長過程で獲得した言葉や排泄能力などを失い，最終的に知的障害を伴った自閉症の症状を呈する），トゥレット（Tourette）症候群などがある．

3)国民・事業主等

　①国民は，個々の発達障害の特性等に対する理解を深め，発達障害者の自立および社会参加に協力するように努める（国民の責務4条）．②事業主は，発達障害者の能力を正当

261

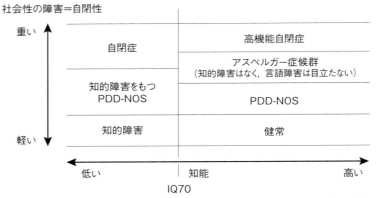

図15-1 自閉症スペクトラム

に評価し，適切な雇用機会の確保，個々の発達障害者の特性に応じた雇用管理を行うことにより雇用の安定を図るよう努める（就労の支援10条）．③大学及び高等専門学校は，個々の発達障害者の特性に応じ，適切な教育上の配慮をする（教育8条）．

2 自閉症スペクトラム

　社会的なコミュニケーションや他の人とのやりとりがうまくできない，興味や活動が偏るといった特徴をもっている．スペクトラムは連続体という意味でいくつかのタイプがあり，明確な境界線はなく，互いに重複していたり，症状出現や重症度は年齢によって変化したりする．アスペルガー症候群では知的障害がなく言葉の遅れも目立たない群，高機能自閉症では乳幼児期の言葉の遅れを伴っている群がある．特定不能の広汎性発達障害とは，非定型自閉症で発症が3歳以降であったり，後述する自閉症の3つの要素に欠けた症例，知的障害と常同運動に関連した過動性障害などがある[2]（図15-1）．以下に記述する問診や心理検査などを通して診断される．親の育て方が原因ではなく，感情や認知といった部分に関与する脳の異常だと考えられている．自閉症の特徴があるが，MEMO15-1 に述べているサヴァン症候群のように健常者より特定の分野に特異的な能力をもっていたり，あるいは IQ が極めて高い小児の教育をどのようにするかが，日本の教育の1つの課題になっている[3]．

　ICD-10 の診断基準では，小児自閉症では3歳以前に現れる発達の異常や障害で（3歳以降に自閉症の症状がみられる場合，非定型群の中に入る），①対人社会性の質的な障害，②言語コミュニケーションの能力障害による社会性の低下，③限局した反復の行動／独自の強いこだわりによる社会適応が困難，という3つの特徴を認め，これらの特徴が原因で社会生活が困難になっている状態を自閉症と定義している．具体的には，相手と適度な距離をはかれない，場の空気や相手の感情を察知できない，曖昧なニュアンスが理解できな

い，想像力が乏しい，客観的な視点で自分や周囲を捉えるのが苦手，柔軟に視点を変えるのが難しい，決まったやり方や習慣に強くこだわる，関心や興味が極度に偏っている，同じ動作に没頭する，感覚に敏感または異常に鈍感，不器用，運動神経が鈍い，などがみられる．観察項目には，視線が合わないか，合っても共感的でない，表情が乏しい，または不自然，名前を呼んでも振り向かない，人見知りしない，親の後追いをしない，ひとりごとが多い，人の言ったことをオウム返しする，親が「見てごらん」と指をさしてもなかなかそちらを見ない，抱っこや触られるのを嫌がる，一人遊びが多い，ごっこ遊びを好まない，食べ物の好き嫌いが強い，欲しいものを「あれとって」と言葉や身振りで伝えずに，親の手をつかんで連れて行って示す〔クレーン（crane）現象〕，などの項目がある．

女児に比べ男児のほうが3～4倍多く発生し，多くの場合知的障害もある．恐怖症，睡眠障害，摂食障害，かんしゃく発作，自傷行為なども認められる．

➡MEMO 15-1：Down について

英国人医師．Down（1828～1896年）のフルネームは John Langdon Haydon Down であるが，通常，John Langdon Down が使われている．Down 症候群の他に，1887年に，アスペルガー症候群に類似した自閉症があるが，記憶力や数学などの分野にずば抜けた才能をもっている男児10症例の idiot savant〔イディオ・サヴァン＝賢い白痴（仏語）〕を報告している．今日，差別的な idiot はとられ，「サヴァン症候群」と改められている．なお1988年のコメディ仕立ての人間愛を描いた「Rain man」（18歳の兄 Raymond を，2歳の弟 Charlie が Rain man と呼んでいたことからタイトルになっている）はサヴァン症候群の兄を Dastin Hoffman が，弟を Tom Cruise が演じ，第61回オスカー4部門を獲得した．

---

3 ｜ 発達学習障害

発達性は「生まれつき」という意味で，脳の発達が通常と違っているという意味である．学習障害（Learning Disability：LD）とは，全般的な知的発達に遅れがないものの，「聞く」，「話す」，「読む」，「書く」，「計算・推論する」などの特定の能力に困難が生じる発達障害である．読字障害（ディスレクシア：dyslexia），書字障害（ディスグラフィア：dysgraphia），算数障害（ディスカリキュリア：dyscalculia）の3つに分類している．特定の課題の習得だけがほかと比べてうまくいかないもので，本格的な学習に入る小学生頃までに診断することは難しい．小学校2～4年生頃に成績不振などから明らかになり，その結果として，学業に意欲を失い，自信をなくしてしまう．特定の分野でできないことを除けば発達の遅れはみられないため，「がんばればできる」，「努力が足りない」，「勉強不足」と見過ごされることが多く，支援の必要性が認知されにくい[4]．

1）読字障害

ひらがなの音読が遅く，読み間違える，読んでいる文字や文章の意味を理解するのが難しい，文章を読むのがたどたどしく，文章の内容をつかんだりまとめたりするのが難しい．

2)書字障害

バランスのとれた文字を書くのが難しい，文章を書くときに助詞などをうまく使いこなせない，板書など書き写しの速度が極端に遅い，考えた内容を書いて表現するのが難しい．

3)算数障害

数の概念が身につかず，数系列の規則性などの習得が難しい，計算を習得することが難しい，数の大小がわからない，九九が覚えられない，図形が理解できない，文章題を解くのが難しい．

4)対処の仕方

教育的な支援が重要である．読むことが困難な場合は，大きな文字で書かれた文章を指でなぞりながら読む．書くことが困難な場合は，大きなマス目のノートを使う．計算が困難な場合は，絵を使って視覚化するなどのそれぞれに応じた工夫が必要である．親と学校とが，子どもにある困難さを正しく理解し，決して子どもの怠慢のせいにしないで，適切な支援の方法について情報を共有することが大切である．

4 注意欠如・多動性障害

ADHD（attention-deficit hyperactivity disorder）と略される．多動性（過活動）や衝動性，また不注意を症状の特徴とする神経発達症もしくは行動障害である．発達年齢に見合わない多動・衝動性，あるいは不注意，またはその両方の症状が7歳までに現れる．そのタイプ別の症状の程度によって，多動・衝動性優勢型，不注意優勢型，混合型に分類される．学童期の子どもには3〜7%存在し，男性は女性より数倍多いと報告されている．男性の有病率は青年期には低くなるが，女性の有病率は年齢を重ねても変化しないと報告されている．

1)多動・衝動性優勢型

小学生では，座っていても手足をもじもじする，席を離れる，おとなしく遊ぶことが難しい，じっとしていられずいつも活動している，しゃべりすぎる，順番を待つのが難しい，他人の会話やゲームに割り込む，などの特徴がみられる．

2)不注意優勢型

学校でうっかりミスが多い，課題や遊びなどの活動に集中し続けることができない，話しかけられていても聞いていないようにみえる，やるべきことを最後までやり遂げない，課題や作業の段取りが下手，整理整頓が苦手，宿題のように集中力が必要なことを避ける，忘れ物や紛失が多い，気が散りやすい，などの特徴がみられる．

3)経過

多動症状は，一般的には成長とともに軽くなる場合が多いが，不注意や衝動性の症状は半数が青年期まで，さらにその半数は成人期まで続くと報告されている．また思春期以降になってうつ症状や不安症状を合併することもある．

4)対処アプローチ

幼児期や児童期に診断された場合には，薬物療法と行動変容，そして生活環境の調整が

行われる．薬物療法としては，脳内の神経伝達物質であるノルアドレナリンやドパミンの不足を改善するアトモキセチンや塩酸メチルフェニデートという薬が用いられる．なおアトモキセチンはノルアドレナリン再取り込み阻害剤の一種である．6歳以上の患者に用いる．劇薬であるが，中枢神経系刺激薬であるメチルフェニデートとは異なり，非刺激薬とされ乱用性がない．

　生活環境の調整としては，勉強など集中しないといけないときには本人の好きな遊び道具を片付け，テレビを消すなど，集中を妨げる刺激をできるだけ周囲からなくすようにする．集中する時間は短めに，一度にこなさなければいけない量は少なめに設定し，休憩をとるタイミングをあらかじめ決めておくことも効果的である．

　家族がADHDに対する知識や理解を深め，本人の特性を理解することが，本人の自尊心を低下させることを防ぎ，自分を信じ，勉強や作業，社会生活への意欲を高めることにつながる．

5 ｜ トゥレット障害

　トゥレット（Tourette）症候群ともいわれる．筋肉の不随意的，突発的，反復性の急速な運動や発声を表すチック（tic）を呈する一群の神経精神疾患のうち，音声や行動の症状が1年以上にわたって続く場合に診断される．男児が女児に比べ約3〜4倍多い．またADHDや強迫性障害，学習障害，自閉症を合併する例もある．

1)運動チック

　まばたき，くび曲げ，肩すくめ，顔しかめ，首を振る，腕や肩を振り回す，体を捻ったり揺すったり，自分の体を触ったり叩いたりする，口の中を噛む，他人の身体や周囲のものなどに触るなどの行動がある．

2)音声チック

　せき払い，鼻をクンクンさせる，短い叫び声，うなり声，ため息，汚言症などがある．とりわけ汚言症は意図せずに卑猥なまたは冒涜的な言葉を発することから社会的に受け入れられず二次的に自己評価が低下したり，抑うつ的になったりすることがある．

3)経過と治療法

　小児期に発症し，軽快・増悪を繰り返しながら慢性に経過する．チックの多くは18歳までに自然に消失，あるいは予後はよい．煩わしい場合や重度の場合には薬物治療を行う．クロニジン，あるいはハロペリドール，クロルプロマジン，リスペリドンなど抗精神病薬が一定の効果がある．チックがあり，学校生活に困難を感じている小児は，学習障害がないか評価を受け，必要に応じて支援を受ける必要がある．強迫的または衝動的な気質に困っている場合は，SSRIの抗うつ薬が役に立つこともある（**第17章「精神障害の基礎事項」参照**）．ADHDの治療によく用いられる刺激薬はチックを悪化させることがあるため，ADHDの治療は難航することがある．精神療法では，行動療法の一種で，反復行動障害に対して開発されたハビットリバーサル法（Habit reversal training：HRT，習慣逆転法）が用いられる．自覚訓練と競合反応訓練，伴性制御，リラクゼーション・トレーニング，

般化の5つから構成されている. 1つ目は, チックが起こりそうなときにチックに競合する反応あるいはチックでも許容範囲の運動行動や発声などに置き換える行動療法である.

6 | 選択性緘黙症

　場面緘黙症 (Selective Mutism：SM) とも呼ばれている. 家庭などでは話すことができるのに, 社会不安 (社会的状況における不安) のために, ある特定の場面・状況では話すことができなくなる疾患である. 2〜5歳の間に発症する. 学校に入るまで障害に気づかれないことがある. 学校や幼稚園など家の外ではまったく, あるいはそれほど話さず, 誰とも話さないという例は多い. そして, その子どもは非常に内気な様子にみえ, グループでの活動に入りたがらなかったりする. 強い不安により身体が思うように動かせなくなる緘動という症状が出る場合もある. 単なる人見知りや恥ずかしがり屋との大きな違いは, 症状が大変強く, 何年たっても自然に症状は改善せずに長く続く場合があるという点である. ときどき, 言葉以外の手段 (例：音をたてる, 指さす, 書く) などでコミュニケーションをとることもある. 持続期間はさまざまだが, 成長に伴って症状がみられなくなることが多い.

参考文献

1. e-Gov：発達障害支援法.
(https://elaws.egov.go.jp/search/elawsSearch/elaws_search/lsg0500/detail?lawId=416AC1000000167)
2. Pervasive developmental disorders：ICD10 の診断基準 (ICD-10 Version:2015), F84,
(https://icd.who.int/browse10/2015/en#/F84)
3. 厚生労働省：e-ヘルスネット 生活習慣病予防のために健康情報サイト サヴァン症候群.
(https://www.e-healthnet.mhlw.go.jp/information/dictionary/heart/yk-072.html)
4. 厚生労働省：e-ヘルスネット 生活習慣病予防のために健康情報サイト 学習障害.
(https://www.e-healthnet.mhlw.go.jp/information/heart/k-03-004.html)
5. Sarris J et al：Complementary medicine, self-help, and lifestyle interventions for obsessive compulsive disorder (OCD) and the OCD spectrum: A systematic review. *J Affect Disord* **138** (3)：213–221, 2012.

第16章 担がん患者のリハビリテーション

第16章

担がん患者の
リハビリテーション

学習の目標

1. 男女のがん罹患部位が多い部位はどこか.
2. 男女のがん部位別死亡率が高い部位はどこか.
3. 小児がんで頻度が高い疾患は何か.
4. AYA世代のがんの種類を理解する.
5. がん病変による機能障害を説明できる.
6. 担がん患者のリハビリテーションの特徴を理解する.
7. がんのリハビリテーションの分類を説明できる.
8. がんの痛みの4つの構成因子は何か.
9. カルノフスキー評価表に応じたリハビリテーションの適応を説明できる.
10. がんサバイバーシップの意味は何か.

1981（昭和56）年以来，死亡率の原因のトップは悪性新生物＝癌（がん）である（**第6章 図6-6 参照**）.「がんの統計2023」によると2022年の担がん患者は，男58.4万人，女43.5万人であり，年間死亡者は38万人（男性21.9万，女性16.1万人）である[1]. 2人に1人が「がん」になり，3人に1人が「がん」で死ぬ状況である. また社会の高齢化に伴って担がん患者がますます増加している.

一方，治療法は従来用いられている，化学療法（抗がん剤），外科療法，放射線療法に加えて，2018年に本庶 佑先生のノーベル生理学・医学賞の受賞によって免疫（チェックポイント）療法に脚光が集まり，4大がん治療法の体制となり長足の進歩を遂げている. 担がん患者は「がん」と共存する生活が求められている.

脳血管障害，心臓大血管，運動器，呼吸リハビリテーションなどと並んで，担がん患者には包括医療が必要であるとの認識から，厚生労働省は2010（平成22）年度より「がん患者のリハビリテーション」に医療保険を適用した（**第5章 表5-7 参照**）. これは「がん患者が手術，放射線治療，化学療法等の治療を受ける際，これらの治療によって合併症や機能障害を生じることが予想されるため，治療前あるいは治療後早期からリハビリテーションを行うことで機能低下を最小限に抑え，早期回復を図る取り組みを評価する」という趣旨に基づいている.

267

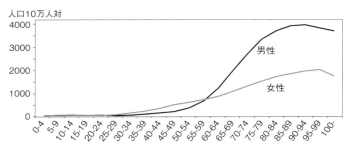

図16-1 年齢別がん罹患率（2019年）

　急性期病院のリハビリテーション部門では，担がん患者が最多で，脳血管障害，心疾患，神経筋疾患，運動器疾患と続いている．担がん患者に対する治療の原則は，通院で抗がん剤投与ができるように体力強化あるいは維持をすることである．

1 がんの部位別罹患数

1）成人がん

　通常 40 歳以上が対象である．がん罹患の危険因子は加齢であり（図 16-1），男性では 60 歳以上，女性では 40 歳以上の罹患率が増加している．「がんの統計 2023」によると[1]，前述したようにがん罹患数は 2022 年推計値は約 101.9 万例（男性 58.4 万例，女性 43.5 万例）で，部位別では男性で前立腺（17％），胃（16％），大腸（15％），肺（15％），肝臓（5％）の順で，女性では乳房（22％），大腸（16％），肺（10％），胃（9％），子宮（7％）の順になっている．部位別予測がん死亡数は約 38 万人（男性 21.9 万人，女性 16.1 万人）で，男性では肺 24％，大腸 13％，胃 12％，膵臓 9％，肝臓 7％であり，女性では大腸がん 16％，肺 16％，膵臓 12％，乳房 10％，胃 9％の順になっている．男女を合わせると，肺，大腸，胃，膵臓，肝臓の順になっている．経時的変化をみると，肺がん，膵臓がん，大腸がんによる死亡が多くなっており，胃がんの割合は減少している．

2）小児がん

　15 歳未満までが対象である．4 歳までの小児では，先天異常が死亡原因の 1 位となっているが，10 ～ 14 歳の学童期以降では，小児がんが小児の死亡原因の第 1 位となっている．小児がんの原因はわかっていないが，生活習慣が主な原因ではなく，遺伝的要因〔網膜芽腫やウィルムス（Wilms）腫瘍など〕が原因の 1 つとして考えられるため予防は難しい．医療の進歩により，予後は著しく改善されているが，その一方で長年にわたる長期入院となる場合も少なくない．白血病などの造血器腫瘍や非上皮性腫瘍（肉腫）などが多いことが特徴で，白血病が約 30％を占めており，脳脊髄腫瘍が約 22％，リンパ腫が約 9.5％，神経芽細胞腫が約 6.5％と続いている．

3）AYA 世代のがん

　15 歳以上～ 40 歳未満の思春（青年）期と若年成人期の AYA（Adolescents and Young adults）世代には，いわゆる希少がんや成人に多いがんの若年世代などが含まれている．

表16-1 小児AYA世代のがんの種類・罹患率（2009－2011年）

	1位	2位	3位	4位	5位
0〜14歳 （小児）	白血病 [38%]	脳腫瘍 [16%]	リンパ腫 [9%]	胚細胞腫瘍・ 性腺腫瘍 [8%]	神経芽腫 [7%]
15〜19歳	白血病 [24%]	胚細胞腫瘍・ 性腺腫瘍 [17%]	リンパ腫 [13%]	脳腫瘍 [10%]	骨腫瘍 [9%]
20〜29歳	胚細胞腫瘍・ 性腺腫瘍 [16%]	甲状腺がん [12%]	白血病 [11%]	リンパ腫 [10%]	子宮頸がん [9%]
30〜39歳	女性乳がん [22%]	子宮頸がん [13%]	胚細胞腫瘍・ 性腺腫瘍 [8%]	甲状腺がん [8%]	大腸がん [8%]

国立がん研究センターがん情報サービス「がん登録・統計」：
〈https://ganjoho.jp/reg_stat/statistics/stat/child_aya.html〉より引用

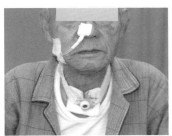

図16-2 喉頭切除後の気管切開とカニューレ

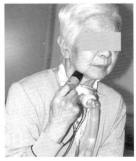

図16-3 気管切開に伴う電気発声

喉頭切除によって，これまで行っていた口での呼吸が難しくなり，気管切開し，カニューレを挿入している．失声に対しては，筆談，食道発声（食道や胃に空気を吸い込み，喉頭の代わりに咽頭や食道粘膜を振るわせて音を出す），電気発声（器械を首の皮膚に密着させ，発声しこれを電気的に振動させる）を使っている．

心理社会的に自分の役割を求めている時期であり，就学，就職，結婚，出産，子育てなどライフイベントに直面している．小児期から AYA 世代にかけてがんの種類は大きく変化している．特に若い女性では 20〜30 歳にかけて乳がん，子宮頸がん，甲状腺がんが増加している（表 16-1）．

2 リハビリテーションの特徴

がんによる直接的病変と間接的影響，手術後の合併症（図 16-2〜16-5），抗がん剤－化学療法や放射線治療に随伴する合併症（図 16-6，16-7）によって種々の障害が生じる（表 16-2，16-3）．したがって，「がん」という進行性の疾患とそれに伴う続発性障害の両方を考慮したアプローチが必要になる（図 16-8，表 16-4）．下肢の骨転移や，脊椎転移による脊髄圧迫に対して転移巣を切除して患肢温存や脊椎固定術を行い，積極的に立位歩行などの運動療法を行っている（図 16-4，5）．

がん病変の間接的影響で重要なものとして遠隔効果があり，これは傍腫瘍症候群

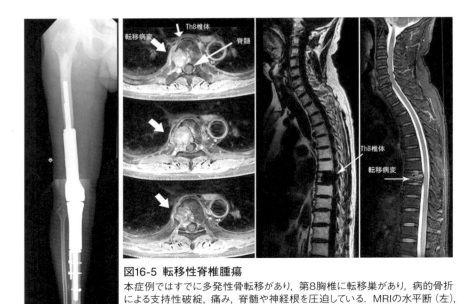

図16-5 転移性脊椎腫瘍
本症例ではすでに多発性骨転移があり，第8胸椎に転移巣があり，病的骨折による支持性破綻，痛み，脊髄や神経根を圧迫している．MRIの水平断（左），T1強調矢状断（中），T2強調矢状断（右）である．

図16-4 右脛骨転移性がんに対する患肢温存術
腎がんによる転移性骨腫瘍で，大腿骨レベルでの切断の代わりに，人工関節を用いて患肢温存術を行っている．

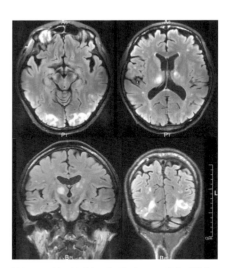

図16-6 抗がん剤によるシクロスポリン脳症
MRI-FLAIR画像で多数の高信号域の病変が認められる．

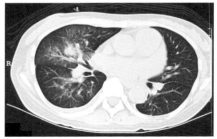

図16-7 抗がん剤による右間質性肺炎
抗がん剤治療中に間質性肺炎が認められた．

（paraneoplastic syndrome）と呼ばれる．腫瘍細胞が産生する異常蛋白と正常組織の蛋白との交差抗原性に起因する一種の自己免疫疾患である．網膜障害，視神経障害，クロウ・深瀬

表16-2 がん病変による機能障害

	病変部位	機能障害
がんの直接的影響(原発/転移巣)	脳	意識障害 片麻痺
	脊髄・脊椎	四肢麻痺／対麻痺
	骨格	病的骨折
	神経叢	単肢麻痺
遠隔効果(傍腫瘍症候群)	小脳	失調症
	末梢神経	運動感覚障害 難治性疼痛
	筋炎	筋力低下

表16-3 がん治療に伴う合併症

	病変部位	機能障害
手術	骨軟部腫瘍	上肢／下肢切断, 患肢温存
	乳房(腋窩リンパ節郭清)	肩関節拘縮, リンパ浮腫, 乳房喪失, 心理的悲嘆
	喉頭	失声, 永久気管孔
	舌	構音, 摂食嚥下障害
	肺—開胸	排痰障害, 肺炎, 呼吸不全
	消化器	食事制限, 人工排泄口(ストマ)
	泌尿器	排尿排便障害, 性機能障害
	女性生殖器	排尿排便障害, 性機能障害
放射線	脊髄	四肢麻痺／対麻痺
	神経叢	単肢麻痺
化学療法	脳	意識障害, 片麻痺
	末梢神経	運動・感覚障害

表16-4 担がん患者のリハビリテーションの特徴

1	がんによる直接的病変と遠隔効果, 放射線や抗がん剤による間接的合併症によって種々の障害が生じる.
2	難治性の痛み, 易疲労性, 心理的不安と恐怖がある.
3	リスク管理のレベルが高い:免疫機能低下, 病的骨折の危険, 貧血, 易出血性, 低栄養, 体力低下.
4	病期に応じたリハビリテーション・ゴールが必要である.
5	ゴールには, よりよいQOL, 廃用症候群予防, 移乗動作の自立維持, ADL維持, 歩行自立維持などがある.

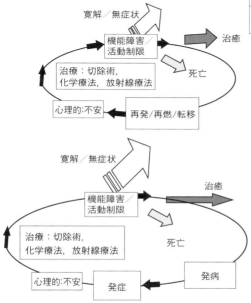

図16-8 悪性腫瘍の経過
がんの進行, 治療アプローチ, 障害の循環がある. 治療によって寛解(症状の改善)があっても, 再発(がんの残存がなかった部位から同じがんが出現する), 再燃(手術時に残存したがんが増殖する), あるいは転移が起こることがあり, 再び治療プロセスが繰り返される.

症候群(Polyneuropathy-多発神経炎, Organomegaly-臓器腫大, Endocrinopathy-内分泌障害, M-protein-M蛋白, Skin changes-皮膚症状 から POEMS とも呼ばれている), 脳脊髄炎, 亜急性小脳変性症, Lambert-Eaton筋無力症候群, 重症筋無力症, 皮膚筋炎・多発筋炎などがある(第10章 6-2) LEMS参照).

化学療法のよい適応は急性白血病や悪性リンパ腫があり(表16-5), 放射線治療のよい適応は頭頸部がん, 乳がん, 食道がん, 脳腫瘍などである(表16-6)[2].

進行がんと診断されても, 近年の化学療法の進歩は目覚ましく, 外科手術と放射線治療

表16-5 がんの化学療法の適応

根治的な がん	がん進行を 遅らせる	延命を目的の 治療
急性白血病	乳がん	頭頸部がん
悪性リンパ腫	卵巣がん	食道がん
精巣（睾丸） 腫瘍	骨髄腫	非小細胞肺がん
絨毛がん	小細胞肺がん	乳がん
	慢性骨髄性白血病	胃がん
	低悪性度リンパ腫	大腸がん
		膵がん
		膀胱がん

表16-6 がんの放射線治療の適応

根治的治療	緩和治療
頭頸部がん	転移性骨腫瘍
肺がん—非小細胞Ⅲ期	転移性脳腫瘍
乳がん	腫瘍圧迫性症状
子宮頸がん	
前立腺がん	
網膜芽細胞腫	
悪性リンパ腫	
食道がん	
脳腫瘍	

表16-7 がんのリハビリテーションの分類

予防的リハビリ テーション	手術，放射線治療，化学療法の前もしくは後すぐに実施する．機能障害はまだないが，その予防を目的とする．
回復的リハビリ テーション	治療は終了したが，残存する機能や能力をもった患者に対して，機能回復を目指した包括的訓練を行う．機能障害，活動制限のある患者に対して，最大限の機能回復を図る．
維持的リハビリ テーション	進行がんによる機能障害や活動制限に対して，廃用症候群を予防し，ADLの維持や拡大を図る．
緩和的リハビリ テーション	終末期のがん患者のニーズを尊重しながら，身体的，精神的，社会的に高いQOLを送ることを目的とする．ポジショニングによる褥瘡予防，呼吸介助，リラクセーション，自助具・補装具により，疼痛，呼吸困難，浮腫などの症状緩和を図る．

を適切に組み合わせた治療によって長期生存が可能になっている．この中には，①免疫チェックポイント阻害薬：がん細胞には免疫を制御する仕組みがあり，これを阻害することによってがんの増殖を止める．②分子標的薬：がん細胞が増殖や転移をする際にできる特定の分子だけに選択的に作用することによって，増殖細胞全体に作用する従来の抗がん剤の副作用を減少させる，③がんゲノム医療：遺伝子解析技術の進歩により，生検などで採取したがん組織を用いて遺伝子変異を網羅的に調べ（マルチプレックス遺伝子検査），これまでのがん種類ごとの治療法選択に加えて，個々人に適した「個別化」治療を行う，などがある．

3 がん治療後の障害評価

　まず，患者のがん治療の内容の概要とその影響を把握する必要がある．

　第1回目の悪性腫瘍のリンパ節郭清を含む根治的摘出手術なのか，進行がんでインオペ（inoperative：手術による効果がない）状態にあり根治的でなく，ただ症状緩和のためなのか，あるいは転移病変切除術なのか，術前に放射線療法あるいは抗がん剤による化学療法を行ったかどうかなど，治療内容の経過や概要を理解して，生命予後，患者の身体的，心理社会的状況を把握する．これに基づいてどのような種類のリハビリテーションが適応になるかが決まる（**表16-7**）[3]．

第16章 担がん患者のリハビリテーション

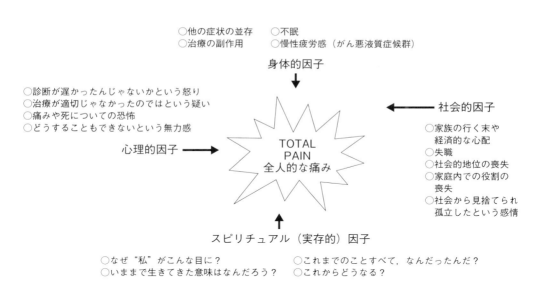

図16-9 がんの痛みの4つの構成因子

1) 障害の評価

がんのリハビリテーションの阻害因子の1つに痛みの問題がある．がんの痛みに対する身体的な緩和に関して鎮痛薬は極めて有効である．しかし痛みの中には，この身体的ばかりでなく，心理的，社会的，さらに実存的（スピリチュアル：spiritual）の4つの構成因子があるといわれている（図16-9）[4]．これらに対するアプローチが必要である．

表16-8 カルノフスキー評価表

	活動性
100%	正常，臨床症状なし
90%	軽い臨床症状あるが，正常の活動可能
80%	かなり臨床症状あるが，努力して正常の活動可能
70%	家庭生活可能，ADL自立．労働不可能
60%	家庭生活可能，ADL時に介助が必要
50%	家庭生活可能．頻回の治療とかなりの介助が必要
40%	常時医療および看護が必要
30%	全く動けず，入院が必要だが死は差し迫っていない
20%	非常に重症，入院が必要で精力的な治療が必要
10%	死期が切迫している
0%	死

機能障害と活動制限についての評価に際しては，「カルノフスキー評価表（Karnofsky performance status scale）」[5]が有用である（表16-8）．これによって日常生活動作の自立，介助程度について評価することができる．またリハビリテーションの種類に関しては，カルノフスキー[80％以上]は予防的リハビリテーションが適応であり，[60％以上]では回復的リハビリテーションを，[40％以上]は維持的リハビリテーションを，[20～40％]では概ね緩和的リハビリテーションが適応になる．[20～30％]では，複数の臓器への転移病変による臓器不全と腫瘍からのサイトカイン産生などの要因による悪液質によって，不可逆的な体力低下や低栄養状態に陥っている．

2) 転移病変の有無と部位の把握

1. 浸潤と転移

がん治療を困難にしているのが，がん細胞の際限のない増殖である．原発巣から他の臓

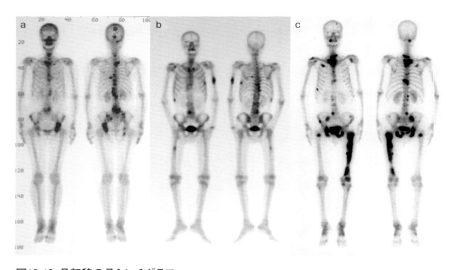

図16-10 骨転移の骨シンチグラフィ
a：乳がん―左臼蓋骨, 頭蓋骨, 脊椎へ転移している. b：多発性骨髄腫―右大腿骨, 第5腰椎, 左上腕骨へ転移している. c：前立腺がん―左大腿骨, 右骨盤, 胸腰椎, 肋骨, 頭蓋骨へ転移している.

器に浸潤, 転移して, 多くの栄養を奪い取ってしまい, 生存・増殖をする. 自己増殖を制御する手段や, 生体側からも干渉を受けることもなく, 増殖を続け, 最終的に宿主の死をもって自らの生活史を終えることになる.

①浸潤：隣接臓器に直接がん細胞が侵入していく様式である. ②リンパ行性転移：がん細胞がリンパ節やリンパ管を通じて転移する. ③血行性転移：血管から侵入したがん細胞が血流にのって全身に拡大する. ④播種：胃, 大腸, 子宮, 卵巣などは腹腔に面し, 腹膜に囲まれていることから, がん細胞が腹膜まで撒布され拡がる. 血行性転移を受けやすい臓器は肺と肝臓で, いずれも血管に富み, 肺は酸素が豊富で, 肝臓は栄養に富んでいる.

2. 転移がん

がんの原発巣から転移して別の臓器に転移性がんをつくる場合, 原発巣の性質をもつ. 大腸などの消化器系からの転移性肝がんが圧倒的に多く, 転移性肺がんも大腸直腸からが50％以上を占める. 次いで軟部骨腫瘍からの転移である. 転移性脳腫瘍は50％ほどが肺がんからの転移である.

3. 骨転移

理学療法を行ううえで, 骨転移の有無と部位を把握して, 病的骨折を回避する必要があり, 骨シンチグラフィあるいはPET（ポジトロン断層法：positron emission tomography）で転移病変を把握する（図16-10）. さらにCTやMRIで個別部位の病変詳細（大きさ, 性状, 拡がりなど）を確認する. 病的骨折は医療事故となりうることから, 十分に説明と同意（インフォームド・コンセント）が必要である. なお頻度が高いのは, 多発性骨髄腫, 乳がん, 肺がん, 前立腺がん, 腎がんである. 前立腺がんの骨転移の99％が骨吸収より骨形成が上回り, 造骨性転移になる. 造骨性では, 骨折は起こりにくく, 転移後も増殖はゆっくりで長期生存例が多い.

第16章　担がん患者のリハビリテーション

肋骨に転移病変がある場合，胸郭圧迫による呼吸介助，胸郭可動域訓練が難しい．上腕骨，橈骨，尺骨，あるいは大腿骨，脛骨に転移病変がある場合，関節可動域訓練が制限される．仙腸関節，臼蓋骨，大腿骨，脛骨など荷重骨に転移病変がある場合，立位，移乗動作，歩行練習は制限される．下腿骨に転移病変がない場合，足関節可動域によって下腿三頭筋伸張で血栓予防を行う．また肋骨転移がある場合には，深呼吸の練習を行う．

表16-9 担がん患者に対する問題点とアプローチ

問題	アプローチ
不安，苦悩	十分な説明と支援，傾聴と共感
疲労	運動療法，好気性運動，軽い散歩
痛み	物理療法：温熱／寒冷
構音障害	言語療法
嚥下障害	嚥下訓練，食物形態の工夫
筋力低下	筋力強化
四肢麻痺／対麻痺	筋力強化，装具，車椅子
末梢神経障害	短下肢装具，cockup 装具
認知障害	回想法，現実見当識訓練
身の回り動作	筋力体力強化，自助具の利用
人工肛門／膀胱	ストーマケアの練習

4 | 問題点とアプローチ

担がん患者の問題点あるいはニーズは多数ある．しかしそのアプローチは他の障害に対するリハビリテーション技術と同じである[6]．特異的なことは，表16-3 のように，病期に応じたゴールが必要で，リスク管理が難しいことである（表16-9）．

5 | がんサバイバーシップ

これまでがん患者に対する支援は診断から治療終了までに集中していたが，医療の進歩とともに，がんサバイバー（cancer survivor）となり「がんと共存」する生活に変わってきている．治療終了後も長期の合併症や再発への不安，周囲との人間関係，ライフスタイル，結婚，性生活，出産・育児，就学，就労，経済的問題など社会生活面の課題が数えきれない（図16-9 参照）．がんサバイバーの本人だけでなく，その周囲の人々や社会全体が協力して乗り越えていくという考えを，がんサバイバーシップという．全米医学アカデミーが 2006 年がんサバイバー支援の方針を示したレポートの中に使われている言葉で "From Cancer Patient to Cancer Survivor"（がん患者からがんサバイバーへ）は，がん診断後の生きるプロセスを反映している．

引用文献

1. 公益財団法人がん研究振興財団：がんの統計 2023（https://ganjoho.jp/public/qa_links/report/statistics/pdf/cancer_statistics_2023_fig_J.pdf）
2. 国立がん研究センターがん対策情報センター：（http：//ganjoho.ncc.go.jp/public/cancer/index.）
3. Dietz JH：Rehabilitation of the cancer patients. *Med Clin North AM* 53：607-624, 1969.
4. Twycross RG, Wilcock A：Symptom management in advanced cancer,（武田文和監訳）：トワイスロス先生のがん患者の症状マネジメント，医学書院，2003．p18 をさらに関根龍一改変：がん患者の包括的リハビリテーション．ベーシックとなる医学的知識と患者の把握．臨床リハ **18**：872-880, 2009.

275

5. Karnofsky DA, Abelmann WH et al：The use of nitrogen mustard in the palliative treatment of carcinoma. *Cancer* **1**：634-656, 1948.

6. Gerber LH, Vargo M：Rehabilitatin for patients with cancer diagnoses. In：DeLisa JA, Gans BM：Rehabilitation Medicine：Principles and Practice, 3rd ed, Lippincott-Raven, Philadelphia, 1998, pp1293-1317.

参考文献

1. 国立がん研究センター：がん情報サービス, (https://ganjoho.jp/reg_stat/statistics/stat/summary.html)
2. 国立がん研究センター：がん情報サービス, 最新—がんの統計：(https://ganjoho.jp/reg_stat/statistics/brochure/backnumber/)
3. ウィキペディア：がんサバイバーシップ, https://ja.wikipedia.org/wiki

第17章 精神障害の基礎事項

> **学習の目標**
> 1. うつ状態の中核症状を2つ挙げよ．
> 2. 双極性障害の2つのタイプを理解する．
> 3. 双極性障害の薬物治療にはどんなものがあるか．
> 4. 統合失調症に関与している神経伝達物質を挙げることができる．
> 5. 統合失調症薬物療法の有害事象を理解する．
> 6. パーソナリティ障害の種類とその特徴を記述することができる．
> 7. 神経症あるいは心因反応の種類とその特徴を理解する．
> 8. アルコール依存症の症候にはどんなものがあるか．
> 9. ライフステージにおけるアルコール関連問題を理解する．
> 10. てんかんにはどんな種類があるか．

従来より，厚生労働省は受療数と医療費に大きな割合を占めていることから，がん，糖尿病，脳卒中，心筋梗塞を「4大疾病」と呼んでおり，さらに増加の一途を辿っている精神障害を加えて「5大疾病」としている（表17-1）．精神障害の中でも，気分［感情］障害（躁うつ病を含む）が最も多くなっている．

身体の病気の場合，病名は臓器の種類や部位，原因によって分類されることが多いが，こころの病気の場合は，主に脳という1つの臓器を対象にしている．また，原因が解明されていない疾患が多いのも特徴である．そのため，現在では特徴となる症状と持続期間，および生活上の支障がどの程度あるかを中心に診断名

表17-1 主な傷病の総患者数

主な傷病	総数
悪性新生物＜腫瘍＞	1,782
糖尿病	3,289
脂質異常症	2,205
血管性及び詳細不明の認知症	142
統合失調症，統合失調症型障害及び妄想性障害	792
気分［感情］障害（躁うつ病を含む）	1,276
アルツハイマー病	562
高血圧性疾患	9,937
心疾患（高血圧性のものを除く）	1,732
脳血管疾患	1,115

（単位：千人）　2017（平成29）年10月
（厚生労働省「平成29年（2017）患者調査の概況」：https://www.mhlw.go.jp/toukei/saikin/hw/kanja/17/index.htmlを一部改変）

をつける方向に変わってきている．理解を容易にするために，疾患・障害の位置付けを図式する（図17-1）．

1 身体面の症状

疲労，全身倦怠感，動悸・めまい，頭痛，不眠，食欲不振など身体に症状が出ている場合は，まずその症状に関係する身体面についての検査や診察を受ける．それでも異常がみられない場合は，その背景にストレスやこころの病気がある可能性がある．

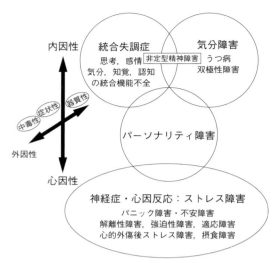

図17-1 精神障害のカテゴリー

2 心理面の症状

憂うつ，不安緊張，怒り，幻聴などの症状があり，眠れないことがある．このような症状が長く続いたり，生活するうえで支障が大きかったり，つらくて苦しい場合は，早めに専門家に相談する必要がある．

3 生活・行動面の変化

できていたことができなくなる，うっかりミスが増える，服装が乱れ，昼夜逆転し生活が不規則になる，遅刻が増える，外出したくない，人に会いたくないなどのひきこもりなど生活・行動面の変化がある場合，本人よりも家族，職場の同僚，友人などが気付くことが多いので，「体の具合はどうですか」「何か困ったことがありますか」などと，本人を気遣う問いかけをしてみるのもよい．

4 うつ病

眠れない，食欲がない，一日中気分が落ち込んでいる，何をしても楽しめないといったことが続いている場合，うつ病の可能性がある．うつ病は精神的ストレスや身体的ストレスが重なることなど，さまざまな理由から脳の機能障害が起きている状態である．脳がうまく働いてくれないので，ものの見方が否定的になり，自分がダメな人間だと感じてしまう．そのため普段なら乗り越えられるストレスも，よりつらく感じてしまう悪循環が生じる．典型的なうつ病ならば，脳の神経伝達物質のモノアミン類（セロトニン，ノルアドレナリン，ドパミンなど）を調整する抗うつ薬の効果が期待できる（第10章「神経筋疾患のリハビリテーション」参照）．性格や環境の影響が強い場合は精神療法的アプローチや時には環

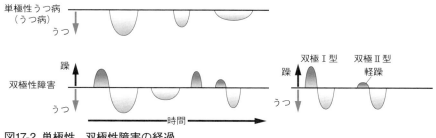
図17-2 単極性，双極性障害の経過

境の整備が必要になる．

5 双極性障害（躁うつ病）

　気分障害に分類される．うつ状態と，その対極にある躁状態も現れ，これを繰り返す慢性疾患である．かつて「躁うつ病」と呼ばれていたが，現在では両極端な病状が起こるという意味の「双極性障害」と呼んでいる．躁状態の程度によって2つに分類している．日常生活や社会生活の重大な支障をきたし，人生に大きな傷痕を残しかねず，入院が必要なほどの激しい状態を「躁状態」という．一方で，明らかに気分が高揚した状態で，眠らなくても平気で，普段より調子がよく，仕事もはかどるが，本人も周囲の人もそれほどは困らない程度の状態を「軽躁状態」という．うつ状態に加えて激しい躁状態が起こる「双極Ⅰ型障害」，うつ状態に加えて軽躁状態が起こる「双極Ⅱ型障害」に分類される（図17-2）．躁状態と軽躁状態に共通していることは，多くの場合，本人は自分の変化を自覚できないことである．大きなトラブルを起こしていながら，患者自身はほとんど困っておらず，気分爽快でいつもより調子がよいと感じており，周囲の困惑に気づかない．

　双極性障害の人が調子や具合が悪いと感じるのは，うつ状態のときである．何とも形容しがたいうっとうしい気分が一日中，何日も続くという「抑うつ気分」と，すべてのことに全く興味をもてなくなり，何をしても楽しい，嬉しいという気分がもてなくなる「興味・喜びの喪失」の2つが，うつ状態の中核症状である．これらを含めて，早朝覚醒，食欲の減退または亢進，体重の増減，疲れやすい，やる気が出ない，自責感，自殺念慮といったさまざまな症状のうち，5つ以上が2週間以上毎日出ている状態をうつ状態としている．

　最初の病相（うつ状態あるいは躁状態）から次の病相まで，5年程度の間隔がある．躁やうつが治まっている期間は何の症状もなく，健常な状態になる．しかし，この期間に休薬していると，ほとんどの場合繰り返し躁状態やうつ状態が起こる．治療がきちんとなされていないと，躁状態やうつ状態という病相の間隔はだんだん短くなっていき，しまいには急速交代型（年間に4回以上の病相があること）へと移行していく．

　本人は躁状態や軽躁状態の自覚がない場合が多いので，患者はうつ状態になったときに，うつ病だと思って受診する．そして病院にかかったときに，以前の躁状態や軽躁状態のことがうまく医師に伝わらない場合，治療がうまく進まないことがある．このように，双極

性障害が見逃されている場合も少なくない．さらに三環系抗うつ薬は躁状態を引き起こすことがあるので，双極性障害の患者にはできる限り避ける必要がある．

なお精神療法やカウンセリングだけでは根本的な治療はできない．基本的な治療薬は気分安定薬であり，リチウム，バルプロ酸，カルバマゼピンなどがある．基本薬はリチウムであるが，副作用が出現しやすく血中濃度モニターが必要である．心理療法は，患者自身が病気の性質，薬の作用と副作用，再発の徴候を学習することである．躁状態やうつ状態の軽減によって服薬を自分で中止して再発することが多いことも学ぶ必要がある．

6 統合失調症

発症は 10 歳代後半〜30 歳代で，思春期から青年期に多い病気である．原因には素因と環境の両方が関係しており，素因の影響が約 3 分の 2，環境の影響が約 3 分の 1 とされている．発症時期と予後の面から 3 あるいは 4 つのタイプに分類できる（**表 17-2**）．幻覚や妄想という特徴的症状があるため，人々と交流しながら家庭や社会で生活を営む機能が障害される（生活の障害）．さらに「感覚・思考・行動が病気のために歪んでいる」ことを自分で振り返って考えることが難しくなる（病識の障害），という特徴をあわせもっている．多くの精神疾患と同じように慢性の経過をたどりやすく，その間に幻覚や妄想が強くなる急性期が出現する．なお 1937 年から使われてきた「精神分裂病（schizophrenia）」という病名を，2002 年日本精神神経学会が「統合失調症」に変更した．

幻覚と妄想を「陽性症状」といい，誰もいないのに人の声が聞こえてくる，ほかの音に混じって声が聞こえてくるという幻聴（幻声），幻聴に聞き入ってニヤニヤ笑ったり（空笑），幻聴との対話でブツブツ言ったりする（独語）ため周囲の人々から奇妙だと思われる．妄想は明らかに誤った内容であるのに信じ込んでしまい，周りが訂正しようとしても受け入れられない．「街ですれ違う人に紛れている敵が自分を襲おうとしている（迫害妄想）」，「近所の人の咳払いは自分への警告だ（関係妄想）」，「道路を歩くと皆がチラチラと自分を見る（注察妄想）」，「警察が自分を尾行している（追跡妄想）」などの内容が代表的で，これらを総称して「被害妄想」と呼んでいる．ときに「自分には世界を動かす力がある」といった誇大妄想を認める場合もある．妄想に近い症状として，「考えていることが声となって聞こえてくる（考想化声）」，「自分の意思に反して誰かに考えや身体を操られてしまう（作為体験）」，「自分の考えが世界中に知れ渡っている（考想伝播）」などがあり，いずれも自分の考えや行動に関するものである．これは自分が行っているという感覚が損なわれてしまうことがこうした症状の背景にあると考えられることから，「自我障害」と総称している．

表17-2 統合失調症の4つのタイプと予後

	好発年齢	症状	予後	他の特徴
破瓜型	思春期	思考と行動の解体	不良	陽性症状（±） ひきこもりが多い
緊張型	20 歳前後	興奮と昏迷	良好	寛解しやすい 再発しやすい
妄想型	18 〜 30 歳代	妄想と幻覚	中間	陰性症状（±） 生活は保たれる
単純型	ゆっくり	陰性症状がゆっくり	不定	

幻覚と妄想とともに，生活に障害が現れることも特徴である．知的・感情・意欲の面の障害によって「日常生活や社会生活において適切な会話や行動，作業ができにくい」ということになり，「陰性症状」とも呼ばれている．幻覚や妄想に比べて病気による症状とはわかりにくい症状で

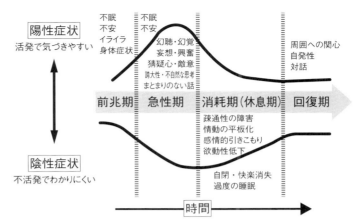

図17-3 統合失調症の経過

ある．これらの陽性・陰性症状は時間の経過とともに変化する（図17-3）．

　治療は，薬物療法と心理社会的な治療を組み合わせて行う．後者は精神療法やリハビリテーションなどを指しているが，薬物療法なしに行う心理社会的な治療だけでは効果は乏しく，2つを組み合わせることで相乗的な効果を得られる．抗精神病薬の作用は，①抗精神病作用：幻覚・妄想・自我障害などの陽性症状を改善する，②鎮静催眠作用：不安・不眠・興奮・衝動性を軽減する，③精神賦活作用：感情や意欲の障害などの陰性症状の改善を目指す，の3つがある．

　リハビリテーションの目的は，障害を受けていない機能を生かすことで家庭生活や社会生活の障害を克服し，生きる意欲と希望を回復し，充実した人生を目指すというものである．病気や薬についてよく知り，治療の参考にして再発を防ぎたいとの希望がある患者・家族のためには「心理教育」，回復直後や長期入院のために身の回りの処理が苦手となっている場合には生活自立のための取り組み，対人関係やコミュニケーションにおける問題が社会復帰の妨げとなっている場合には，認知行動療法の原理を利用した「生活技能訓練（Social Skills Training：SST）」，仕事における集中力・持続力や作業能力の回復を目指す場合には「作業療法」，対人交流や集団参加に自信がもてない場合には「デイケア」，就労のための準備段階としては「作業所」など，個々の患者の病状に合わせて利用する．

　抗精神病薬には定型抗精神病薬といわれる従来型抗精神病薬と，非定型抗精神病薬といわれる新規抗精神病薬の2種類がある．従来型抗精神病薬はドパミンのみを抑制する作用をもち，中脳辺縁系に作用して陽性症状の改善が得られる．中脳皮質系に対しても，ドパミン機能を低下させ，陰性症状を強めたり認知機能の障害を引き起こしたりするなどの副作用が生じる．運動機能に関与する黒質線条体系にも作用するため，手足がふるえ，錐体外路症状と呼ばれる，「静座不能（アカシジア akathisia）：そわそわしてじっと座っていられない」，「パーキンソニズム（parkinsonism）：体がこわばって動きが悪い，ふるえる，よだれが出る」，「ジスキネジア（dyskinesia）：口などが勝手に動いてしまう」，「ジストニア：筋肉の一部がひきつる」などの運動機能障害がみられる．さらにホルモンの分泌に

関係する漏斗下垂体系という部分に作用することで、乳汁分泌や月経障害、性機能障害などの副作用が現れることがある。ドパミン経路には、中脳辺縁系、中脳皮質系、黒質線条体系、漏斗下垂体系の4つがある。中脳辺縁系のドパミン機能亢進は陽性症状の出現、中脳皮質系のドパミン機能低下は陰性症状と認知機能障害に関連している。黒質線条体系はParkinson病に関連している（図17-4）。これに対して、新規抗精神病薬はドパミンだけでなくセロトニンやその他の神経伝達物質への作用をもっている。陽性症状に対する効果はもとより、錐体外路症状などの副作用の発現が少なく、また、従来型抗精神病薬で改善が得られない陰性症状や認知機能障害に対しても効果が得られる（第10章「神経筋疾患のリハビリテーション」参照）。

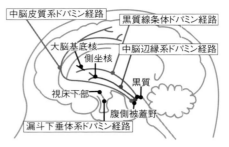

図17-4 統合失調症とドパミン経路
統合失調症ナビ―抗精神病薬のタイプと特徴：
https://www.mental-navi.net/togoshicchosho/treatment/drug_therapy/characteristic.htmlより引用

まれであるが重篤な副作用として、横紋筋融解症と悪性症候群（高熱、意識障害、筋強剛、自律神経症状など）があり、留意し、速やかな治療が必要である。

7 パーソナリティ障害

　パーソナリティ障害にはいくつかの種類があるが、本人の自己像と他者から見たその人の認識との間に隔たりがある。本人の認知（ものの捉え方や考え方）や感情、衝動コントロール、対人関係など広い範囲のパーソナリティ機能の偏りによって、他者と人間関係を築くことやストレスに対処することが困難である。他者やストレスになる出来事に対する見方やかかわり方については、誰にでも特徴的なパターンがある。たとえば、困ったことが起きたとき、誰かに助けを求めることで対処しようとする人もいれば、自分だけで対処しようとする人もいる。また、問題を過小評価する人もいれば、大げさに考える人もいる。しかし、自分の特徴的な行動パターンがうまくいかない場合や不都合な結果を招いている場合は、精神的に健康であれば、別のアプローチを試みる。これに対して、パーソナリティ障害の人は、自分がとる反応のパターンを繰り返し、うまくいかない場合や不都合な結果を招いている場合でも、そのパターンを変えようとしない。そのようなパターンは、状況に応じて調節されることがないため、「不適応」と呼ばれる。不適応な行動パターンの重症度と持続期間はさまざまである。

　パーソナリティ障害は「性格が悪いこと」を意味するものではないことに留意する。心理学的な意味のパーソナリティとも、一般的な意味の「個性」に近いパーソナリティとも性質が異なるものである。パーソナリティ障害の人の大半は、自分の人生に悩んでいて、職場や社会的状況での人間関係に問題を抱えている。気分障害、不安症、身体化（身体症状症）、物質乱用、または摂食障害を同時に抱えている人も多くいる。パーソナリティ障害に加えて、これらの病気を抱えていると、その病気に対する治療が効きにくくなるため、

表17-3 パーソナリティ障害の分類

グループ	パーソナリティ障害タイプ	特徴
A群 奇妙で風変わり	妄想性	他者への不信・疑念・猜疑心があり，危害を加えられたり，裏切りを恐れる
	統合失調質（シゾイド）	非社交的，孤立しがちで，他者への関心が乏しい
	統合失調型	会話が風変わりで，感情の幅が狭く，適切さに欠ける．対人関係で孤立しやすい
B群 演技的・感情的移り気	境界性	対人関係の不安定さ，過敏性，自己像の不安定性，極度の気分変動，ならびに衝動性がある 見捨てられ不安がある
	自己愛性	周囲の人々を軽視し，傲慢・尊大な態度を見せ，自己評価に強くこだわる
	反社会性	反社会的・衝動的，思慮に欠けた向こう見ずな行動に走る
	演技性	他者の注目を集める派手な外見や，大げさな演技的行動を行う
C群 不安・内向的 恐怖感がある	依存性	他者への過度の依存，服従的でまとわりつく行動
	強迫性	融通性・柔軟性がなく，規律性，完全主義に固執している
	回避性	周囲からの拒絶，批判や失敗を恐れ，リスクのある社会的状況や交流を回避する

難治性になり予後が悪くなる．パーソナリティ障害は遺伝的素因のほかに，Erikson の心理社会的発達における乳幼児期の環境がある程度関与していると考えられる．

1)分類

　パーソナリティ障害は，かつては 10 種類に分類され，基本的なパーソナリティ特性が共通している 3 つのグループ，「A 群：奇妙で風変わりなタイプ」，「B 群：感情的で移り気なタイプ」，「C 群：不安で内向的なタイプ」に大別されていた（表 17-3）．現在検討が進められている新しい分類では，このグループの概念がなくなり，統合失調型，境界性，反社会性，自己愛性，回避性，強迫性という 6 種類だけになっている．なくなるのはシゾイド，妄想性，演技性，依存性である．

1. 統合失調型パーソナリティ障害

　社会的に引きこもり，精神的に孤立する．さらに，奇妙な思考，認識，会話がみられ，これらの点は統合失調症の症状に似ている．統合失調型パーソナリティ障害では，統合失調症の原因になる遺伝子が関与しているものの，その発現が不完全であると考えられている．奇妙な思考には，魔術的思考や妄想様観念などがみられる．魔術的思考では，自分の思考や行動によって物や人をコントロールできると考える．たとえば，誰かに対して怒りの感情を抱くと，その人に災いを起こすことができると信じている場合がある．妄想様観念をもつ人は，猜疑心や不信感を抱く傾向があり，実際にはそうではないのに，他者が敵対的な意図をもっていたり，自分に害を及ぼそうとしていたりすると考える．

2. 境界性パーソナリティ障害

　対人関係，自己像，気分，行動に劇的な変化がみられる．発生頻度は高く，約 2 ～ 5% の人にみられ，発症に男女差はないが，治療を受けるのは女性のほうがはるかに多い．青年期または成人期初期に明らかになるが，年齢が上がるにつれて，あまりみられなくなる．

2年以内に約50％，10年以内に約85％の患者で消失し，再発はみられない．しかし，症状はかなり軽減した場合でも，対人関係や社会的な役割の面はそれほど改善されない．たとえば，発症10年後の時点で安定した対人関係を維持しているか，フルタイムの仕事についている人の割合は約20％にすぎない．

境界性パーソナリティ障害の人は，しばしば小児期にネグレクトや虐待を受けていたことが報告されている．その結果として，虚無感や怒りを覚えるようになり，子どもの頃に受けられなかった愛情を埋め合わせるため，人間関係の中で他者に気にかけてもらおうとする．このため，他者の自分を無視するような言動に対して強烈に反応する．気にかけてくれる人に批判された，または拒否されたと感じると，その人に対する見方が理想化されたものから怒りに満ちた批判の対象へと急激に変化し，その人をけなすようになったり，不適切な強い怒りを表したりする．ときにその怒りが自分自身に向かい，自分の身体を切りつけたり，わざとやけどを負ったりするなど，自傷行為を行うことがある．

誰も自分のことを気にかけてくれないと考えると，「見捨てられた」「孤独だ」と感じ，短期的に妄想や解離の症状が現れることがある（解離性障害）．解離が起きると，現実感がなくなったり（現実感消失），まるで自分が体の外側にいるかのように，自分の体や思考から切り離された感覚をもつ（離人感）．そうなった場合，衝動的になり，見境のない無謀な性行動，物質乱用，自殺企図などを起こす可能性がある．およそ10％の人が自殺により死亡している．

3. 反社会性パーソナリティ障害

他者の権利や感情を無神経に軽視するのが特徴である．女性より男性のほうが6倍多い．その不誠実さや狡猾さゆえに，通常は人間関係に支障をきたす．物質的な利益や個人的な満足感を得るために他者を利用する傾向がある．多くの患者はすぐに苛立ち，こらえ性がない．そのため，自分の行動がもたらした好ましくない結果や他者に対する迷惑や危害について全く考えずに，衝動的で無責任な行動をとり，ときには罪を犯すこともある．後になって後悔や罪の意識を感じ，しばしば自分の行動を正当化したり，他者のせいにする．罰を受けるなど，好ましくない結果を招いても，行動を改めることや，判断力や慎重さが身に付くことはほとんどない．むしろ，好ましくない結果によって，他者の感情を顧みない世界観を確立する傾向がある．アルコール依存症，薬物依存，および無謀な性行動を起こしやすく，配偶者またはパートナーとして，親として，また労働者としての責任を果たさない場合がある．

4. 自己愛性パーソナリティ障害

自分の価値についての過大評価（誇大性）が特徴である．特別な扱いを受けることを期待し，自分は優れているのだから当然と考えて他者を利用することもある．自分の人間関係は賞賛を求めることを特徴とし，他者が自分に嫉妬している，自分をねたんでいるなどと考える傾向があり，自分と関係がある場合に限って他者の反応に敏感である．また，失敗，敗北，批判などの他者からの否定的反応にも極端に敏感で，それがきっかけとなって，突然，怒りや抑うつ（自殺念慮や自殺行動を含む）が生じることがある．

第17章　精神障害の基礎事項

5. 回避性パーソナリティ障害

　強度の自意識過剰，不安，および臆病さが特徴である．拒絶，失敗，葛藤などを経験する可能性があると感じると，その相手や状況から遠ざかるようにする．失望したり，恥ずかしい思いをしたり，失敗したりする可能性があることから，人間関係の構築など新しいことを始めることを恐れ，回避しようとする．愛されたい，受け入れられたいという強い自覚的な欲求があるため，孤独感や人とうまくかかわれないことについて悩むことになる．

　多くの社会的状況での持続的な不安を特徴とする精神障害である全般性社交恐怖症と密接に関係している．

6. 強迫性パーソナリティ障害

　誠実さ，秩序，完璧主義，統制に対する欲求にとらわれていて，柔軟性を欠き，変化に抵抗する特徴をもっている．責任を重く感じるが，ミスを受け入れられなかったり，細部にとらわれて目的を忘れたりする．その結果，しばしば意思決定で問題を抱え，仕事をやり遂げるのに支障をきたす．物事を自分のコントロール下に置くことを好むものの，責任を負うことは不安の種になり，また達成しても満足感を得ることが難しくなる．感情を伴う状況，人間関係で葛藤が生じる状況，コントロールできない状況に対して居心地悪く感じる傾向がある．これらの特徴が顕著にならない限りは，特に組織化，細部への注意，時間の厳守，根気などを要する分野で，しばしば大きな業績を残すことになる．

　強迫性障害とは異なり，過度の手洗いや何度も施錠を確かめるなど，望まない反復的な強迫観念や儀式（目的のある反復的かつ意図的な行動）はみられない．

2)治療

　最初の目標は，不安や抑うつなどによるストレスを軽減することである．薬剤を少量，短期間使用してストレスを減らすことで治療が行いやすくなる．自分の行動に問題があるとは思っていない場合が多いため，問題の原因が自分にあること，自分の行動が不適切なものであり，有害な結果を引き起こしていることを患者が理解するよう支援する．そのため，治療者と患者との間の信頼関係を築くことから始まる．

　行動を変えることが必要な境界性，反社会性，回避性パーソナリティ障害の患者では，集団療法と行動変容法が適応になる．家族の行動は，患者の不適切な行動や思考を強める可能性もあれば，軽減する可能性もあるために，家族療法は不可欠になる．

　自己愛性，回避性，強迫性パーソナリティ障害ではパーソナリティ特性（依存，不信，傲慢，人を操作する傾向など）の是正が目標となる．個人精神療法によって，自分のパーソナリティ障害が現在の問題にどのようにかかわっているかを患者自身が理解し，対人関係を構築する適切な方法を学ぶことになる．

8 ｜ 神経症と心因反応（ストレス障害）

1)パニック障害・不安障害

　突然理由もなく，動悸やめまい，発汗，窒息感，吐き気，手足の震えといった発作を起こし，生活に支障が出ている状態をパニック障害という．「死んでしまうのではないか」

285

と思うほど発作は強く，自分ではコントロールできないと感じる．そのため，また発作が起きたらどうしようと不安になり，発作が起きやすい場所や状況を避けるようになる．「死んでしまうかもしれない」という不安に襲われながら救急車で病院に運び込まれるが，どこを調べても身体には異常はなく，そのうち，あれほど苦しかった症状が溶けるように消えている．基本的にパニック発作は何度も繰り返す．はじめは心配していた家族や友人や職場の人たちも，どこにも異常がないとわかると，だんだんと「またか」「気のせいなのに大騒ぎをする」といった顔をするようになる．まるで狼少年の話のようである．はじめは発作だけだが，発作を繰り返すうちに，発作のないときでも「また発作が起こるのではないか」という予期不安や，「そこに行くと発作が起きそうな気がする」という広場恐怖（その場所や状況を避ける症状）が現れるようになったり，うつ症状を伴ったりすることもある．

治療には，抗うつ薬：SSRI（Selective Serotonin Reuptake Inhibitors：選択的セロトニン再取り込み阻害薬）や，ベンゾジアゼピン系抗不安薬の使用が有効である．また，苦手な状況（外出など）に少しずつ挑戦し，パニックの軽減を図る認知行動療法を取り入れる．

2）解離性障害

人は通常，自分の存在を1つのまとまったものとして認識している．過去から現在までの記憶は途切れなく続き，自分はどんな人間かイメージをもっており，自分の身体は自分のものであると実感できる．ところが「解離」では，意識，記憶，思考，感情，知覚，行動，身体イメージなどをまとめる能力が一時的に失われ，分断されたように体験され，かつては「ヒステリー」と称されていた．「昏迷：ぼーっとして無表情，話しかけても応答がない」，「健忘：自分に起こった出来事の記憶をなくす」，「遁走：自分が誰かという感覚が失われ，失踪して新しい生活を始める．また，ふいに帰ってきてその間の記憶がない」，「離人症：自分が自分であるという感覚が障害され，ロボットのようだとか，あたかも自分を外から眺めているように感じられる」，「多重人格（同一性障害）：複数の人格をもち，それらの人格が交代で現れる」．英国スティーヴンソンの1886年に出版された『ジキル博士とハイド氏』でこの障害が克明に描かれている．また幼少時にみられることがある．困難を抱えたときに他の人には見えない「想像上の友達」をつくり出し，彼らに打ち明け話をしたり，遊び相手になってもらったりして，支えられる体験をすることがある．健常者でも一時的解離が現れることがあり正常解離と呼ばれている．しかし症状が深刻で，生活障害をきたす場合，解離性障害と呼ぶことになる．

衝撃的な出来事，事故，災害などの体験や目撃などが引き金となりPTSD（後述）を突発的に発症したり，幼少期の虐待や，あまりにも耐えがたい心理的葛藤から，相入れない情報や受け入れがたい感情を意識的な思考から切り離さざるを得なくなって発症するなど，心理的な原因が想定されており，心因性の精神障害に分類される．

治療の基本は，安心できる治療環境を整えること，家族など周囲の人の理解，主治医との信頼関係である．

3）強迫性障害

意志に反して頭に浮かんでしまい，払いのけられない考えを強迫観念，ある行為をしな

いでいられないことを強迫行為という．自分でもつまらないことだとわかっていても，そのことが頭から離れない，わかっていながら何度も同じ確認を繰り返してしまうことで，日常生活にも影響が出てくる．強迫性障害は不安障害の一種である．「不潔恐怖：汚れや細菌汚染の恐怖から過剰に手洗い，入浴，洗濯を繰り返す．ドアノブや手すりなど不潔だと感じ，恐れて触れない」，「確認行為：戸締まり，ガス栓，電気器具のスイッチを何度も確認したり，指差し確認したり，手で触って確認するなどを行う」，「儀式行為：自分の決めた手順でものごとを行わないと，恐ろしいことが起きるという不安から，どんなときも同じ方法で仕事や家事をしなくてはならない」．その他に，数字へのこだわり，物の配置，対称性などへのこだわりなどがある．

　治療は，認知行動療法と薬物治療の組み合わせが効果的である．「曝露反応妨害法」は強迫観念による不安に立ち向かい，やらずにはいられなかった強迫行為をしないで我慢するという行動療法で，再発予防効果が高い．強迫症状や抑うつ，強い不安感に対して，抗うつ薬の SSRI を使い，状態を安定させてから，認知行動療法に入るのが一般的である．

4）適応障害

　ある特定の状況や出来事が，その人にとってとてもつらく耐えがたく感じられ，そのために気分や行動面に症状が現れる．たとえば憂うつな気分や不安感が強くなるため，涙もろくなったり，過剰に心配したり，神経が過敏になってしまう．また無断欠席や無謀な運転，喧嘩，物を壊すなどの行動面の症状がみられることもある．ストレスとなる状況や出来事がはっきりしているので，その原因から離れると，症状は次第に改善する．しかしストレスの原因から離れられない，取り除けない状況では，症状が慢性化する．

　このような場合，カウンセリングを通して，ストレスのある状況に適応する力をつけることも有効である．しかし最初は適応障害と診断されても，5 年後には 40% 以上の人がうつ病などの診断名に変更されている．つまり適応障害はその後の重篤な病気の前段階の可能性もある．薬物療法は「症状に対して薬を使う」という対症療法になり，根本的な治療ではない．薬物療法だけではうまくいかないことも多く，環境調整やカウンセリングが重要である．

5）心的外傷後ストレス症候群

　心的外傷後ストレス症候群（Post Traumatic Stress Disorder）は，PTSD と呼称されることが多い．性的暴行や暴力を受けた体験，そのような現場の目撃，火事，自然災害（台風など）や人災（ひどい自動車事故など）の経験など，生命が脅かされる出来事を経験したり，重篤なけがを負ったりすると，影響が長く続くことがある．その経験が，直接的なものである場合（たとえば，重傷を負った）もあれば，間接的なものである場合（たとえば，殺人を目撃した，近親者や友人が外傷的出来事を経験したことを知った）もある．その出来事によって経験した強烈な恐怖感，無力感，戦慄などが脳裏から離れなくなり，心の傷（トラウマ：trauma）として残る．記憶は 1 カ月以上にわたって何度も蘇り，以下の症状がその出来事から 6 カ月以内に始まる．①侵入症状：その出来事が頭の中に入り込んでくるように繰り返し蘇り，制御することができない．出来事を単に思い出すのではなく，実際に出来事が起こっているように再体験することもある（フラッシュバック）．②

回避症状：その出来事を思い出させるあらゆる物事（活動，状況，人物）を執拗に回避する．③思考や気分に対する悪影響として，トラウマになっている重要な部分が思い出せなくなったり（解離性健忘），感情が麻痺したり，自分が他者から切り離されたように感じることもある．うつ病もよくみられ，恐怖，戦慄，怒り，恥辱などの否定的な感情しか感じず，幸福感や満足感が感じられなくなり（アンヘドニア anhedonia：無快楽症，快感消失），人を愛せなくなることもある．以前は楽しんでいたことに対する関心が薄れる．起こったことについて自分や他者を責めるなどの罪悪感もよくみられる症状である．たとえば，「ほかの人は死んだのに自分は生き残ってしまった」などの罪悪感を抱くことがある．④覚醒レベルと反応の変化：過覚醒がみられ，小さな物音に敏感に反応する．自律神経の過覚醒状態，知覚過敏，集中困難，不安焦燥になる．自分の反応をコントロールするのが難しくなり，無謀な行動をとったり，怒りを爆発させたりすることもある．恐怖の記憶などを忘れようとアルコール乱用の要因になる．

　治療法として，抗うつ薬の SSRI が有効である．さらに精神療法の曝露療法を行う．トラウマの記憶と強い不安が結びついているため，支持的精神療法で率直な感情移入と共感を示して患者の精神的苦痛を理解する．つらい記憶を調整しながら不安をコントロールする方法を指導する．曝露療法には，患者がみずから作り出したあらゆる儀式を行わせないようにすることも含まれる．患者が生き残ってしまったという罪悪感を抱いている場合は，その否定的で歪んだ考え方を理解させ，変化させるのに精神療法は役立つ．眼球運動による脱感作と再処理法（Eye Movement Desensitization and Reprocessing：EMDR 法）は曝露療法の一種であり，精神療法家の指の動きを眼で追いながら，トラウマ体験にさらされる状況を想像するものである．

6) 摂食障害

1. 神経性無食欲症（拒食症）

　食事をほとんど摂らなくなってしまうのが特徴である．食物に対する関心は低下せず，消化管の吸収障害もないが，食事量が減る．低カロリーのものしか食べないことから体重が極端に減る．栄養障害のために骨密度低下や，月経がこなくなるといった症状を合併する．ボディイメージのゆがみがあり，体重の著しい減少にもかかわらず，大腿部や腹部などの体の一部分の変化に異常な執着をもっており，外出が困難になることもある．完璧主義，頑固さなどのパーソナリティの偏り，抑うつ，不安，強迫症状がある．肥満恐怖のための食事制限，自己誘発性嘔吐，緩下剤の乱用を伴い，隠れ食い，盗み食い，万引きなどがみられることもある．やせ願望や肥満恐怖を否定し，「太りたい」と主張する場合もあるが，「やせ」を維持するための行動は止まらず，体重を増やそうとする行動は認められない．

2. 神経性大食症（過食症）

　いったん食べ始めるとやめられない，むちゃ食いしては吐く，食べすぎたことを後悔し，憂うつになるなどの症状がみられる．食事摂取に対するコントロールが失われ，短時間に大量に食事を摂取する．心理的背景に「太りたくない，やせたい」という体重への極端なこだわりや，「自分は太っている・醜い，だから自分には価値がない」という思いこみな

第17章　精神障害の基礎事項

どがある．むちゃ食いに対する罪悪感や体重増加への不安感，食事制限による体重減少を
達成できなかったことに対する自己不全感があり，抑うつ，気分の易変動，衝動性などが
認められる．

　摂食障害の多くは若い女性にみられ，拒食症は10代で発症する人が多く，過食症は20
代に多い傾向がある．アルコールや薬物への依存や抑うつ，怒りっぽい，パーソナリティ
障害などの精神疾患を合併しやすく，万引きや性的に奔放になる，自傷行為や自殺を図る
など衝動的な行動が多くなる．

9 ｜ アルコール依存症

　大量の飲酒を長期間続けると飲む量と飲む時間をコントロールできなくなり，次第に連
続飲酒となり，飲酒が我慢できず，大切にしていた家族，仕事，趣味などよりも飲酒をは
るかに優先させる状態が，アルコール依存症である．ICD-10の診断ガイドラインでは，
以下の6項目のうち3項目以上が1カ月続くか，繰り返し出現した場合としている．①飲
酒渇望，②連続飲酒／飲酒行動コントロール障害，③禁酒あるいは減酒したときの離脱症
状，④耐性の証拠（酩酊効果を得るための量が以前より明らかに増えている，または，同
じ量では酩酊効果が明らかに下がっている場合），⑤飲酒のため家族と過ごす時間や会話
が減り，飲んでいる時間が長くなる，⑥明らかに健康に有害な結果が起きているにもかか
わらず断酒できない．

1)渇望と飲酒行動

　強い飲酒欲求を「飲酒渇望」と呼んでいる．この強い渇望にさいなまれ，飲酒行動は連
続飲酒になり「コントロール障害」と表現されている．長期に断酒していても，再飲酒す
ればほどなくコントロールできなくなってしまう．これは再発準備性とも呼ばれ，依存症
の最も重要な特性の1つである．

2)離脱症状

　アルコールが抜けると，離脱後7〜20時間で，軽〜中等度の症状では自律神経症状や
精神症状などがみられる．前者は，手のふるえ，発汗（寝汗），心悸亢進，高血圧，嘔気，
嘔吐，下痢，体温上昇，寒気である．精神症状は，睡眠障害，不安感，うつ状態，イライ
ラ感，落ち着かない，などである．これらの症状を抑えるためにまた飲酒するが，耐性の
ために，同量の飲酒をしても以前より酔いが軽いために，より大量の飲酒をすることにな
るという悪循環が生じる．重症になると，一過性の幻聴や痙攣発作（強直間代発作），離
脱後期の72〜96時間で振戦せん妄（意識障害と幻覚）が出現する．

3)心理的特性

　否認と自己中心性が特徴である．否認は，本人が問題を全く認めない，または過小評価
する状況をさしている．具体的には，嘘をつく，他と比較して自分の問題を小さくみせる，
揚げ足をとる，ふてくされる，理屈をつける，などとして表現される．自己中心性とは，
物事を自分に都合のよいように解釈し，ほかの人に配慮しないことである．これらの心理
的特性は，飲酒を続けるために後からつくり上げられたものであることがほとんどである．

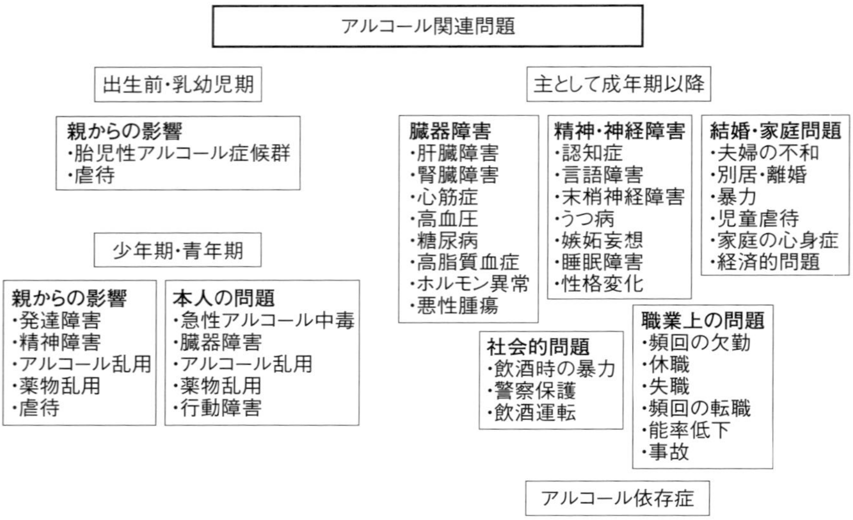

アルコール関連問題

出生前・乳幼児期

親からの影響
・胎児性アルコール症候群
・虐待

少年期・青年期

親からの影響
・発達障害
・精神障害
・アルコール乱用
・薬物乱用
・虐待

本人の問題
・急性アルコール中毒
・臓器障害
・アルコール乱用
・薬物乱用
・行動障害

主として成年期以降

臓器障害
・肝臓障害
・腎臓障害
・心筋症
・高血圧
・糖尿病
・高脂質血症
・ホルモン異常
・悪性腫瘍

精神・神経障害
・認知症
・言語障害
・末梢神経障害
・うつ病
・嫉妬妄想
・睡眠障害
・性格変化

結婚・家庭問題
・夫婦の不和
・別居・離婚
・暴力
・児童虐待
・家庭の心身症
・経済的問題

社会的問題
・飲酒時の暴力
・警察保護
・飲酒運転

職業上の問題
・頻回の欠勤
・休職
・失職
・頻回の転職
・能率低下
・事故

アルコール依存症

図17-5 アルコール関連問題の広がり

4）Wernicke脳症とKorsakoff症候群

アルコール依存症が基礎にあり，チアミン（ビタミンB₁）欠乏症が生じる．チアミンは糖代謝に必須であり，チアミン欠乏にもかかわらず，炭水化物の継続的摂取によって脳内の糖エネルギー代謝が破綻するためにWernicke（ウェルニッケ）脳症（錯乱，眼振，部分的眼筋麻痺，および運動失調の急性発症を特徴とする）が発生する．さらに進行してKorsakoff（コルサコフ）症候群（記銘力障害，失見当識，作話からなっている）を呈することになる．チアミン欠乏症は，食事を摂らずに飲酒するために栄養失調，下痢による吸収低下，アルコールによるチアミンの肝臓での貯蔵が阻害され，アルコール分解時に多く使われるために欠乏症が起こる．

5）アルコール関連問題

アルコール依存症の他に，各ライフステージにおける主なアルコール関連問題がある（図17-5)[11]．

10 てんかん

脳の神経細胞（ニューロン）も，ほかの神経細胞と同様に電気的活動を行っている．その信号は神経伝導検査，あるいは脳波によって捉えることができる．「てんかん発作」は，このニューロンの電気発射が外部からの刺激なしに自発的に起こる現象である．また「てんかん」とは，この「てんかん発作」を反復して起こすことを特徴とする病気である．

てんかんは，原因の不明な「特発性てんかん」と，頭部外傷，脳卒中，脳腫瘍，アルツハイマー病など脳の器質性障害による「症候性てんかん」に分けられ，前者が全体の約6割，後者が残りの約4割を占めるとされる．てんかんは，発作の始まりから脳全体に広がる全

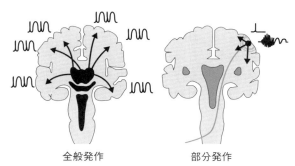

図17-6 全般発作と部分発作の過剰電気興奮部位

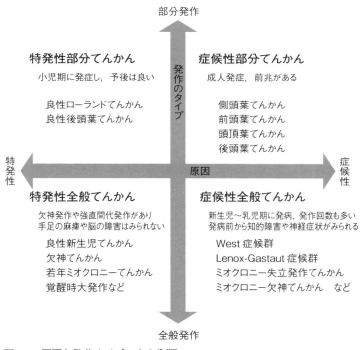

図17-7 原因と発作タイプによる分類

般発作と，発作が脳の一部から始まる部分発作に大別される（図17-6, 17-7）．

1)全般発作
1. 強直間代発作

　突然意識を失い，口を硬く食いしばり，呼吸が止まり，手足を伸ばして強直させる強直発作（tonic seizure）と，手足の屈伸を繰り返す間代発作（clonic seizure）の2つの相をあわせもっている．いずれの相も数秒から数十秒で終わるが，大発作（grand mal）と呼ばれる部分発作から電気的興奮が脳全体に広がって全身の痙攣につながる二次性全般発作

のこともある．脳波では過剰興奮を反映した棘波（spike）や鋭波（sharp wave）が出現する．

2. 欠神発作（absence seizure）

数十秒間にわたり意識がなくなる発作であるが，痙攣を起こしたり，倒れたりはしない．話をしたり，何かをしているときに，突然意識がなくなるので，急に話が途切れたり動作が止まったりする．注意力がない，集中できない，などと思われて，周囲の人がてんかん発作であることに気が付かないこともある．学童期や就学前に症状が現れることが多く，女児に多い．過呼吸によって発作が誘発される．脳波で発作時に3Hzの棘徐波（spike and wave）が記録される．

3. ミオクロニー発作

全身あるいは手足など，一部分の筋肉が一瞬ピクッと収縮する発作である．瞬間的な症状のため，自覚することが少ない発作であるが，連続して数回起こることもある．また，転倒したり，持っている物を投げ飛ばしてしまったりするほど症状が強いこともある．光，特に赤色フラッシュによって誘発されることが多く，寝起きや寝入りに起こりやすい傾向がある．若年性ミオクロニー発作は学童期12歳頃の女児に多く，意識障害はない．またこの中にLennox-Gastaut（レノックス・ガストー）症候群も含まれる．これは原因不明の脳症であり，3〜6歳の小児で発症，知的障害を伴っており，West（ウエスト）症候群から移行することが多い．West症候群は，重篤な脳障害を背景に生後3〜11カ月頃に発症し，「点頭てんかん」とも呼ばれている．脳波では無秩序な高振幅徐波と棘波から成るヒプスアリスミア（hypsarrhymia）がみられる．

4. 脱力発作

全身の筋肉の緊張が低下・消失するために，崩れるように倒れてしまう発作である．発作の持続時間は数秒以内と短く，発作と気付かれにくいこともある．

2）部分発作

過剰な電気的興奮が脳の一部に限定して起こる発作である．意識がはっきりしている単純部分発作と，意識障害を伴う複雑部分発作に分けられる．部分発作から過剰電気興奮が大脳全体に広がるものもあり，これを「二次性全般化発作」と呼んでいる．

1. 単純部分発作

過剰電気興奮部が大脳皮質のどの部位かによって，運動，感覚，視覚，聴覚，自律神経などの障害症状が出現する．意識障害はなく，脳卒中後の高齢者などでみられる．脳損傷病巣の過剰興奮によって手足の痙攣から始まり，次第に全身していくものはジャクソン発作（Jacksonian march）と呼ばれている．また二次性全般化によっててんかん重積状態になり，意識喪失が起こる．

2. 複雑部分発作

単純部分発作に意識障害を伴った場合である．発作開始時とその後に意識障害をきたす場合がある．発作開始時から意識が徐々に遠のいていく意識減損発作では，周囲の状況が分からなくなり，急に動作を止め，頭の中がボーッとなる状態で，患者には記憶障害として残っている．意識障害中に倒れることはなく，辺りをフラフラと歩き回ったり，手をた

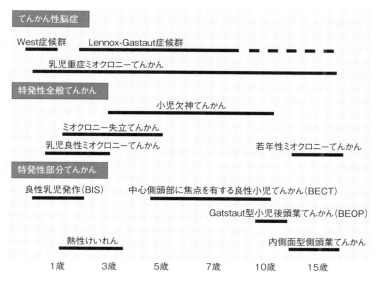

図17-8 てんかん症候群の好発年齢
田中主美（解説）：小児てんかんおよび熱性けいれん．社会福祉法人恩賜財団 済生会：(https://www.saiseikai.or.jp/medical/disease/epilepsy/) より引用

たく，口をモグモグさせるといった無意味な動作を繰り返す（自動症）などの症状がみられる．

側頭葉てんかんは，意識減損，自動症，発作後朦朧状態，記憶障害などの認知機能障害，抑うつ，精神病などの精神医学的障害を伴うこともある．海馬硬化を伴っていることもあり，難治性である．

3．二次性全般化発作
過剰電気興奮部が脳全体に拡がっていくために，意識喪失を伴った強直間代発作に進展する．発作前に部分発作としての「前兆」がみられることが全般発作との鑑別点である．

3）疫学
性差はみられず，幼少期から思春期までに発症するものが全体の 3/4 を占め（図17-8），遺伝素因が関与している．20歳以降では減少する．症候性てんかんは中高年者に多い．

過労，過度の飲酒，睡眠不足，精神的ストレスにより発作を誘発する．過換気によって欠神発作が，赤色フラッシュによってミオクロニー発作が誘発されやすい．特発性てんかんは症候性てんかんよりも予後は良好で，全般発作は部分発作よりも予後は良好である．服薬は発作が消失してもしばらく継続する必要があるが，必ずしも一生続ける必要はない．

参考文献
1. 厚生労働省：みんなのメンタルヘルス (https://www.mhlw.go.jp/kokoro/)
2. 厚生労働省：知ることから始めよう みんなのメンタルヘルス (https://www.mhlw.go.jp/kokoro/know/disease.html)
3. MSDマニュアル：08．精神障害 (https://www.msdmanuals.com/ja-jp/)

4. 統合失調ナビ. 抗精神病薬のタイプと特徴 (https://www.mental-navi.net/togoshicchosho/treatment/drug_therapy/characteristic.html)
5. 大阪大学大学院医学系研究科・精神医学教室 (編):絵でみる心の保健室　精神分裂病. 2007. (http://www.med.osaka-u.ac.jp/pub/psy/www/jp/counseling/009-028.pdf)
6. すまいるナビゲーター:双極障害 (https://www.smilenavigator.jp/soukyoku/about/)
7. 国立国際医療研究センター病院. 統合失調症とは? (http://www.hosp.ncgm.go.jp/aboutus/medicalnote/s013/001/index.html)
8. 日吉心のクリニック新聞:こころの病気　統合失調症. (https://kokoronoclinic.net/hiyoshi/column1/152/)
9. 元住吉こころのクリニック:統合失調症 (https://cocoromi-cl.jp/knowledge/psychiatry-disease/schizophrenia/about-schizophrenia/)
10. 太田保之・上野武治 (編):学生のための精神医学　第 3 版, 医歯薬出版, 2014.
11. 厚生労働省:みんなのメンタルヘルス「アルコール依存症」:(https://www.mhlw.go.jp/kokoro/speciality/detail_alcohol.html)
12. 株式会社 LITALICO, LITALICO 発達ナビ (https://h-navi.jp/)・てんかんとは?原因や発作の種類,発達障害との関係や支援制度について紹介します! (https://h-navi.jp/column/article/35026042)
13. Shapiro F:EMDR, Adaptive Information Processing, and Case Conceptualization, 2007. (https://connect.springerpub.com/content/sgremdr/1/2/68.full.pdf)

第18章　災害医学とリハビリテーション

第 ⑱ 章

災害医学と
リハビリテーション

学習の目標

1. トリアージのカテゴリーを説明できる.
2. トリアージのSTARTフローチャートを理解する.
3. 一次救命処置で行う手技にはどんなものがあるか.
4. 二次救命処置では何を行うか.
5. 肺血栓塞栓症とは何かを説明できる.
6. 被災者に対する心理的処置の時期による特徴を理解する.
7. 被災者に接する7つの態度を説明できる.

　災害時には救急救命医，救急救命士，看護師が大活躍する．しかし震災が一段落すると，被災者に対する地域医療を担うリハビリテーション関連医療者による支援が必要である.

1 ｜ トリアージ

　災害時に，医療資源（医療スタッフ，医薬品など）の効率的配分のために，患者の重症度や緊急度によって搬送，治療の優先度を決めなければならない．これを「トリアージ（triage：仏）」と呼んでいる．トリアージ担当者はトリアージのみに専念する．呼びかけに反応するか，呼吸をしているか，頸動脈が触れるか，歩行できているかを確認する．自発呼吸はあるが，橈骨動脈が触知できない症例はカテゴリー1（赤色）である.

①カテゴリー0（黒色）：死亡または救命不可能→搬送・治療しない.
②カテゴリー1（赤色）：生命にかかわる重篤な状態→最優先で搬送・治療.
③カテゴリー2（黄色）：生命の危険が及んでいないが，治療が必要な状態→搬送・治療.
④カテゴリー3（緑色）：軽傷またはそれ未満→搬送・治療の必要なし.

　トリアージに要する時間は傷病者数と症状の程度などにより異なるが，おおよそ1人あたり数十秒から数分程度で終わらせる．トリアージは1回で終わるのではなく，災害現場，救護所，病院到着後など必要に応じ，繰り返し実施する.

295

1)トリアージタッグ

3枚綴りで，各紙面には医療情報や特記事項などが記載可能で，カルテとしても活用できる（図18-1）．モギリ式でミシン目が入っているので，適切なところで切り取りができる．装着部位は原則として右手首であるが，その部位が負傷している場合には，左手首→右足首→左足首→首の順にかける．大切なことは，負傷部位，衣服，靴などには着けないことである．

2)START法

Simple Triage and Rapid Treatment の略語であり，少数の救助者で多数の傷病者を簡便で短時間でトリアージする方法である

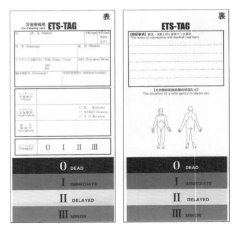

図18-1 トリアージタッグ

（図18-2）．最初に，歩けるかをチェックし，歩くことができれば，負傷の有無を確認する．負傷があればⅢ（緑：カテゴリー3）で待機である．次に呼吸の有無をみて，呼吸があれば6秒間で呼吸数を計測する．6秒間に3回以上，または6秒間に1回未満ではⅠ（赤：カテゴリー1）になる．呼吸数1〜2回/6秒の場合，循環系で橈骨動脈の触知を確認する．触知できなければⅠで，触知できるなら，次の意識レベルを確認する．「手を握って」など簡単な指示に従えるかどうか確認し，従えなければⅠで，従えればⅡ（黄：カテゴリー2）と判断する．

3)一次救命処置

BLS（basic life support）の略語で呼ばれる．被災者が倒れているのを発見したら，まず呼びかけに反応するかどうかで意識を確認し，頸動脈を触知する．意識がなければ，大声で応援を呼び，緊急通報と除細動器を依頼する．頸動脈が触れず，呼吸がない場合，ただちに心肺蘇生法（cardio-pulmonary resuscitation：CPR）を開始し，胸骨圧迫を100回/分行い，30回の胸骨圧迫に対し2回人工呼吸を行う．胸骨圧迫によって成人では胸が少なくとも5cm沈み込む程度，小児では胸の厚さの約1/3の深さを目安に圧迫する．手のひら全体で圧迫すると肋骨損傷の原因になるために，手のひら基部に力を集中させ，組んだ上側の指で下側の指を持ち上げるようにする（図18-3）．必要時にAED（automated external defibrillator：自動体外式除細動器）で電気ショックを1回与え，CPRをただちに再開する．AEDは心臓が痙攣し血液を流すポンプ機能を失った心室細動になった心臓に対して，電気ショックを与え，正常なリズムに戻すための医療機器である．2004年7月より医療従事者ではない一般市民でも使用できるようになり，病院や診療所，救急車はもちろんのこと，空港，駅，スポーツクラブ，学校，公共施設，企業等，人が多く集まるところを中心に設置されている．

4)二次救命処置

ALS（advanced life support）の略語で呼ばれ，気道確保を目標とする．STARTアプロー

第18章 災害医学とリハビリテーション

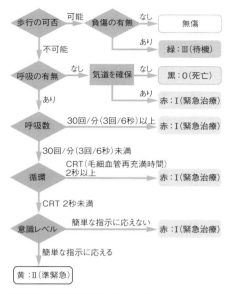

図18-2 STARTフローチャート
CRT: capillary refilling time，爪床圧迫法でみる．

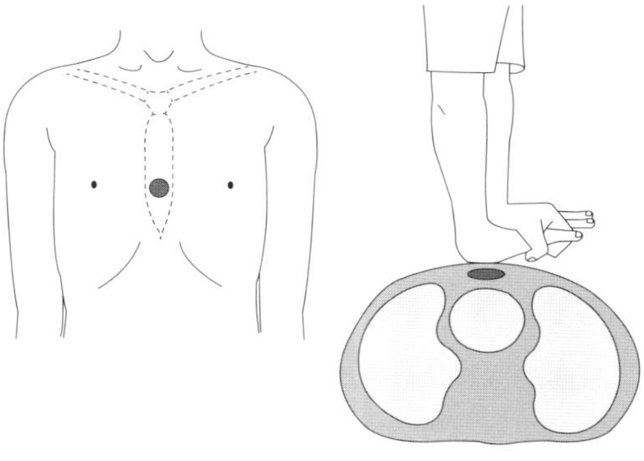

図18-3 胸骨圧迫の方法
胸骨下部を手のひら基部で圧迫して，成人で5cmほど沈み込む程度とする．

チで呼吸がない場合，あるいはBLSのみで心拍が再開しない場合，気道を確保する必要がある．同時に頸動脈で拍動を確認する．救急救命士や医師が気管挿管や高濃度酸素など医療機器や薬剤も用いて行う救命処置を行う．

2 肺血栓塞栓症

災害時の避難所生活では十分なスペースがとれず，狭い場所での臥床を強いられることが多い．長期臥床によって静脈血を心臓に戻すポンプとしての役割をもつ下腿三頭筋をあまり使わず脱水が重なると，下腿のうっ滞とともに下腿深部静脈に血栓がつくられ，さらに血栓は剝がれて，肺動脈につまり肺塞栓症が生じる．エコノミークラス症候群あるいはロングフライト血栓症と呼ばれることもある．適量の水分を摂取し，歩くことで防ぐことができる．ビールなどのアルコール飲料や緑茶・紅茶・コーヒーなどカフェインを含む飲料は利尿作用があり，かえって脱水を引き起こす恐れがあるので水分補給目的としては避けたほうがよい．災害時の避難所においては，畳かマットを敷いた雑魚寝よりも簡易ベッドを用いると，深部静脈血栓陽性率を低下させることができる．肺塞栓によって，突然，呼吸困難が起こり，死亡原因になりうる．予防に勝る治療法はなく，疾患や術後に臥位を強いられる場合，下肢挙上，下腿ストッキング，ポンピング圧迫装具の装着，足関節可動域の実施などがある（MEMO 13-2 参照）．

また大腿骨骨幹部や骨盤骨折，膝や股関節人工関節置換術によって脂肪塞栓症候群が発生し，肺塞栓症あるいは多発性脳梗塞を発症することもある．

3 | 心理的応急処置

災害や危機的な出来事に見舞われ，苦しんでいる人々に寄り添って心の回復を支えるにはどのようにするかを少しみていく．被災からの時期によって，①急性期：数十分，数時間，数日，②反応期：1〜6週間，③修復期：1〜6カ月，④復興期：半年以降の4つに分けられる[1].

1) 急性期

災害の直後は，衝撃に圧倒され，心理精神的ストレス，身体反応が現れ，交感神経亢進状態になる急性ストレス障害が出現する．合理的思考ができなくなり，集中力や記憶力も低下する．茫然自失に陥り，不安や恐怖が強く，怒りと悲しみのためにコミュニケーションがうまく取れない．ストレス反応に関する情報の提供による心理的支援や，救命処理や精神的支援が必要である．特に精神障害者では服薬している薬剤を中断しないように支援する．なお医療救護活動のフェーズとして，ライフラインや交通機関が途絶し，被災地外からの人的・物的支援の受け入れが少ない状況である．家屋の破損，ライフライン途絶による生活環境や衛生状態の悪化，孤立地域が発生する．避難者数による過密状態となる．医療計画の中に含まれている地域災害医療コーディネーターが医療対策拠点を設置するとともに，通常の医療体制では対応できない場合，市区町村が速やかに災害拠点病院の近接地等に緊急医療救護所を設置する．また救命救急を目的とした災害派遣医療チーム（Disaster Medical Assistance Team：DMAT）の派遣要請，必要に応じて入院患者や養護施設の人々を域外への医療福祉機関へ搬送を行う必要がある[2,3].

2) 反応期

集団生活，栄養障害，衛生状態の悪化，疲労の蓄積などにより感染症が発生することがあるため予防が必要となる．また，深部静脈血栓症に対する予防も必要である．服薬中断や環境の変化などによるストレスによって持病が悪化することもあり，慣れない環境での隣の人のいびき，子どもの泣き声などによる不眠，疲労，苛立ちの蓄積によってイライラが募ってくる．

心理的には，少しずつ自分の置かれた現実を理解し，抑えていた感情が湧き出してくる時期である．これは無力感の克服につながる心の働きでもある．つらい出来事が蘇り，悪夢を見たり，緊張が高まり，イライラや孤立感が増大し，しばしば抑うつ的になる．生き残ったことに救われる気持ちと，自分だけが生き残ったという罪悪感に襲われる．長年親しんだものの喪失や思いを表出できる場を設けることが大切である．被害状況が少しずつ把握でき，ライフライン等が復活し始めて，人的・物的支援の受け入れ態勢が確立される状況であるが，相変わらずプライバシーが守られない，洗濯ができず衣類の清潔が保たれない，温湿度管理が不十分，食品の衛生管理不備による食中毒，物資や荷物の増加による塵埃の発生，流出入の激しさによる治安の問題などが残っている．

3) 修復期

悲しみや淋しさが募り，不安を感じることもあるが，混乱した感情が徐々に修復され始める時期である．日常生活への関心や将来の見通しに目が向けられるようになるが，突然

記憶が蘇り，災害を思い出す話題や場所を避けてしまう．PTSD と同じ状況で，離人症の症状も起こることがある[4]（**第 17 章　精神障害の基礎事項参照**）．

4）復興期

　災害による混乱から地域社会が平常を取り戻しつつある時期であるが，住宅再建の問題，収入の確保など社会生活を営むうえでの問題が解決せず，仮設住宅に住み続け，今後の生活への見通しが立たない不安や焦燥感，また不眠や食欲不振などの身体症状が現れる場合もある．回復に向かう人がみられる中，特に災害弱者の高齢者に PTSD の遷延化が生じる人がみられる．回復が遅れている人々は取り残され感が強まり，ますます孤立化し，さらには「いつまでも辛いと嘆いていないで，自立すべきではないか」といった世間からのいわれなき非難によりさらに追い詰められることがある．この時期の対応方法は，一人ひとりの生活状況をふまえた個別の支援が必要となる[5]．

　災害関連死とは，災害による直接の被害ではなく，避難途中や避難後に死亡した者の死因について，災害との因果関係が認められるものである．災害発生 3 カ月以内が 80％近くに上り，70 歳以上の高齢者が 8 〜 9 割を占めている．死因は肺炎などの呼吸器疾患と心不全やくも膜下出血など循環器系疾患が 60％を占めている[6]．

4 ｜ 被災者に接する7つのポイント

　支援者は被災者を助けるだけではなく，被災者の自助を支えることも重要である．援助者が去った後も被災者が自分でやっていけるように支援することを十分に自覚する必要があり，7 つの態度が挙げられる[1]．①支持的である，②共感的である，③純粋である，④肯定的で判断のない態度，⑤被災者の力の回復，⑥実際的である，⑦守秘，倫理的配慮がある．

引用文献

1. 日本赤十字社（編）：災害時のこころのケア. 日本赤十字社，2006.
2. WHO：PFA（Psychological First Aid 心理的応急処置）マニュアル：(https://saigai-kokoro.ncnp.go.jp/pdf/who_pfa_guide.pdf)
3. 東京都西多摩保健所：西多摩圏域市町村災害時保健活動ガイドライン (http://www.fukushihoken.metro.tokyo.jp/nisitama/tiiki/kadaibetu_plan/saigaiguideline_phn.files/guideline_p15-22.pdf)
4. 厚生労働省：災害時地域精神保健医療活動のガイドライン (https://saigai-kokoro.ncnp.go.jp/document/medical_personnel05_2.html)
5. 高知県地域福祉部：災害時の心のケアマニュアル第 3 版. 2018.（https://www.pref.kochi.lg.jp/soshiki/060801/files/2018032800251/file_2018465184229_2.pdf）
6. 内閣府防災情報のページ：災害関連死事例集（増補版）の概要 (https://www.bousai.go.jo/taisaku/hisaisyagyousei/pdf/jirei_r5_05_gaiyo.pdf)

付表：ICF（国際生活機能分類）

ICF　第1レベルの分類

心身機能
第1章　精神機能
第2章　感覚機能と痛み
第3章　音声と発話の機能
第4章　心血管系・血液系・免疫系・呼吸器系の機能
第5章　消化器系・代謝系・内分泌系の機能
第6章　尿路・性・生殖の機能
第7章　神経筋骨格と運動に関連する機能
第8章　皮膚および関連する構造の機能

身体構造
第1章　神経系の構造
第2章　目・耳および関連部位の構造
第3章　音声と発話に関わる構造
第4章　心血管系・免疫系・呼吸器系の構造
第5章　消化器系・代謝系・内分泌系に関連した構造
第6章　尿路性器系および生殖系に関連した構造
第7章　運動に関連した構造
第8章　皮膚および関連部位の構造

活動と参加
第1章　学習と知識の応用
第2章　一般的な課題と要求
第3章　コミュニケーション
第4章　運動・移動
第5章　セルフケア
第6章　家庭生活
第7章　対人関係
第8章　主要な生活領域
第9章　コミュニティライフ・社会生活・市民生活

環境因子
第1章　生産品と用具
第2章　自然環境と人間がもたらした環境変化
第3章　支援と関係
第4章　態度
第5章　サービス・制度・政策

ICF　第2レベルの分類

心身機能

第1章　精神機能
全般的精神機能（b110－b139）
b110　意識機能
b114　見当識機能
b117　知的機能
b122　全般的な心理社会的機能
b126　気質と人格の機能
b130　活力と欲動の機能
b134　睡眠機能
b139　その他の特定の，および詳細不明の，全般的精神機能

個別的精神機能（b140－b189）
b140　注意機能
b144　記憶機能
b147　精神運動機能
b152　情動機能
b156　知覚機能
b160　思考機能
b164　高次認知機能
b167　言語に関する精神機能
b172　計算機能
b176　複雑な運動を順序立てて行う精神機能
b180　自己と時間の経験の機能
b189　その他の特定の，および詳細不明の，個別的精神機能
b198　その他の特定の精神機能
b199　詳細不明の精神機能

第2章　感覚機能と痛み
視覚および関連機能（b210－b229）
b210　視覚機能
b215　目に付属する構造の機能
b220　目とそれに付属する構造に関連した感覚
b229　その他の特定の，および詳細不明の，視覚および関連機能

聴覚と前庭の機能（b230－b249）
b230　聴覚機能
b235　前庭機能
b240　聴覚と前庭の機能に関連した感覚
b249　その他の特定の，および詳細不明の，聴覚と前庭の機能

付表：ICF（国際生活機能分類）

その他の感覚機能（b250－b279）
b250　味覚
b255　嗅覚
b260　固有受容覚
b265　触覚
b270　温度やその他の刺激に関連した感覚機能
b279　その他の特定の，および詳細不明の，その他の感覚機能

痛み（b280－b289）
b280　痛みの感覚
b289　その他の特定の，および詳細不明の，痛みの感覚
b298　その他の特定の，感覚機能と痛み
b299　詳細不明の，感覚機能と痛み

第3章　音声と発話の機能
b310　音声機能
b320　構音機能
b330　音声言語（発話）の流暢性とリズムの機能
b340　代替性音声機能
b398　その他の特定の，音声と発話の機能
b399　詳細不明の，音声と発話の機能

第4章　心血管系・血液系・免疫系・呼吸器系の機能
心血管系の機能（b410－b429）
b410　心機能
b415　血管の機能
b420　血圧の機能
b429　その他の特定の，および詳細不明の，心血管系の機能

血液系と免疫系の機能（b430－b439）
b430　血液系の機能
b435　免疫系の機能
b439　その他の特定の，および詳細不明の，血液系および免疫系の機能

呼吸器系の機能（b440－b449）
b440　呼吸機能
b445　呼吸筋の機能
b449　その他の特定の，および詳細不明の，呼吸器系の機能

心血管系と呼吸器系の付加的機能と感覚（b450－b469）
b450　その他の呼吸機能
b455　運動耐容能
b460　心血管系と呼吸器系に関連した感覚
b469　その他の特定の，および詳細不明の，心血管系と呼吸器系の付加的機能と感覚
b498　その他の特定の，心血管系・血液系・免疫系・呼吸器系の機能

b499　詳細不明の，心血管系・血液系・免疫系・呼吸器系の機能

第5章　消化器系・代謝系・内分泌系の機能
消化器系に関連する機能（b510－b539）
b510　摂食機能
b515　消化機能
b520　同化機能
b525　排便機能
b530　体重維持機能
b535　消化器系に関連した感覚
b539　その他の特定の，および詳細不明の，消化器系に関連する機能

代謝と内分泌系に関連する機能（b540－b559）
b540　全般的代謝機能
b545　水分・ミネラル・電解質バランスの機能
b550　体温調節機能
b555　内分泌腺機能
b559　その他の特定の，および詳細不明の，代謝と内分泌系に関連する機能
b598　その他の特定の，消化器系・代謝系・内分泌系の機能
b599　詳細不明の，消化器系・代謝系・内分泌系の機能

第6章　尿路・性・生殖の機能
尿路機能（b610－b639）
b610　尿排泄機能
b620　排尿機能
b630　排尿機能に関連した感覚
b639　その他の特定の，および詳細不明の，尿路機能

性と生殖の機能（b640－b679）
b640　性機能
b650　月経の機能
b660　生殖の機能
b670　性と生殖の機能に関連した感覚
b679　その他の特定の，および詳細不明の，性と生殖の機能
b698　その他の特定の，尿路・性・生殖の機能
b699　詳細不明の，尿路・性・生殖の機能

第7章　神経筋骨格と運動に関連する機能
関節と骨の機能（b710－b729）
b710　関節の可動性の機能
b715　関節の安定性の機能
b720　骨の可動性の機能
b729　その他の特定の，および詳細不明の，関節と骨の機能

筋の機能（b730－b749）
b730　筋力の機能

b735　筋緊張の機能
b740　筋の持久性機能
b749　その他の特定の，および詳細不明の，筋の
機能

運動機能（b750 – b789）
b750　運動反射機能
b755　不随意運動反応機能
b760　随意運動の制御機能
b765　不随意運動の機能
b770　歩行パターン機能
b780　筋と運動機能に関連した感覚
b789　その他の特定の，および詳細不明の，運動
機能
b798　その他の特定の，神経筋骨格と運動に関連
する機能
b799　詳細不明の，神経筋骨格と運動に関連する
機能

第8章　皮膚および関連する構造の機能
皮膚の機能（b810 – b849）
b810　皮膚の保護機能
b820　皮膚の修復機能
b830　その他の皮膚の機能
b840　皮膚に関連した感覚
b849　その他の特定の，および詳細不明の，皮膚
の機能

毛と爪の機能（b850 – b869）
b850　毛の機能
b860　爪の機能
b869　その他の特定の，および詳細不明の，毛と
爪の機能
b898　その他の特定の，皮膚および関連する構造
の機能
b899　詳細不明の，皮膚および関連する構造の機
能

身体機能
第1章　神経系の構造
s110　脳の構造
s120　脊髄と関連部位の構造
s130　髄膜の構造
s140　交感神経系の構造
s150　副交感神経系の構造
s198　その他の特定の，神経系の構造
s199　詳細不明の，神経系の構造

第2章　目・耳および関連部位の構造
s210　眼窩の構造
s220　眼球の構造
s230　目の周囲の構造
s240　外耳の構造

s250　中耳の構造
s260　内耳の構造
s298　その他の特定の，目・耳および関連部位の
構造
s299　詳細不明の，目・耳および関連部位の構造

第3章　音声と発話に関わる構造
s310　鼻の構造
s320　口の構造
s330　咽頭の構造
s340　喉頭の構造
s398　その他の特定の，音声と発話に関わる構造
s399　詳細不明の，音声と発話に関わる構造

第4章　心血管系・免疫系・呼吸器系の構造
s410　心血管系の構造
s420　免疫系の構造
s430　呼吸器系の構造
s498　その他の特定の，心血管系・免疫系・呼吸
器系の構造
s499　詳細不明の，心血管系・免疫系・呼吸器系
の構造

第5章　消化器系・代謝系・内分泌系に関連した構造
s510　唾液腺の構造
s520　食道の構造
s530　胃の構造
s540　腸の構造
s550　膵臓の構造
s560　肝臓の構造
s570　胆嚢と胆管の構造
s580　内分泌腺の構造
s598　その他の特定の，消化器系・代謝系・内分
泌系に関連した構造
s599　詳細不明の，消化器系・代謝系・内分泌系
に関連した構造

第6章　尿路性器系および生殖系に関連した構造
s610　尿路系の構造
s620　骨盤底の構造
s630　生殖系の構造
s698　その他の特定の，尿路性器系および生殖系
に関連した構造
s699　詳細不明の，尿路性器系および生殖系に関
連した構造

第7章　運動に関連した構造
s710　頭頸部の構造
s720　肩部の構造
s730　上肢の構造
s740　骨盤部の構造
s750　下肢の構造

付表：ICF（国際生活機能分類）

s760　体幹の構造
s770　運動に関連したその他の筋骨格構造
s798　その他の特定の，運動に関連した構造
s799　詳細不明の，運動に関連した構造

第8章　皮膚および関連部位の構造
s810　皮膚の各部の構造
s820　皮膚の腺の構造
s830　爪の構造
s840　毛の構造
s898　その他の特定の，皮膚および関連部位の構造
s899　詳細不明の，皮膚および関連部位の構造

活動と参加

第1章　学習と知識の応用
目的をもった感覚的経験（d110-d129）
d110　注意して視ること
d115　注意して聞くこと
d120　その他の目的のある感覚
d129　その他の特定の，および詳細不明の，目的をもった感覚経験

基礎的学習（d130-d159）
d130　模倣
d135　反復
d140　読むことの学習
d145　書くことの学習
d150　計算の学習
d155　技能の習得
d159　その他特定の，および詳細不明の，基礎的学習

知識の応用（d160-d179）
d160　注意を集中すること
d163　思考
d166　読むこと
d170　書くこと
d172　計算
d175　問題解決
d177　意思決定
d179　その他の特定の，および詳細不明の，知識の応用
d198　その他の特定の，学習と知識の応用
d199　詳細不明の，学習と知識の応用

第2章　一般的な課題と要求
d210　単一課題の遂行
d220　複数課題の遂行
d230　日課の遂行
d240　ストレスとその他の心理的要求への対処
d298　その他の特定の，一般的な課題と要求
d299　詳細不明の，一般的な課題と要求

第3章　コミュニケーション
コミュニケーションの理解（d310-d329）
d310　話し言葉の理解
d315　非言語的メッセージの理解
d320　公式手話によるメッセージの理解
d325　書き言葉によるメッセージの理解
d329　その他の特定の，および詳細不明の，コミュニケーションの理解

コミュニケーションの表出（d330-d349）
d330　話すこと
d335　非言語的メッセージの表出
d340　公式手話によるメッセージの表出
d345　書き言葉によるメッセージの表出
d349　その他の特定の，および詳細不明の，コミュニケーションの表出

会話並びにコミュニケーション用具および技法の利用（d350-d369）
d350　会話
d355　ディスカッション
d360　コミュニケーション用具および技法の利用
d369　その他の特定の，および詳細不明の，会話とコミュニケーション用具および技法の利用
d398　その他の特定のコミュニケーション
d399　詳細不明のコミュニケーション

第4章　運動・移動
姿勢の変換と保持（d410-d429）
d410　基本的な姿勢の変換
d415　姿勢の保持
d420　乗り移り（移乗）
d429　その他の特定の，および詳細不明の，姿勢の変換と保持

物の運搬・移動・操作（d430-d449）
d430　持ち上げることと運ぶこと
d435　下肢を使って物を動かすこと
d440　細かな手の使用
d445　手と腕の使用
d449　その他の特定の，および詳細不明の，物の運搬・移動・操作

歩行と移動（d450-d469）
d450　歩行
d455　移動
d460　さまざまな場所での移動
d465　用具を用いての移動
d469　その他の特定の，および詳細不明の，歩行と移動

交通機関や手段を利用しての移動（d470-d489）
d470　交通機関や手段の利用

303

d475　運転や操作
d480　交通手段として動物に乗ること
d489　その他の特定の，および詳細不明の，交通
　　　機関や手段を利用しての移動
d498　その他の特定の運動・移動
d499　詳細不明の運動・移動

第5章　セルフケア
d510　自分の身体を洗うこと
d520　身体各部の手入れ
d530　排泄
d540　更衣
d550　食べること
d560　飲むこと
d570　健康に注意すること
d598　その他の特定のセルフケア
d599　詳細不明のセルフケア

第6章　家庭生活必需品の入手（d610 – d629）
d610　住居の入手
d620　物品とサービスの入手
d629　その他の特定の，および詳細不明の，必需
　　　品の入手

家事（d630 – d649）
d630　調理
d640　調理以外の家事
d649　その他の特定の，および詳細不明の，家事

家庭用品の管理および他者への援助（d650 – d669）
d650　家庭用品の管理
d660　他者への援助
d669　その他の特定の，および詳細不明の，家庭
　　　用品の手入れと他者への援助
d698　その他の特定の家庭生活
d699　詳細不明の家庭生活

第7章　対人関係
一般的な対人関係（d710 – d729）
d710　基本的な対人関係
d720　複雑な対人関係
d729　その他の特定の，および詳細不明の，一般
　　　的な対人関係

特別な対人関係（d730 – d779）
d730　よく知らない人との関係
d740　公的な関係
d750　非公式な社会的関係
d760　家族関係
d770　親密な関係
d779　その他の特定の，および詳細不明の，特別
　　　な対人関係

d798　その他の特定の対人関係
d799　詳細不明の対人関係

第8章　主要な生活領域
教育（d810 – d839）
d810　非公式な教育
d815　就学前教育
d820　学校教育
d825　職業訓練
d830　高等教育
d839　その他の特定の，および詳細不明の，教育

仕事と雇用（d840 – d859）
d840　見習研修（職業準備）
d845　仕事の獲得・維持・終了
d850　報酬を伴う仕事
d855　無報酬の仕事
d859　その他の特定の，および詳細不明の，仕事
　　　と雇用

経済生活（d860 – d879）
d860　基本的な経済的取引き
d865　複雑な経済的取引き
d870　経済的自給
d879　その他の特定の，および詳細不明の，経済
　　　生活
d898　その他の特定の主要な生活領域
d899　詳細不明の主要な生活領域

第9章　コミュニティライフ・社会生活・市民生活
d910　コミュニティライフ
d920　レクリエーションとレジャー
d930　宗教とスピリチュアリティ
d940　人権
d950　政治活動と市民権
d998　その他の特定の，コミュニティライフ・社
　　　会生活・市民生活
d999　詳細不明の，コミュニティライフ・社会生
　　　活・市民生活

環境因子
第1章　生産品と用具
e110　個人消費用の生産品や物質
e115　日常生活における個人用の生産品と用具
e120　個人的な屋内外の移動と交通のための生産
　　　品と用具
e125　コミュニケーション用の生産品と用具
e130　教育用の生産品と用具
e135　仕事用の生産品と用具
e140　文化・レクリエーション・スポーツ用の生
　　　産品と用具

e145	宗教とスピリチュアリティ儀式用の生産品と用具
e150	公共の建物の設計・建設用の生産品と用具
e155	私用の建物の設計・建設用の生産品と用具
e160	土地開発関連の生産品と用具
e165	資産
e198	その他の特定の，生産品と用具
e199	詳細不明の，生産品と用具

第2章　自然環境と人間がもたらした環境変化

e210	自然地理
e215	人口・住民
e220	植物相と動物相
e225	気候
e230	自然災害
e235	人的災害
e240	光
e245	時間的変化
e250	音
e255	振動
e260	空気の質
e298	その他の特定の，自然環境と人間がもたらした環境変化
e299	詳細不明の，自然環境と人間がもたらした環境変化

第3章　支援と関係

e310	家族
e315	親族
e320	友人
e325	知人・仲間・同僚・隣人・コミュニティの成員
e330	権限をもつ立場にある人々
e335	下位の立場にある人々
e340	対人サービス提供者
e345	よく知らない人
e350	家畜・家禽など
e355	保健の専門職
e360	その他の専門職
e398	その他の特定の，支援と関係
e399	詳細不明の，支援と関係

第4章　態度

e410	家族の態度
e415	親族の態度
e420	友人の態度
e425	知人・仲間・同僚・隣人・コミュニティの成員の態度
e430	権限をもつ立場にある人々の態度
e435	下位の立場にある人々の態度
e440	対人サービス提供者の態度
e445	よく知らない人の態度
e450	保健の専門職者の態度

e455	その他の専門職者の態度
e460	社会的態度
e465	社会的規範・慣行・イデオロギー
e498	その他の特定の態度
e499	詳細不明の態度

第5章　サービス・制度・政策

e510	消費財生産のためのサービス・制度・政策
e515	建築・建設に関連するサービス・制度・政策
e520	土地計画に関連するサービス・制度・政策
e525	住宅供給サービス・制度・政策
e530	公共事業サービス・制度・政策
e535	コミュニケーションサービス・制度・政策
e540	交通サービス・制度・政策
e545	市民保護サービス・制度・政策
e550	司法サービス・制度・政策
e555	団体と組織に関するサービス・制度・政策
e560	メディアサービス・制度・政策
e565	経済に関するサービス・制度・政策
e570	社会保障サービス・制度・政策
e575	一般的な社会的支援サービス・制度・政策
e580	保健サービス・制度・政策
e585	教育と訓練のサービス・制度・政策
e590	労働と雇用のサービス・制度・政策
e595	政治的サービス・制度・政策
e598	その他の特定の，サービス・制度・政策
e599	詳細不明の，サービス・制度・政策

索引

あ

アーロン T. ベック　121
合図　185
アイデンティティ　139
悪性腫瘍の経過　271
悪性症候群　282
アスペルガー症候群　262
アセチルコリン　200
　　──受容体　198, 199
アッシュワース（Ashworth）スケール　65
アテローム血栓性脳梗塞　154
アトラス　208
アメンチア　61
誤りなし学習　103
アルコール依存症　289
アロデニア　74
安静と食事　175
アンダーアーム（underarm）装具　224

い

医学的リハビリテーションの対象　17
医原性 AIDS　219
意識状態　61
異所性骨化　124
痛みの下行路　76
痛みの上行路　75
痛みの定義　72
痛みの伝達路　74
一次救命処置　296
一過性脳虚血　155
遺伝性運動性感覚性ニューロパチー　195
易転倒性　123
医療ソーシャルワーカー　24
インシデント　122
　　──と医療事故の概念　123
飲酒行動　289
陰性症状　281
咽頭反射　64
院内肺炎　227
インフォームド・コンセント　274
インフォームドコンセント　52

う

うちわ歩行　217
うつ病　278
運動器疾患　201
運動強度と各年代の脈拍数　114
運動軸　54
運動失調　68
運動神経線維　95
運動発達　250
運動負荷法　112
運動面　53

え

エイジズム　142
エコノミークラス症候群　297
鉛管（leadpipe）様現象　65
嚥下の各相　71
遠城寺式乳幼児分析的発達検査表　79, 81

お

横紋筋融解症　282
折りたたみナイフ（clasp-knife）現象　65
オルトラーニ法　218

か

下位運動ニューロン　63
回外　54
介護施設　128
介護福祉士　23
介護保険主治医意見書　94
介護療養型医療施設　129
介護老人福祉施設　128
介護老人保健施設　128
外傷性脊髄損傷の疫学　167
外傷性脊髄損傷の発生頻度　167
外傷性脳損傷　159
改正発達障害者支援法　261
回想法　103
外側出血　153
回腸導管によるストマ　31
改訂日本版デンバー式発達スクリーニング検査　78, 79, 250
改訂長谷川式簡易知能評価スケール　92
回内　54
開排制限　217
回避性パーソナリティ障害　285
回復期リハビリテーション病棟の適応　128
解剖学的肢位　54
解離性感覚障害　173
解離性障害　286
カウザルギー　74
核黄疸　248
過屈曲損傷の発生機序　172
各年代における体力（最大酸素摂取量）の基準値　114
下行路　75
下肢切断部位と原因　120
下肢装具の適応と選択　119
下肢長　53
下肢の荷重軸　216
過食症　288
下垂足　118
仮性球麻痺　124, 125
仮性認知症　106
画像診断　158
下腿義足　119
　　──ソケット　120
下大静脈フィルター　245
カタレプシー　62
活動制限　41, 180
合併症　197
渇望　289
カルノフスキー評価表　273
ガルベストン見当識記憶テスト　161, 162
加齢　142
がん　267
感覚障害　72
環境因子　41, 50
がんサバイバーシップ　275
患肢温存術　270

き

間質性肺炎　228, 270
関節運動　54
関節外病変　213
関節可動域測定法　54
関節可動域表示ならびに測定法　55
関節拘縮　106
関節リウマチ　211
　　──クラス分類　213
　　──の障害像　213
　　──の手の変形　214
完全参加と平等　7, 8
完全房室ブロック　241
感染予防　125, 126
肝臓機能障害　33
がん治療に伴う合併症　271
冠動脈危険因子　237
観念運動失行　84
観念失行　83
がんの痛み　273
がんの化学療法　272
がんの放射線治療　272
がんのリハビリテーション　272
がん病変　271
カンファレンス　48
がん罹患率　268

キアリⅡ型奇形　258
記憶障害　84
　　──の時間ライン　85
偽関節　221
義肢装具士　24
義足　118
企図振戦　68
機能障害に対する治療アプローチ　197
基本肢位　53, 54
基本面　54
記銘力障害　84
虐待者　138
逆行性健忘　85
ギャラント（Galant）反射　250
急降下爆撃音　256
求心性と遠心性収縮　111
急性炎症性脱髄性病変　196
急性灰白髄炎　14
急性期のベッドサイドでのアプローチ　104
急性軸索変性型　196
急性疼痛　74
旧脊髄視床路　75
球麻痺　125
教育リハビリテーション　12
境界性パーソナリティ障害　283
狭心症　237
　　──の分類　237
強直間代発作　291
強迫性障害　286
強迫性パーソナリティ障害　285
業務独占　25
棘徐波　292
虚血性心疾患　236
　　──の包括的治療アプローチ　236
拒食症　288
ギラン・バレー症候群　195

307

筋萎縮性側索硬化症 187
筋強直現象 256
筋強直性筋ジストロフィー 256
筋区画（コンパートメント）症候群 215
筋ジストロフィー 253
筋収縮の種類 109
筋線維 108
　——の分類と特性 109
緊張性迷路反射 250
筋トーヌス低下 68
筋力強化 108
　——の原則 110
筋力と運動単位の放電頻度 110

く

クスマウル（Kussmaul）呼吸 232
口すぼめ呼吸 232, 233
クボステック（Chvostek）徴候 204
くも膜下出血 156
グラスゴー昏睡スケール 61, 62, 161
クリッピング術 157
クリニカルパス 52
くる病 204

け

痙縮 64
頸髄損傷の受傷機転 171
頸髄損傷レベルと ADL 能力 180
軽躁状態 279
頸体角 216
傾聴と共感 102
系統的レビュー 50, 51
軽度認知障害 92
血液透析用のシャント 31
血管性認知症 149
欠神発作 292
血栓溶解療法 157
血友病 215, 219
血友病性関節症 215
ゲルストマン（Gerstmann）症候群 83, 157
嫌気性代謝閾値 112, 113
健康の定義 41
言語聴覚士 23
腱固定効果の原理 179
腱固定副子 180
現実見当識訓練 103, 163
原始反射 78
肩手症候群 74
"健側 first" の原理 158
原発性骨粗鬆症 206
腱反射 63, 170

こ

コイル塞栓術 157
高位前方切除 32
抗がん剤 270
交感神経 199
抗凝固療法 238
抗血液凝固剤 207
抗血小板療法 238
抗血栓療法 238
高次脳機能障害 80
後縦靱帯骨化症 172
抗精神病薬 281
交代性片麻痺 62, 154
行動異常特性に対する基本的アプローチ 163

公認心理師 24
好発部位 106
後方切開術 210
硬膜外出血 159
硬膜下出血 159
高齢者虐待 142
高齢者の寝たきり度 91
高齢者のリハビリテーション 145
　——の原則 150
誤嚥性肺炎 124
コーネル・メディカル・インデックス 77
ゴール設定 48
股関節脱臼予防の生活指導 218
呼吸器機能障害 30
呼吸器疾患 227
呼吸の神経性調整 231
呼吸の調整機構 230
呼吸不全における運動療法 113
呼吸不全の診断 230
国際障害分類 38
国際生活機能分類 39
心語り 189
固縮 65
個人情報保護法 52
骨形成不全症 219
骨折の治癒機転 220
骨折の治療 220
骨折癒合期間 221
骨粗鬆症 202
　——の原因 202
　——の薬物療法 206
骨代謝 202
骨転移 274
骨軟化症 204
骨の強度 204
骨の構造と機能 202
骨密度値 206
骨リモデリング 203
骨量と加齢 205
固有受容性神経筋促通法 111
誤用・過用徴候 124
誤用・過用症候群 125
コンプライアンス 228, 229

さ

災害医学 295
災害派遣医療チーム 298
在宅酸素療法 233
サヴァン症候群 262
作業記憶 85
作業療法士 22
坐骨結節を収納するタイプ 121
サリドマイド胎芽症 137
サルコペニア 146
酸塩基平衡 230
参加制約 41
三次予防 140
算数障害 264
サンダーランド（Sunderland）分類 192

し

死因 141
視覚失認 83
視覚表現スケール 77
自我障害 280
軸 53
視空間失認 83
シクロスポリン脳症 270
事故 122

自己愛性パーソナリティ障害 284
思考散乱 62
自己決定権 8, 11
自己同一性 139
四肢周径 53
視床出血 154
ジストロフィン異常症 253
姿勢反応 250
持続伸張運動 106
四大徴候 184
肢体不自由 17
肢体不自由児 247
肢体不自由者の補装具使用状況 116
市中肺炎 227
膝外側角 216
失行 83
失語症 80
膝靱帯損傷 209
疾病利得 102
指定難病 33
児童虐待 137
児童虐待防止法 137
自動思考 122
自動体外式除細動器 296
死の受容のプロセス 100
自閉症スペクトラム 262
四辺形型ソケット 119
脂肪塞栓症候群 297
死亡率 141
社会・生活歴 49
社会福祉基礎構造改革 11
社会福祉士 24
社会リハビリテーション 12
　——の発展 10
若年性パーキンソン病 183
シャルコー（Charcot）関節 173, 174, 195
シャルコー・マリー・トゥース病 195
重症筋無力症 191
重症心身障害児 251
柔道整復師 26
周辺症状 91
終末期リハビリテーション 129
手根管症候群 195
主治医意見書 92
手指伸筋腱皮下断裂 213
受傷機転 171
手段的日常生活動作 23
出血病 207
上位運動ニューロン 63
上位と下位運動ニューロン徴候と検出部位 189
障害高齢者の日常生活自立度（寝たきり度）判定基準 90
障害児に対するアプローチの原則 135
障害児の特性 134, 135
障害児・者の実態 26
障害者基本法 11
障害者雇用促進法 11
障害者自立支援法 11
障害者の10年 201
障害者の公民権法 8
障害者の心理 100
障害者の復権 4
障害ステージによる練習内容 186
障害特性 133
障害の階層とアプローチ 44
障害の受容 102

障害の受容と適応　100
障害の評価　47
障害評価　48
障害へのアプローチ　44
障害をもつアメリカ人法　8
症候性てんかん　290
上行路　74
上肢長　53
硝子軟骨　208
小腸機能障害　33
小児がん　268
小児骨折の特徴　222
小児の運動発達　78
小脳出血　154
小脳症候　68
小脳性運動失調　68
小脳性構音障害　68
小脳の機能　65
小脳の機能障害　67
障壁解消　45
職業リハビリテーション法　3
書字障害　264
除脳　165
除皮質肢位　165
自律神経過反射　175
自律神経と自律神経過反射の症候
　176
自律神経の機能と分類　198
自立に関する包括サービス法　8
心因反応　285
鍼灸師　25
心筋梗塞　237
神経筋疾患　183
神経根　169
神経症　285
神経障害性関節症　173
神経性大食症　288
神経性無食欲症　288
神経伝達物質と受容体　198
神経伝導検査　95
心原性脳塞栓症　155
人工関節置換術　210
心室性期外収縮　242
浸潤　273
新脊髄視床路　75
振戦せん妄　289
心臓機能障害　29
腎臓機能障害　30
心臓弁膜症　242
身体活動と運動強度　114
心大血管リハビリテーションのプロ
　トコル　239
身体障害　17
　──の区分と診療科　18
身体障害者手帳診断書　89
身体障害者の年次推移　28
身体所見　61
心的外傷後ストレス症候群　287
心電図波形　241
心肺運動負荷試験　112
心肺蘇生法　296
深部感覚障害による運動失調　69
心不全　235
　──における運動療法　115
心房細動　242
心房粗動　242
心理社会的な危機　134
心理社会的な側面　142
心理的アプローチ　99
心理的適応過程　101
心理的防衛機制　101

人類の医療化　8

す

遂行機能障害　85
錐体外路　64
錐体路　64
錐体路徴候　63
スキーマ　122
スクレロスチン　203
スタインブロッカー（Steinbrocker）
　のステージ分類　212, 213
ステント　238, 239
ストレス障害　285
スパイロメトリー　228, 229

せ

生活医学　19
生活関連動作　49
生活技能訓練　281
生活習慣病　139
生活のしづらさなどに関する調査
　26
生活領域　41
正常圧水頭症　150
成人期　139
精神障害　277
　──のカテゴリー　278
精神薄弱　26
成人病　139
青年期　139
生物学的医学　19
生物学的側面　142
セービン博士　20
世界リハビリテーション基金　4
脊髄横断面の機能解剖　169
脊髄空洞症　173
　──の感覚障害分布　174
脊髄係留症候群　257
脊髄血管支配　173
脊髄血管障害　172
脊髄小脳変性症　185
　──の機能障害　187
　──の臨床調査個人票　188
脊髄ショック　171
脊髄髄膜瘤　257, 258
脊髄性筋萎縮症　189
　──の分類　190
脊髄節　169
脊髄損傷　167
　──の機能障害　174
　──の原因　168
　──の骨傷の有無　168
　──の部位と重症度　168
　──の臨床症候群　171
脊髄における上下行路と層状構造
　170
脊髄半側障害　171
脊髄網様体路　75
脊椎X線像　206
舌骨上筋群　71
摂食嚥下筋群　70
摂食障害　288
切断部位と機能予後　120
セッティング訓練　109
説明と同意　274
セドン（Seddon）分類　67, 192
セロトニン　200
線維軟骨　208
遷延治癒　221
前角細胞による筋支配　64
漸減現象　96

前向性健忘　85
前・後脊髄動脈　173
全身運動　111
尖足　118
選択性緘黙症　266
前庭性運動失調　69
先天性障害の特徴　136
前頭側頭葉変性症　149
前捻角　217
全般発作　291
全米職業リハビリテーション法　2
前方切開法　210
全面接触型ソケット大腿義足　121

そ

躁うつ病　279
双極性障害　279
装具　116
躁状態　279
相貌失認　83
僧帽弁膜症　243
ソーク博士　20
足関節外側靭帯　224
足関節の捻挫　224
測定異常　69
足底反射　63
側弯症　223
　──の装具　224
側弯の計測　223
遡行（dying back）変性　67, 192
咀嚼筋　71
粗大運動能力分類システム　253
措置制度　11
尊厳　5
損傷タイプと病態　171
損傷部位　167

た

第I度房室ブロック　241
体位ドレナージ　234
対概念　134
体幹失調　68
体幹前屈テスト　223
代謝率　113
代償的治療アプローチ　198
体性感覚上行路　73
大前根髄質動脈　173
大腿義足　119
大腸の解剖　33
大動脈弁膜症　243
第II度房室ブロック　241
体のデルマトーム　170
ダウン症候群　252
タオルギャザー　225
高木憲次　12, 18
多剤耐性菌　125
多巣性運動ニューロパチー　196
戦うか逃げるか　175
脱臼　210
ダッシュボード（dashboard）損傷
　209
脱力発作　292
多発性硬化症　190
多発性ラクナ梗塞　155
短下肢装具　117
担がん患者のリハビリテーション
　271
単極性，双極性障害の経過　279
単純部分発作　292
弾性軟骨　208
断続性　68

断綴性言語　69

ち

チェーン・ストークス（Cheyne-
　Stokes）呼吸　232
知的障害　26
遅発性血管攣縮　157
着衣失行　84
注意欠如・多動性障害　264
注意障害　85
中核症状　91
中心性頸髄損傷　171, 172
中枢性運動麻痺　70
中枢性化学受容器　230
聴覚失認　83
長下肢装具　118, 119, 255
長期臥床　104
陳述記憶　84

つ

通級　14
杖の長さと計測方法　117

て

低位前方切除　32
低カルシウム血症　204
定型抗精神病薬　281
低酸素後症候群　164
　──の徴候　164
低酸素脳症　163
　──の重症度　163
適応障害　287
手続き記憶　84
デュシェンヌ（Duchenne）型筋ジ
　ストロフィー　253
デュシェンヌ型筋ジストロフィーの
　自然経過　254
転移　273
転移がん　274
転移性脊椎腫瘍　270
てんかん　290
てんかん症候群　293
電気生理学検査　94
点頭てんかん　292
伝の心　189
展望記憶　85

と

動員パターン　108
　──における大きさの原理　109
等運動性筋収縮　111
盗血現象　172
統合失調型パーソナリティ障害
　283
統合失調症　280
　──の経過　281
等尺性筋収縮　109
透析導入の基準　31
透析の種類　31
等張性筋収縮　110
糖尿病　112
糖尿病性ニューロパチー　194
洞不全症候群　240
動脈血ガス圧　231
動脈血酸素分圧　232
トゥレット（Tourette）症候群
　261, 265
トータル・リハビリテーション　6,
　14
読字障害　263
特定疾病　90

特発性側弯症　223
特発性てんかん　290
特別支援教育　12
特別養護老人ホーム　128, 129
特養　128
徒手筋力テスト　69, 70
　──と筋力強化　111
ドパミン　200
ドパミンアゴニスト　184
ドパミン経路　282
トフェルセン　189
トリアージ　295
トリアージタッグ　296
トルソー Trousseau 徴候　204

な

内臓の自律神経支配　176
内側型出血　154
内部障害の障害基準　29
内部障害の年次推移　29
軟骨無形成症　220

に

二関節固定　221
二次救命処置　296
二次性全般化発作　292, 293
二次予防　140
二分脊椎　257
日本国憲法第25条　10
日本語版ミニメンタルテスト　93
日本昏睡スケール　61, 62
乳幼児揺さぶられ症候群　138
ニューヨーク心臓協会　115
尿禁制　174
認知行動療法　121, 122
認知症　84, 147
　──の種類　147
　──の評価　91
認知症高齢者の日常生活自立度判定
　基準　93
認知症バリアフリー　91
認知性行動異常に対するアプローチ
　163
認知トライアングル　121, 122

の

脳外傷　159
　──の好発部位　160
　──の損傷メカニズム　160
脳血管障害　153
脳室周囲白質軟化症　249
脳出血　153
脳神経　63
　──の働き　63
脳性ナトリウム利尿ペプチド　236
脳性麻痺　247
　──のアプローチ　252
脳性麻痺診断の手段　250
脳卒中　153
脳損傷のリハビリテーション　153
脳動脈瘤破裂　156
脳内の神経伝達物質　199
ノーマライゼーション　5, 6
ノーマライゼーション社会　12
ノルアドレナリン　199

は

パーキンソン症候群　184
　──の分類　185
パーキンソン病　183
　──に対する包括的アプローチ

186
　──の症候　184
バーセル指数　87
パーソナリティ障害　282
　──の分類　283
肺炎　227
肺気腫　232
肺区画　234
肺血栓塞栓症　297
肺塞栓症　245
バイタルサイン　61
排尿障害　174
排尿と膀胱神経支配　174
廃用症候群　103
　──による臓器の退行性変化
　104
　──の悪循環　104
　──の経時的累加　105
歯車（cogwheel）様　65
破骨細胞分化誘導因子ランクル
　203
発育性股関節形成不全　216
発達学習障害　263
発達障害児　261
発達障害児・者のカテゴリー　13
発達障害者支援法　12
発達障害者の定義　12
発達スクリーニング検査　78
パニック障害　285
ハビットリバーサル法　266
バビンスキー（Babinski）反射　63
パブリックハーネス　218
　──の原理　218
パラシュート反応　250
バランスボールによる練習　115
バリアフリー　45
バリアンス　52
針筋電図　95
ハル　115
バルサルバ（Valsalva）手技　110
パルスオキシメーター　232
バロットメント　209
反射　63
反社会性パーソナリティ障害　284
反射性交感神経性ジストロフィー
　74, 197
反跳現象　69
反復拮抗運動障害　69
反復刺激法　96

ひ

悲哀の仕事　44
ピア・カウンセリング　7
被害妄想　280
被殻出血　153
被虐待児症候群　136
腓骨筋　224
被災者　299
皮質下出血　154
皮質脊髄路　64
ビタミンD中毒　204
ビタミンK　207
ビタミンD欠乏症　204
びっくり眼　186, 187
ヒッププロテクター　207
非定型抗精神病薬　281
非福山型先天性筋ジストロフィー
　256
ヒプスアリスミア　292
び漫性軸索損傷　160
　──の好発部位　161

ヒュー・ジョーンズ分類　230
ビュルガー病　243, 245
評価会議　48
病気と障害のパラダイムの相違　46
表在反射　64, 170, 171
表情スケール法　77
病態失認　83
病的反射　63
病歴　49
日和見感染　124, 125, 227

ふ

不安障害　285
複合性局所疼痛症候群　72
複合的理学療法　107
複雑部分発作　292
腹式呼吸　233
福祉三法　11
福祉六法　11
腹壁反射　64
腹膜透析　31
福山型先天性筋ジストロフィー
　256
不整脈　240
浮動感　209
部分発作　291, 292
プラシーボ効果　75
プラダー・ウィリ症候群　252
フラッシュバック　287
フランケル分類　176
プリズム適応療法　158
ブルンストローム（Brunnstrom）
　ステージ　64
ブルンストロームステージ　70, 71
フレイル　146
フレンケル運動　186
ブロードマン46領野　86
フローボリューム曲線　228, 229
フロッピーインファント　190, 251
プロトロンビン時間 国際標準比
　239

へ

米国のリハビリテーションの原点
　2
閉塞性血栓性血管炎　243, 245
閉塞性動脈硬化症　243
併存疾患　123
ベッカー（Becker）型筋ジストロ
　フィー　253
ヘモグロビン解離曲線　230, 231
ペルテス病　219
　――の免荷装具　116
変形性関節症　208, 211

ほ

膀胱機能障害　31
房室ブロック　241
傍腫瘍症候群　269
ボーア（Bohr）効果　230
星野富弘　10
ボツリヌス療法　66
ポリオ　14
ポリオ後症候群　126
ポリオ・ワクチン　20
ボルグ指数　112, 113

ま

マシャド・ジョセフ（Machado-
　Joseph）病　186
末梢神経障害　191

――の主な原因　192
――の分類　193
末梢神経線維の種類　67
末梢性運動麻痺　69
末梢性化学受容器　230
慢性炎症性脱髄性多発ニューロパ
　チー　196
慢性硬膜下血腫　157
慢性疼痛　74, 76
　――で用いられる理学療法　78
　――の治療アプローチ　78
　――の定義　72
　――の分類　72
慢性閉塞性肺疾患　228
満点主義　103

み

ミオクロニー発作　292
ミオトニア　256
ミオトニー放電　256
ミクリッツ線　216
みそ汁肺炎　71, 124
三つ子の魂百まで　135
ミニメンタルテスト　92
ミネソタ多面人格目録　77
ミルウォーキー装具　224

む

矛盾運動　185

め

名称独占　25
酩酊歩行　68
メタボリック・シンドローム　140
メトトレキサート　211
メロディック・イントネーション法
　83

も

「もの忘れ」の段階　92
問題志向型診療録　50
　――作成の流れ　51

や

ヤール（Hoehn and Yahr）の分類
　184
夜間せん妄　62
薬物治療　184

ゆ

ユニバーサルデザイン　9

よ

要支援と要介護の原因疾患　147
陽性症状　280
腰部脊柱管狭窄症　245
予防医学　140

ら

ライフサイクル　133, 134
　――の対概念　134
ライフステージ　133, 143
ラクナ梗塞　155
ラスプーチン　215
ランドー（Landau）反応　250
ランバート・イートン筋無力症候群
　191

り

リーメンビューゲル　218
理学療法士　22

リスク管理　122
リスジプラム　190
離脱症状　289
リハビリテーション　1
　――におけるインシデント　123
　――の語源　1
　――のステージ　130
　――の成立過程　3
　――の対象疾患と算定日数の上限
　105
　――の定義　2
　――の役割分担　130
　――の理念　4
リハビリテーション医学と関連職種
　21, 23
リハビリテーション医学と生物学的
　医学　19
リハビリテーション医学と生物学的
　医学の関心ベクトル　21
リハビリテーション医学の構造　22
リハビリテーション医学の対象　18
リハビリテーション医学の特徴　21,
　22
リハビリテーション工学士　24
リハビリテーション処方　52
リハビリテーション前置主義　127
リハビリテーション治療学　99
療育　17
リンパ浮腫　107
　――の国際ステージ分類　107

る

類骨　203
ルネ・デカルト　189
ルノワール　214

れ

レット（Rett）症候群　261
連合運動　65
レンズ核線条体動脈の解剖　154

ろ

老化　142
老健　128
老人性骨粗鬆症　202
老年期　142
　――の特性　142
老年症候群　146
　――の予後因子　147
ロナルド・メイス　10
ロングフライト血栓症　297
ロンベルグ（Romberg）徴候　68

わ

ワーラー（Waller）変性　67, 192
ワーレンベルグ症候群　157

欧文

A

Aaron T. Beck　121
absence seizure　292
ACR/EULAR 関節リウマチ分類基
　準（2010 年）212
activities parallel to daily living　49
acute inflammatory demyelinating
　polyneuropathy　196
acute motor axonal neuropathy
　196
Adams-Stokes（アダムストークス）
　発作　240

311

ADHD 264
adiadochokinesis 69
ADL から QOL 9
ADL 能力と排尿管理 175
ADL の評価 86
advanced life support 296
AED 296
AIDP 196
AIDS 34
──の障害基準 29
Albert B Sabin 20
Allis 徴候 217
ALS 187, 296
Alzheimer 型認知症 148
AMAN 196
Ambroise Paré 3
amyotrophic lateral sclerosis 187
anaerobic threshold 112
anosognosia 83
APDL 49
arteriosclerosis obliterans 243
ASIA 機能障害尺度 176, 179
──の神経学的評価 177
ASO 243, 244, 245
──と TAO の鑑別 244
associated movement 65
AT 112, 113
attention-deficit hyperactivity
　disorder 264
automated external defibrillator
　296
AYA 世代 268

B

balanced forearm orthosis 180
ballottement 209
Barthel index 87
Baruch 委員会 5
basic life support 296
Bernard Baruch 3
BFO 180
BLS 296
BMD 253
BNP 236
Borg scale 112
BPSD 91, 92
brain injury 159
brain natriuretic peptide 236
Brown-Séquard（ブラウン・セカー
　ル）症候群 171, 172
bulging eyes 186
Bürger 243

C

C6 患者の除圧あるいはプッシュ
　アップ 181
C6 患者のベッドへの移乗動作 181
C6 問題 180
cardiopulmonary exercise test 112
cardio-pulmonary resuscitation
　296
chronic obstructive pulmonary
　disease 228
CIDP 196
CI 療法 157
CMI 77
CO₂ ナルコーシス 230, 232
Cobb 角 223
cognitive triangle 121
comorbidity 123
complex regional pain syndrome

72
compliance 228
constraint-induced movement
　therapy 157
COPD 228
Cornell Medical Index 77
CPR 296
CRPS 73
cue 185
cueing 185
CVD 82

D

Disaster Medical Assistance Team
　298
disuse syndrome 103
DMAT 298

E

Elisabeth Kübler-Ross 100
Erikson EH 134
Erlanger 66
errorless learning 103
ESCROW プロフィール 88

F

Femoral neck anteversion 217
fight or flight 175
FIM 87
floppy infant 190
Frank H. Krusen 3
Frankel 運動 186
Full Participation and Equality 7

G

Galeazzi 徴候 217
Galveston orientation & amnesia
　test 161
Gasser 66
GBS 195
GCS 61, 62, 161
Glasgow Coma Scale 61, 62, 161
GMFCS 253
GOAT 161
Gowers 徴候 254
gross motor function classification
　system 253

H

Habit reversal training 266
HAL 115
Henneman の大きさの原理 108
Hereditary Motor and Sensory
　Neuropathy 195
Hippocrates 3
Hirschberg 124
HIV 感染症 34
HMSN 195
Hockaday らの重症度分類 165
HOT 233
HOT 療法 31
Howard A. Rusk 2
HRT 266
Hybrid Assistive Limb 115
hypoxic encephalopathy 163
hypsarrhythmia 292

I

IADL 23, 49
ICD-11 37
ICF 39

──における第 1, 2 評価点 43
──によるアプローチ 45
──の分類項目 41
ICHI 38
ICIDH 38
──による障害の階層性 39
──の具体的内容 39
identity 139
IL 運動 7
independent living 7
Instrumental ADL 23, 49
International Classification of
　Functioning, Disability and
　Health 39
International Classification of
　Impairments, Disabilities, and
　Handicaps 38
IRC 121
ischial ramal containment 121

J

Japan Coma Scale 61, 62
JCS 61, 62
JDDST 79
Jonas E Salk 20

K

Karnofsky performance status scale
　273
kinésie paradoxale 185
Klapp 法 224
Korsakoff（コルサコフ）症候群 290

L

Lambert-Eaton myasthenic
　syndrome 191
Lasen のグレード分類 212
Lawrence Weed 50
LEMS 191
Lewy 小体型認知症 148
life domain 41
Lloyd 66

M

manual muscle test 69
Margaret Pfrommer 8
MAS 180
MCI 92
medicalization 8
melodic intonation therapy 83
MET 113
metabolic equivalent 113
MG 191
Mikulicz 216
mild cognitive impairment 92
Milwaukee orthosis 224
Mini-Mental State Examination 92
Minnesota Multiphasic Personality
　Inventory 77
MIT 83
MMN 196
MMPI 77
MMSE 92
MMT 69
mobile arm support 180
Mobitz I 型 241
Mobitz II 型 241
MS 190
multiple sclerosis 190
myasthenia gravis 191
myelomeningocele 257

312

N

New York Heart Association　115
Niels Erik Bank-Mikkelsen　6
normal pressure hydrocephalus
　150
normalization　6
NPH　150
NYHA　115
NYHA 分類　116, 235

O

OA　208
opportunistic infection　124
osteoarthritis　208
osteoid　203

P

Papez（パペッツ）回路　160
paraneoplastic syndrome　270
Pavlik　218
Pavlik harness　218
PDCA　52
peer counseling　7
periventricular leukomalacia　249
Physiatrist　3
PNF　111
Post Traumatic Stress Disorder
　287
precentral knob　63
proprioceptive neuromuscular
　facilitation　111
prothrombin time-international
　normalized ratio　239
pseudobulbar palsy　124
PT-INR　239
PTSD　287
PULSES プロフィール　87, 88
PVL　249

R

RA　211
RANKL　203
reality orientation therapy　163
receptor activator of nuclear
　factor-kappa B（RANK）ligand
　203
René Descartes　189
rest and digest　175
Rheumatoid Arthritis　211
RICE の原則　209
Riemenbügel　218
rigidity　65
Ronald L.Mace　10

S

Salter-Harris 分類　222
scanning speech　69
Selective Mutism　266
self-esteem　5
shaking baby　138
Sharp/ van der Heijde スコア　212
Sharrard 分類　257
sick sinus syndrome　240
Simple Triage and Rapid
　Treatment　296
size principle　108
SM　266
SMA　189
snare 蛋白　66
SOAP　51

Social Skills Training　281
spasticity　64
SPECT　158
spike and wave　292
spinal muscular atrophy　189
SSS　240
SST　281
START フローチャート　297
START 法　296
Stephen Hawking　187
Sudeck 萎縮　74

T

TAO　243, 244
TBI　82, 159
tenodesis splint　180
tethered cord syndrome　257
thromboangiitis obliterans　243
TIA　155
Torr　231
Total rehabilitation　6
transient ischemic attack　155
traumatic brain injury　159

U

Uhthoff（ウートフ）徴候　190

V

variance　52
VAS　77
Visual Analog Scale　77
Volkmann（フォルクマン）拘縮
　221

W

wearing-off 現象　184
Wenckebach 現象　241
Wernicke-Lichtheim の図式　82
Wernicke-Mann 肢位　70, 71
Wernicke（ウェルニッケ）脳症
　290
whiplash shaken infant syndrome
　138
WHO の 3 つのファミリー　37
working memory　85
Wright　6

X

X 染色体 21 短腕の欠失　253

Y

Yakovlev（ヤコブレフ）回路　161

Z

Zancolli 分類　179

数字

1 秒率　229
4 大認知症の鑑別　148
5 大疾病　277
6 分間歩行テスト　113

記号類

％肺活量　229

【著者プロフィール】
栢森　良二
1974 年　新潟大学医学部卒業
1974 年　米国横須賀海軍病院インターン
1975 年　新潟大学医学部整形外科教室研修医
1976 年　東京都養育院附属病院（現　東京都健康長寿医療センター）リハビリテーション科レジデント
1979 年　テキサス大学サンアントニオ校リハビリテーション科臨床フェロー修了
1980 年　アイオワ大学神経内科臨床フェロー修了
1981 年　新潟県立六日町病院リハビリテーション科医長
1989 年　帝京大学医学部リハビリテーション科講師
1995 年　帝京大学医学部リハビリテーション科助教授／准教授
2008 年　帝京大学医学部リハビリテーション科教授
2014 年　帝京平成大学健康メディカル学部理学療法科教授
2022 年　東京北医療センターリハビリテーション科
2023 年　新潟リハビリテーション大学　非常勤講師

学生のための リハビリテーション医学概論 第4版　ISBN978-4-263-26681-6

2011 年 4 月 1 日　第 1 版第 1 刷発行
2015 年 1 月25日　第 2 版第 1 刷発行
2020 年 3 月15日　第 3 版第 1 刷発行
2024 年10月10日　第 4 版第 1 刷発行

著　者　栢　森　良　二
発行者　白　石　泰　夫
発行所　医歯薬出版株式会社
〒 113-8612　東京都文京区本駒込 1-7-10
TEL　(03) 5395－7628(編集)・7616(販売)
FAX　(03) 5395－7609(編集)・8563(販売)
https://www.ishiyaku.co.jp/
郵便振替番号　00190-5-13816

乱丁，落丁の際はお取り替えいたします　　印刷・壮光舎印刷／製本・愛千製本所
© Ishiyaku Publishers, Inc., 2011, 2024. Printed in Japan

本書の複製権・翻訳権・翻案権・上映権・譲渡権・貸与権・公衆送信権（送信可能化権を含む），口述権は，医歯薬出版(株)が保有します.
本書を無断で複製する行為（コピー，スキャン，デジタルデータ化など）は，「私的使用のための複製」などの著作権法上の限られた例外を除き禁じられています．また私的使用に該当する場合であっても，請負業者等の第三者に依頼し上記の行為を行うことは違法となります．

JCOPY ＜ 出版者著作権管理機構 委託出版物 ＞
本書をコピーやスキャン等により複製される場合は，そのつど事前に出版者著作権管理機構（電話03-5244-5088，FAX 03-5244-5089，e-mail:info@jcopy.or.jp）の許諾を得てください．